临床药物学进展

赵学友 ◎ 著

吉林科学技术出版社

图书在版编目（CIP）数据

临床药物学进展 / 赵学友著. -- 长春 :吉林科学技术
出版社, 2019.5
ISBN 978-7-5578-5541-3

Ⅰ. ①临… Ⅱ. ①赵… Ⅲ. ①临床药学 Ⅳ.①R97

中国版本图书馆CIP数据核字(2019)第113949号

临床药物学进展
LINCHUANG YAOWUXUE JINZHAN

出 版 人　李　梁
责任编辑　李　征　李红梅
书籍装帧　山东道克图文快印有限公司
封面设计　山东道克图文快印有限公司
开　　本　787mm×1092mm　1/16
字　　数　360千字
印　　张　15.25
印　　数　3000册
版　　次　2019年5月第1版
印　　次　2020年6月第2次印刷

出　　版　吉林科学技术出版社
发　　行　吉林科学技术出版社
地　　址　长春市福祉大路5788号出版集团A座
邮　　编　130000
发行部电话/传真　0431-81629529　　81629530　　81629531
　　　　　　　　　81629532　　81629533　　81629534
储运部电话　0431-86059116
编辑部电话　0431-81629508
网　　址　http://www.jlstp.net
印　　刷　北京市兴怀印刷厂

书　　号　ISBN 978-7-5578-5541-3
定　　价　98.00元

前　言

在临床医学实践中,疾病的发生和发展是一个极其复杂而多变的过程。针对这一过程,减轻或消除患者的临床症状、去除患者生理和心理上的问题,并调节机体的内环境使之达到功能协调。临床上,有多种治疗措施可供选择,但药物无疑应为最基本、最有效和最广泛应用的手段。但由于药物本身亦会造成机体损伤,用药治病犹如以水载舟,临床上用药除可获得有益的治疗效果外,亦可产生不良反应,以及各种附加损害等问题。

本书共九章,内容包括消化系统常见疾病用药、神经系统常见疾病用药、呼吸系统常见疾病用药、肾脏常见疾病用药、肿瘤常见疾病用药、皮肤常见疾病用药、儿科常见疾病用药、妇科常见疾病用药、产科常见疾病用药等内容。针对临床药物治疗的特点和问题,以推动临床规范用药和合理用药,尽量减少药物不良反应。本书内容实用性强,能指导医疗、药学等方向的实际工作,适合广大医药人员学习、参考的需要。

因编者学识有限,学术观点又在不断发展,书中恐有不妥之处,望专家和广大读者赐教指正。

编　者

目 录

第一章 消化系统常见疾病用药

第一节 功能性消化不良

一、概述

功能性消化不良（functional dyspepsia,FD）是指一组表现为上腹部疼痛或烧灼感、餐后上腹饱胀和早饱感的症候群，可伴食欲不振、暖气、恶心或呕吐等，经内镜等常规检查排除与症状有关的器质性病变及与排便习惯和（或）粪便性状改变有关的肠易激综合征（irritablebowel syndrome,IBS），诊断前症状出现至少6个月，且近3个月符合以上诊断标准。这样一组持续性或反复性的以上腹部为中心的疼痛或不适等消化不良症状，称之为功能性消化不良。欧美国家统计显示，功能性消化不良人群发病率达19%～41%，平均32%；国内为18%～45%，占消化门诊的20%～40%。FD的病因及发病机制至今尚未明确，大量临床研究表明，功能性消化不良的病理生理机制可能与胃动力障碍、胃感觉异常、胃电节律紊乱等胃源性因素关系密切；近年来的研究发现与幽门螺杆菌（Hp）感染、胃肠激素水平紊乱和社会心理因素及生活事件应激有一定关联。功能性消化不良不仅影响患者的生活质量，而且其占有相当高的医疗费用花销比例。治疗上主要是对症治疗，遵循综合治疗和个体化治疗的原则。

二、治疗

（一）健康教育

（1）保持健康生活方式。

（2）戒烟酒。

（3）避免服用吲哚美辛（消炎痛）、阿司匹林、保泰松等非甾体消炎药。

（二）胃电生理起搏治疗

将起搏装置置于胃的浆膜下或胃的体表投影处，通过电刺激使胃的慢波频率恢复正常。对动力障碍型FD的治疗已在一些临床研究中取得一些疗效。

评价：对于动力障碍型FD的治疗主要依赖促胃肠动力药物，但部分患者疗效不佳。胃电生理起搏治疗的出现，为这些患者的治疗带来了希望。胃肠起搏的基本构思是像心脏一样进行起搏，从而纠正异常的胃肠电活动，恢复或改变胃肠道的运动功能。McCallum RW等、Forster J等以及Abell TL等的三项研究均采用体内置入式脉冲方波刺激，直接通过胃浆膜或黏膜电极诱发胃电慢波或峰电活动，缩短了胃排空障碍患者的胃排空时间，改善了其症状。国内学者杨敏、房殿春等的结果提示：起搏治疗后患者症状的改善与胃肠起搏能纠正异常胃肠电节律、改善胃肠电活动参数（尤其是餐后正常胃电节律百分比）有关。但也发现，一些患者虽自觉症状严重,胃电活动却无明显异常,经药物及心理治疗症状无明显改善,但经胃肠起搏治疗后症状减轻或消失;而另一些患者经起搏治疗后 EGG 尚未恢复正常特征,但患者症状完全消失。遗憾的是,没有检索到关于胃电生理起搏治疗 FD 的随机对照试验。

(三)活动

按有氧健身计划积极活动,有助于胃肠功能的恢复。

(四)饮食

无特殊食谱,避免个人生活中会诱发症状的食物。

三、药物治疗

(一)药物治疗原则

无特效药,且药物治疗不是必须的(中国、美国、英国功能性消化不良治疗指南共识推荐,循证医学证据 A 级)。

主要给予经验性、个体化治疗,提倡间歇用药(中国、美国、英国功能性消化不良治疗指南共识推荐,循证医学证据 A 级)。避免长期用药,慎用对胃肠道有刺激性的药物。对溃疡样型可先选用 H_2-受体拮抗剂或质子泵抑制剂进行抗酸治疗;对动力障碍型可先选用促胃肠动力药,如多潘立酮、莫沙必利。对疗效不佳者,抑酸剂和胃肠动力药可换用或合用。对部分有幽门螺杆菌感染的 FD 患者进行幽门螺杆菌根除治疗可能有效。对上述疗效欠佳同时伴有明显的抑郁或焦虑症状者,可使用抗抑郁或抗焦虑药物,如常用的三环类抗抑郁药阿米替林、具有选择性 5-羟色胺再摄取抑制作用的抗抑郁药氟西汀等,宜从小剂量开始,注意副作用。

(二)药物选择

1.促胃肠动力药物

餐后不适综合征(PDS)患者首选促胃肠动力药物或合用抑酸剂(中国、美国、英国功能性消化不良治疗指南共识推荐,循证医学证据分别等级为 A 级、C 级、D 级)。

(1)甲氧氯普胺(胃复安):为中枢及外周多巴胺受体拮抗剂,同时有轻度的 5-HT4 受体激动作用,可促进内源性乙酰胆碱释放,加速胃排空,协调胃,十二指肠运动。常用剂量:10mg,3~4 次/日。副作用:嗜睡、焦虑及锥体外系症状、高泌乳素血症。

(2)多潘立酮(吗丁啉):外周多巴胺受体拮抗剂,主要作用于上消化道,能增强胃蠕动、促进胃排空,协调胃十二指肠运动。常用剂量:10mg,3 次/日,餐前服用。副作用:口干、头疼等。

(3)莫沙必利:为选择性 5-HT$_4$ 受体激动药,主要作用于上消化道,能促进乙酰胆碱分泌,且多无多巴胺 D_2 受体拮抗作用。常用剂量:5~10mg,3 次/日,4 周,较为安全有效。

(4)依托必利:既能通过阻断多巴胺 D_2 受体刺激乙酰胆碱释放,又能抑制乙酰胆碱酯酶对乙酰胆碱的水解,从而发挥促胃肠动力作用。对上消化道选择性较高,在中枢神经系统分布很少。临床研究表明,50mg,3 次/日,用于 FD,患者耐受性好,症状改善率高。但该药尚需进一步临床研究。

(5)红霉素:为胃动素受体激动剂,对胃十二指肠有强促动作用,其胃肠道反应多,常引发恶心、呕吐,一般不作为一线药物。

2.抑酸药

上腹痛综合征(EPS)可先选用抑酸剂或合用促动力剂(中国、美国、英国功能性消化不良治疗指南共识推荐,循证医学证据等级分别为 A 级、A 级、B 级)。

(1)H₂-受体拮抗剂

常用剂量:雷尼替丁 150mg 或法莫替丁 20mg、西咪替丁 400mg,2 次/日,疗程 4~6 周。

(2)质子泵抑制药

常用剂量:奥美拉唑 20mg 或兰索拉唑 30mg、雷贝拉唑 20mg,1 次/日,疗程 2~4 周。

3.抗焦虑及抑郁药

对伴有焦虑、抑郁等精神症状的患者使用抗焦虑、抑郁药物有效(中国、美国、英国功能性消化不良治疗指南共识推荐,循证医学证据等级分别为 B 级、B 级、C 级)。如阿普唑仑 2mg,1 次/晚或 3 次/日,症状缓解后停用。抗抑郁药包括传统的三环类、四环类药物、单胺氧化酶拮抗剂和近来的选择性 5-羟色胺再摄取抑制药(SSRI)。SSRI 副作用少,长期服用较安全。如氟西汀(百忧解)、帕罗西汀(赛乐特),常用剂量 20mg,1 次/日,但起效慢(10~15 天),故精神症状重者可加用镇静药物。抗抑郁药疗程不宜太短,症状控制满意后可逐步减量,稳定后再停药。

4.抗 HP 药物

对感染 HP 的 FD 患者进行 HP 根除治疗可能有效(中国、美国、英国功能性消化不良治疗指南共识推荐,循证医学证据等级分别为 B 级、A 级、A 级)。

常用方案:克拉霉素 500mg,2 次/日+甲硝唑片 200mg,3 次/日+奥美拉唑 20mg,2/日,疗程 1~2 周。

5.抗酸剂

对 FD 的治疗效果不十分明确,我国消化不良诊治指南进行了推荐(中国、美国、英国功能性消化不良治疗指南共识推荐,循证医学证据等级分别为 B 级、C 级、C 级)。氢氧化铝凝胶 10ml,3 次/日;铝碳酸镁 500mg,3 次/日。

6.助消化药物

只在我国消化不良诊治指南进行了推荐(循证医学证据等级为 B 级)。如:各种消化酶,微生态制剂。

7.中草药

只在美国消化不良诊治指南进行了推荐(循证医学证据等级为 C 级)。

(三)预防与治疗

使患者自觉发现其生活方式或心理定式与疾病的相关性、了解 FD 的生理机制,引导患者通过改善生活方式或以更积极的心态面对社会、生活事件可预防该病的复发。治疗上除药物治疗外,更强调心理及生活方式等综合治疗。

(四)疾病并发症治疗

功能性疾病,无并发症。

（五）治疗处方举例

方案 1　下列 H_2-受体拮抗剂抑酸药物的任何一种：

　　　　西咪替丁片 400mg/次，2 次/日；或 800mg/次，1 次/晚睡前；

　　　　或：雷尼替丁片 150mg/次，2 次/日；或 300mg/次，1 次/晚睡前；

　　　　或：法莫替丁片 20mg/次，2 次/日；或 40mg/次，1 次/晚睡前；

　　　　或：尼扎替丁胶囊 150mg/次，2 次/日；或 300mg/次，1 次/晚睡前；

　　　　或：罗沙替丁缓释胶囊 75mg/次，2.次/日；或 150mg/次，1 次/晚睡前。

适用范围：适用于上腹痛综合征患者。

注意事项：此类药物副作用少而轻，较常见的有头痛、头晕、忧虑、嗜睡等中枢性副作用，个别有心动过缓、低血压等。西咪替丁有轻度抗雄性激素作用。

疗程：4～6 周。

评价：一个纳入了 22 个 H_2-受体拮抗剂的随机双盲对照临床试验的系统综述结果显示：15 个试验报告了与安慰剂对照，提高了消化不良症状的缓解率，使上腹痛减轻或完全缓解。

方案 2　下列质子泵抑制药（PPI）中的任何一种：

　　　　奥美拉唑肠溶胶囊 20mg/次，1 次/每日清晨；

　　　　或：兰索拉唑肠溶胶囊 30mg/次，1 次/每日清晨；

　　　　或：泮托拉唑钠肠溶胶囊 40mg/次，1 次/每日清晨；

　　　　或：埃索美拉唑镁肠溶片 40mg/次，1 次/每日清晨；

　　　　或：雷贝拉唑钠胶囊 20mg/次，1 次/每日早餐后。

适用范围：适用于上腹痛综合征患者。

注意事项：PPI 药物常见的不良反应为头痛、腹泻、腹痛、恶心、眩晕，但发生率很低，安全性好。

疗程：2～4 周。

评价：一个纳入了 8 个 PPI 的随机对照临床试验包含 1125 例患者的系统综述结果显示：与安慰剂作对比，PPI 使发生消化不良症状的危险率减低了 30%，且这些研究的质量较好。一个经济模型研究显示在美国 PPI 治疗功能性消化不良有较好的效价比。然而，最近来自香港的有 453 例患者的随机对照试验显示：服用兰索拉唑 30mg 或 60mg 患者消化不良获完全缓解的比率分别是 23%，23%，而安慰剂组则为 30%。但不同的是在美国的另一个兰索拉唑的试验却显示有明显疗效。

方案 3　单用以下促胃肠动力药物的任何一种：

　　　　甲氧氯普胺片，10mg，口服，3～4 次/日，餐前服用。

　　　　或：多潘立酮片 10mg，口服，3 次/日，餐前服用；

　　　　或：莫沙必利片 5～10mg，口服，3 次/日，餐前服用；

　　　　或：盐酸依托必利片 50mg，口服，3 次/日，餐前服用。

适用范围：适用于餐后不适综合征患者。

注意事项：甲氧氯普胺可引起嗜睡、焦虑及锥体外系症状、高泌乳素血症。

疗程:2～4周。

评价:一个纳入了12个促动力药物的随机对照临床试验包含829例患者的系统综述结果显示:与安慰剂对照,促动力药物使发生消化不良症状的危险率减低了50%,但大部分的试验是关于西沙必利的。但对这些研究的分析表明论文发表的偏倚影响了疗效结果,使促动力药物的疗效被夸大。胃排空的提高与症状的改善并无明显的关联,因此不推荐常规进行促胃排空治疗。

方案4　上述抑酸剂的任何一种和胃肠动力药的一种合用。

适用范围:适用于非特异型或上述方案疗效不佳者。

注意事项:可能增加患者经济负担,应注意由此而产生的对患者的精神压力所产生的负面作用。

疗程:2～4周。

评价:治疗费用相对高,疗效不十分明确。

方案5

(1)抗焦虑药物

阿普唑仑片2mg,口服,1次/晚或3次/日,症状缓解后停用。

适用范围:适用于伴有焦虑精神症状的患者。

注意事项:长期应用可能出现肝脏毒性。

疗程:2周至症状缓解后。

评价:无。

(2)抗抑郁药

盐酸氟西汀片20mg,口服,1次/日;

或:盐酸帕罗西汀片20mg,口服,1次/日;

或:盐酸文拉法辛缓释胶囊20mg,口服,1次/日。

(精神症状重者可加用安定等镇静药物,如:艾司唑仑片,2.5mg,口服,1次/晚;硝西泮片,5mg,口服,1次/晚。)

适用范围:适用于伴有抑郁等精神症状的患者。

注意事项:此类药物起效慢,10～15日后起效,疗程不宜太短,症状控制满意后再逐步减量,稳定后再考虑停药。

疗程:2周至症状缓解后。

评价:一个来自Mayo Clinic的包含了26例健康志愿者的双盲随机对照试验研究了短期三环类和四环类抗抑郁药对胃排空、胃早饱及餐后不适症状的影响,显示两种药物与安慰剂比较均无明显差异。虽然抗抑郁药物在FD的疗效也不明确,但也却常被用于患者。没有充分的关于应用三环类药物,如阿米替林治疗消化不良的数据,但小样本研究证实有效。但低剂量阿米替林的疗效与胃张力感觉的变化无关。

方案6　根治HP的基础上,根据症状联用或不用胃肠动力药。

适用范围:伴HP感染的功能性消化不良。

注意事项:联合应用抗生素,避免耐药的产生。

疗程:1～2周。

评价:Naokia 等纳入 294 例 HP 阳性的 FD 患者,试验组与对照组相比,HP 根除组较安慰剂组更有效,并能减少医疗成本,认为 13C 呼吸试验和 HP 根除治疗对患者有益。Lane J 等纳入 1558 例 HP 阳性的 FD 患者,平均随访 2 年的试验显示,试验组与对照组相比,2 年后因消化不良症状就诊者减少 35%(P=0.02),2 年后仍有症状的患者,与对照组相比减少了 29%(P=0.05),两组生活质量尚无明显差异。

根除 HP 的方案 1:枸橼酸铋钾片 240mg,口服,2 次/日,连续服用 1 周＋克拉霉素缓释片 500mg,口服,2 次/日,连续服用 1 周＋替硝唑片 500mg,口服,2 次/日,连续服用 1 周＋奥美拉唑肠溶胶囊 20mg,口服,1 次/晨起空腹;4～8 周/疗程。适用范围:适用于初次发病或复发病例,幽门螺杆菌感染阳性或耐药者,为一种高效治疗方案,但费用高。

注意事项:无。

疗程:遵医嘱使用。

评价:为一种高效治疗方案,但费用高。

根除 HP 的方案 2:枸橼酸铋钾片 240mg,口服,2 次/日,晨起空腹和睡前服用,连续服用 2 周;

＋甲硝唑片 0.2g,口服,4 次/日,餐后和睡前服用,连续服用 2 周;

＋阿莫西林胶囊 0.5g,口服,4 次/日,餐后和睡前服用,连续服用 2 周;

＋奥美拉唑肠溶胶囊 20mg,口服,1 次/晨起空腹;4～8 周/疗程。

适用范围:适用于初次发病或复发病例,幽门螺杆菌感染无耐药者。

注意事项:无。

疗程:遵医嘱使用。

评价:为一种常用高效方案,费用较高。

方案 7　使用以下抗酸剂的一种:

磷酸铝凝胶 10～20ml,口服,3 次/日,餐前半小时;

氢氧化铝凝胶 10ml,口服,3 次/日;

铝碳酸镁 500mg,咀嚼后服,3 次/日;

硫糖铝 500mg,口服,3 次/日。适用范围:适用于上腹痛综合征患者。

第二节　溃疡性结肠炎

一、概述

溃疡性结肠炎(Ulcerative colitis,UC)简称溃结,是一种与遗传和环境相关的,病因未明的慢性非特异性结肠炎症,主要受累的部位是结肠黏膜层,且以溃疡为主,多自远段结肠开始,可逆行向近段发展,甚至累及全结肠和末段回肠,呈连续性分布。临床主要表现为腹泻、腹痛和黏液脓血。现有资料显示亚洲国家人群发病率为 0.4～2.1/10 万人,而北美和北欧的人群发病率分别为6～15.6/10万人和10～20.3/10万人。亚洲国家的人群患病率为6～30/10万人,显著低于欧洲和北美。我国尚缺乏准确的流行病学调查资料,但是近年来发病有增加的趋势。

二、治疗

(一)康复措施

1.门诊治疗

缓解期患者及症状较轻的轻、中度患者,可采取门诊治疗。

2.住院治疗

口服药物治疗不能控制的重度、难治性患者,或伴有感染患者及症状明显影响患者正常工作和生活者应住院治疗。

(二)一般治疗

①提倡乐观生活态度,避免精神紧张、失眠等;②病情严重时应卧床休息,缓解期可适当活动;③腹泻严重者,注意纠正水电解质紊乱;④合并感染者,应积极使用广谱抗生素治疗;⑤避免长期服用损伤胃肠黏膜的药物,提倡乐观生活态度。

(三)外科治疗

手术治疗是溃疡性结肠炎的重要治疗方式,对于重度UC需要住院治疗的患者应提供早期结肠切除手术咨询。手术方式应该根据病情缓急、适应证和患者情况具体选择。手术方式包括:临时性回肠造瘘术、全结肠切除加永久性回肠造瘘和回肠储袋肛门吻合术。有适应证的情况下,UC择期手术的金标准是结直肠切除回肠储袋肛门吻合术。

1.适应证

中毒性巨结肠、常规内科最大剂量治疗无效、不能耐受内科治疗药物的副作用者、重度异型增生、激素依赖、大量出血或因疾病影响生长发育的儿童患者。

2.术前准备

对于贫血和营养不良UC应进行充分的术前准备,提供营养支持,纠正贫血和水电解质紊乱,最大限度地调整或减少激素、免疫抑制剂等药物使用。

3.并发症

结直肠切除回肠储袋肛门吻合术术后约50%患者出现储袋炎,其他并发症包括吻合口瘘、吻合口狭窄、盆腔脓肿和肠梗阻。

4.禁忌证

结直肠切除回肠储袋肛门吻合术手术的绝对禁忌证是肛门括约肌功能障碍。其他禁忌证包括可疑克罗恩病、术后需要盆腔放疗等。

(四)活动

本病一般情况下与活动无关,但主张在疾病活动期及重症患者要卧床休息。

(五)饮食

饮食对UC疾病活动程度的影响目前尚未确定,但是改变饮食习惯可能会减轻UC病情。疾病活动期应减少纤维的摄入,低渣饮食可减少排便次数;溃疡性直肠炎患者如果表现为便秘,则提倡高纤维饮食。

三、药物治疗

(一)药物治疗原则

UC 的治疗应该基于 UC 的部位和表型、疾病严重程度、有无并发症、个人症状反应、对治疗的耐受性及既往疾病、持续时间及一年内的复发次数等确定。治疗目标为：①改善患者一般状况，维持良好状态，提高患者生活质量；②治疗急性发作，消除症状，将短期和长期不良反应降至最低，减轻肠道炎症，如有可能促使黏膜愈合；③维持无激素缓解，减少疾病复发次数和减轻严重程度，减少激素依赖；④防止因并发症住院和手术；⑤维持良好的营养状态。

对于轻症远端结肠 UC 患者，5-氨基水杨酸类制剂局部应用和(或)口服是首选治疗方案；对于急性重症 UC 应该给予静脉糖皮质激素治疗；急性重度 UC 患者给予静脉糖皮质激素治疗 5～7 天后无效患者应该考虑给予环孢素、抗肿瘤坏死因子抗体和手术等二线治疗方案；单独使用抗生素不能诱导疾病缓解；对于激素依赖、激素抵抗患者或者反复复发患者推荐使用巯基嘌呤类药物、生物制剂等免疫调节药物，钙调抑制剂可以作为免疫抑制剂的过渡治疗、短期使用。

(二)药物选择

1.氨基水杨酸类

氨基水杨酸类药物包括柳氮磺吡啶(sulfasalazine SASP)和 5-氨基水杨酸(5-ASA)，该类药物适用于慢性期和轻、中度活动期患者，严重肝、肾疾患、婴幼儿、出血性体质及对水杨酸过敏者不应使用氨基水杨酸类。结肠脾曲以远的 UC 可以使用氨基水杨酸类栓剂、灌肠剂、泡沫剂治疗，具体使用应根据病情决定。栓剂可用于直肠 UC 治疗，而灌肠剂治疗范围可到达结肠脾曲。局部用药可以直接作用于炎症部位，避免全身副作用。远端 UC 口服氨基水杨酸类制剂也有效，且服药方便，依从性好。氨基水杨酸制剂局部治疗 2 周临床和内镜缓解率可达 64%，局部治疗联合口服效果要优于单独口服治疗。

2.肾上腺皮质激素

对于急性重度 UC 应首选肾上腺皮质激素静脉给药治疗。常用药物，如：甲泼尼松 40～60mg/d、氢化可的松 300～400mg/d，静脉滴注。使用肾上腺皮质激素以前应该首先排除感染性结肠炎。对于 32 项临床试验的 meta 分析显示使用肾上腺皮质激素治疗的重度 UC 患者有效率为 67%。增大剂量不能提高治疗效果，但是减小剂量疗效会减弱。一次性静脉滴注和静脉持续滴注效果相当。一般用药 5 天，不超过 7～10 天。

3.环孢素

环孢素(cyclosporine)是一种强效的钙调免疫抑制剂，通过钙调神经磷酸酶依赖途径抑制活化 T 细胞产生白细胞介素-2(interleukin-2，IL-2)。对于静脉肾上腺皮质激素无效的重度 UC 患者可使用环孢素诱导疾病缓解。环孢素多采用静脉给药，可过渡到口服。环孢素一般作为使用巯基嘌呤类药物前的过渡治疗。随机对照实验显示静脉环孢素治疗对于 82% 静脉激素治疗无效患者有效。低剂量(2mg/kg)与高剂量(4mg/kg)效果相当，且副作用较少。

4.巯基嘌呤类药物

包括硫唑嘌呤(AZA)及其衍生物 6-巯基嘌呤(6-MP)。两种药物都是通过其代谢产物 6-

硫鸟嘌呤(6-thiOguanine nucleotides.6-TGN)发挥作用的。6-TGN 可以抑制 DNA 和 RNA 合成,并且可以导致 T 细胞凋亡。对于激素依赖或者激素治疗复发患者可使用巯基嘌呤类药物治疗。但是此类药物起始治疗后数周或者数月才能起效。研究显示 AZA 治疗缓解率可达 69%,有效率达 84%,对于激素依赖 UC 患者 AZA 效果优于 5-ASA。AZA 和 6-MP 效果相当。

5.生物制剂

主要包括英利西(Infliximab,IFX)单抗。目前推荐对于激素依赖且对常规药物治疗无效患者使用英利西单抗。Infliximab 是第一个应用于 IBD 尤其是 CD 治疗的抗体,1998 年被美国 FDA 批准应用于中重度炎症性肠疾病。Inflaximab 是人鼠嵌合性单克隆抗体 IgGl,鼠源性成分占 25%,通过与淋巴细胞表面的 TNF 结合诱导抗体依赖性细胞毒性作用(antibodyde-pendent cell mediated cytotoxicity,ADCC)及淋巴细胞凋亡,发挥抗炎作用。初始治疗缓解患者可使用 IFX 5mg/(kg·8w),静脉滴注用于维持缓解治疗。2 项大规模随机对照临床试验显示对于常规治疗无效的中、重度 UC 患者第 0 周、第 2 周、第 6 周使用 IFX,随后每 8 周一次治疗效果明显高于对照组,54 周缓解率明显高于对照;且使用 IFX 可以降低结肠切除手术的风险;但是即使每 8 周一次使用 IFX 治疗,仅 21%～26%患者可以维持无激素缓解。

6.肠道益生菌

肠道益生菌治疗溃疡性结肠已有一些报道,但目前益生菌治疗溃疡性结肠炎的效果还尚待确定。现有的研究中提示可能有效的益生菌制剂包括:E Coli Nissle1917、双歧杆菌、乳酸菌制剂等。

(三)溃疡性结肠炎的预防与治疗

除初发病例、轻症远段结肠炎患者症状完全缓解后,可停药观察外,所有患者完全缓解后均应继续维持治疗,以防止复发。一般首选氨基水杨酸类制剂口服,糖皮质激素维持治疗的效果,在症状缓解后应逐渐减量,过渡到用氨基水杨酸维持治疗。SASP 的维持治疗剂量多用 2～3g/d,并同时叶酸口服。亦可使用与诱导缓解相同剂量的 5-ASA 类药物。6-MP 或 AZA 等用于上述药物不能维持或对糖皮质激素依赖者。对于 IFX 诱导缓解者,推荐使用 IFX 维持缓解。

(四)溃疡性结肠炎并发症治疗

肠外的并发症包括周围性关节炎、关节强直性脊柱炎、骶髂关节炎、前眼色素层炎、结节性红斑、坏疽性脓皮病、巩膜外层炎、在儿童则有生长与发育停滞。周围性关节炎、皮肤并发症和巩膜外层炎往往随着结肠炎病情变化而波动,而脊柱炎、骶髂关节炎和色素层炎往往独立于肠道疾病而自行发展。在伴有脊柱或骶髂关节受累的患者中,绝大多数也有眼色素层炎存在的征象,反之亦然。关节强直性脊柱炎、骶髂关节炎以及眼色素层炎可能在结肠炎之前多年即已存在,而且在有 HLA-B27 抗原的患者中更易于发生。虽然肝功能的轻微改变在本病中颇为常见,但临床上明显的肝脏疾病仅见于 3%～5%的患者。肝脏疾病可表现为脂肪肝或更严重的表现为自身免疫性肝炎、原发性硬化性胆管炎(PSC)或肝硬化。5%的溃疡性结肠炎患者可发生 PSC 最多见于那些年轻时就患结肠炎的患者。PSC 可比有症状的溃疡性结肠炎早许多年出现,采用内镜逆行胰胆管造影检查比肝活检诊断更为可靠。

1.关节炎

对于 IBD 相关的关节炎和关节病的治疗主要基于其他类型关节炎的治疗经验,具体治疗方案应参照关节炎的治疗方案。常用的治疗包括柳氮磺吡啶、NSAIDs 药物及抗 TNF-α 抗体、局部注射皮质类固醇和理疗。对于中轴性关节炎患者,重点为治疗原发病。对于外周性关节炎,目前证据支持使用物理疗法、柳氮磺吡啶或抗 TNF-α 抗体。

2.骨质疏松

骨质疏松一般多发生于激素治疗患者。对于骨质疏松的治疗,包括负重等张运动、戒烟、戒酒、补充食物钙质等一般治疗。常规的药物治疗包括二磷酸盐、降钙素及其衍生物,雷洛昔芬可以有效地防止和减少骨质的进一步流失。对于女性患者不推荐给予激素替代疗法;对于男性患者,二磷酸盐可能有效;如果男性患者血清睾酮水平低,可以补充睾酮。不推荐对于骨质疏松患者常规给予维生素 D。

3.皮肤表现

结节性红斑患者通常需要全身补充皮质激素;坏疽性皮肤病需要全身和局部使用皮质激素,加激素局部湿敷;对于激素耐药者,可以选用环孢素 2～4mg/(kg·d)静脉滴注。

4.眼睛表现

巩膜外层炎一般不需要特殊治疗,局部应用激素可能有效。葡萄膜炎需要局部和全身应用激素;对于激素耐药者,需要使用硫唑嘌呤。

5.肝脏损害

对于合并肝脏损害的患者,熊去氧胆酸可以改善患者肝功能,尤其是对于原发性硬化性胆管炎有效,具体参见原发性胆汁性肝硬化章节;熊去氧胆酸可以减低患者结肠癌的风险;对于胆管狭窄患者可以进行 ERCP 和支架来治疗;肝功能损害严重的患者需进行肝脏移植。

(五)溃疡性结肠炎及其并发症治疗处方举例

方案 1　美沙拉嗪肠溶片,口服,4g/d。

适用范围:适用于轻、中度活动型 UC 的诱导缓解或维持缓解首选药。

注意事项:诱导则提倡足量用药,维持治疗则一般减半服用。

疗程:根据病情调整,维持治疗则一般终身用药。

评价:为治疗 UC 的标准用药,效果可靠,费用较高。

方案 2　巴柳氮钠片,1.5g/d,分 4 次口服。

适用范围:适用于轻、中度活动型 UC 的诱导缓解或维持缓解。

注意事项:对已知肾功能障碍或有肾病史的患者应注意使用。应定期监测患者的肾功能(如血清肌酐),特别是在治疗初期。

疗程:疗程 8 周或根据病情调整。

评价:巴柳氮钠是一种 5-ASA 前体药物,口服后以原药到达结肠,在结肠细菌的作用下释放出 5-氨基水杨酸(有效成分)和 4-氨基苯甲酰-β-丙氨酸,起效更快,不良反应发生率也更少。

　　方案 3　奥沙拉嗪胶囊,1.5～3g/d,分 3 次口服。

　　适用范围:适用于轻、中度 UC 不耐受其他水杨酸类制剂。

　　注意事项:诱导则提倡足量用药,维持治疗则成人日剂量 1000mg,分 2 次服。禁用于对水杨酸过敏者、肾功能严重不全者及孕妇。有胃肠道反应者慎用。

　　疗程:根据病情调整,维持治疗则一般终身用药。

　　评价:奥沙拉嗪在胃和小肠内不被吸收也不被分解,到达结肠后才被结肠内细菌分裂为二分子有效的 5-氨基水杨酸而显示其抗炎作用。但具有刺激小肠分泌作用,可使肠内液体负荷增加,而可能有软化大便甚至致腹泻的作用。

　　方案 4　柳氮磺吡啶肠溶片,4～6g/d,分 4 次口服。

　　适用范围:适用于轻、中度结肠炎。

　　注意事项:缺乏葡萄糖-6-磷酸脱氢酶,肝功能损害、肾功能损害患者,血卟啉症,血小板、粒细胞减少,血紫质症,肠道或尿路阻塞患者应慎用;应用磺胺药期间多饮水,保持高尿流量,以防结晶尿的发生,必要时亦可服碱化尿液的药物。如应用本品疗程长,剂量大时宜同服碳酸氢钠并多饮水。以防止不良反应。磺胺类药物过敏者禁用。

　　疗程:根据病情调整,维持治疗则一般终身用药。

　　评价:优点为费用低廉,但需注意监测副作用。

　　方案 5　美沙拉嗪灌肠剂,2～4g/d。

　　适用范围:适用于轻、中度远端溃疡性结肠炎及直肠刺激症状明显患者。

　　注意事项:肾、肝功能不全者慎用。两岁以下儿童不宜使用。

　　疗程:根据病情调整。

　　评价:为治疗远端 UC 局部用药,抗炎作用优于柳氮磺吡啶,效果可靠,局部应用副作用较少。

　　方案 6　美沙拉嗪栓剂 500mg 纳肛,每日 2 次。

　　适用范围:适用于轻、中度远端溃疡性结肠炎。

　　注意事项:局部使用美沙拉嗪栓联合口服 5-ASA 制剂效果要优于单独口服。

　　疗程:根据病情调整,一般要达到黏膜愈合,才改为维持治疗。

　　评价:栓剂作用范围较有限,一般用于溃疡性直肠炎的治疗,尤其是直肠刺激症状明显者。

　　方案 7　柳氮磺吡啶栓 500mg 纳肛,每日 2～3 次。

　　适用范围:适用于轻、中度远端溃疡性结肠炎。

　　注意事项:对磺胺类药过敏者禁用。

　　疗程:根据病情调整。

　　评价:作用同美沙拉嗪栓剂,但是费用较为低廉。

　　方案 8　氢化可的松注射液 100mg+0.9% 氯化钠溶液 100ml,缓慢灌肠,每日 1 次。

　　适用范围:适用于结肠脾曲以下溃疡性结肠炎且对于局部 5-ASA 制剂治疗无效者。

　　注意事项:无。

　　疗程:根据病情调整,一般用于短期诱导缓解,随后改为 5-ASA 局部用药。

评价:费用低廉,短效制剂,可直接发挥作用。

方案 9　泼尼松片 30～40mg,口服每日 1 次。

适用范围:适用于氨基水杨酸类治疗无效的中度或重度 UC 患者的诱导缓解治疗及轻、中度活动型左半结肠炎,或广泛结肠炎需要快速诱导缓解者、活动性重度 UC 未使用激素患者。

注意事项:一般不用于维持治疗。

疗程:一般为 5～7 天,如果无效改用其他免疫抑制剂。

评价:肾上腺皮质激素适用于中、重度活动性 UC 患者诱导缓解,不建议用于维持治疗。长期使用激素需要预防和避免不良反应,激素若撤除,需要逐渐减量。

方案 10　硫唑嘌呤片 1.5～2.5mg/kg,口服,每日 1 次;或 6-巯基嘌呤片 0.75～1.5mg/kg,口服,每日 1 次。

适用范围:适用于轻、中度活动型左半结肠炎或广泛结肠炎激素依赖患者或轻、中度活动型左半结肠炎或广泛结肠炎其他水杨酸类无法维持缓解者或重度溃疡性结肠炎早期复发、激素依赖或抵抗者的维持治疗。

注意事项:有条件者应该检测 TPMT 基因型。

疗程:根据病情调整,可用于维持治疗。

评价:可减少醋醇用量或减轻炎症症状。诱导并维持 CD 疾病缓解。对于难治性 UC,使用 AZA 可减少激素使用。环孢素诱导缓解的 UC 患者可用 AZA 维持。建议定期检测血细胞计数。用药之前检测硫代嘌呤甲基转移酶活性有助于避免不良反应。

方案 11　甲基泼尼松龙注射液 48～60mg＋生理盐水 250ml,静脉滴注,每日 1 次。

适用范围:适用于急性重度 UC,既往使用过激素患者。

注意事项:使用之前需排除感染性肠炎。

疗程:5～7 天。

评价:用于急性期诱导疾病缓解,是目前急性重度 UC 患者的主要用药,不能用于维持治疗。

方案 12　环孢素 4mg/kg,静脉注射,每日 1 次。

适用范围:适用于急性重度 UC,激素治疗无效者。

注意事项:应在有条件的医疗单位使用,需检测环孢素水平。

疗程:一般 5～7 天,病情缓解之后可以改为口服。

评价:用作使用巯基嘌呤类药物之前的过渡用药,不作为维持缓解治疗用药。

方案 13　注射用英利西单抗粉针(Infliximab)5～10mg/kg,静脉滴注,第 0 周、第 2 周、第 6 周给药一次。

适用范围:适用于其他药物治疗无效的溃疡性结肠炎患者的诱导缓解治疗。

注意事项:心脏衰竭的患者、对 Infliximab 产生过敏者、对鼠蛋白质产生过敏者禁用。

疗程:诱导缓解第 0 周、第 2 周、第 6 周每周 1 次,维持治疗每 8 周 1 次。

评价:费用十分昂贵。Infliximab 可用于诱导 UC 的临床缓解及维持,而且对于传统药物治疗失败的难治性中重度 UC,Infliximab 可以使患者避免结肠切除,降低死亡率。

四、疗效评价及随访

(一)治愈标准

目前无治愈标准。

(二)好转标准

1.完全缓解

临床症状消失,结肠镜复查见黏膜大致正常,目前提倡黏膜愈合,即可视结肠节段内的结肠黏膜无易损、出血、糜烂以及溃疡等表现。

2.有效

临床症状基本消失。结肠镜复查肠黏膜轻度炎症或假息肉形成。

3.无效

经治疗后临床症状、内镜和病理检查结果均无改善。

(三)随访观察

1.病情监测

UC 有患结肠癌的危险,且危险度与病程及病变范围有关。针对 UC 患者在病程 8～10 年以上患者,需每年行 1～2 次结肠镜检查,并取多块组织进行活检。如果活检发现高度不典型增生,需外科手术切除结肠。如扁平黏膜发现有低度不典型增生者,也需手术治疗。服用激素者需检测骨密度,防止骨质疏松的发生。

2.预防措施

健康饮食,少吃辛辣、刺激食物。适当锻炼,避免过度劳累及精神紧张。定期服药可以减少急性复发,维持疾病稳定。建议使用对乙酰氨基酚治疗疾病相关疼痛,不建议使用 NSAIDs 药物。

3.并发症

需注意患者有无肠外的并发症,如:周围性关节炎、关节强直性脊柱炎、骶髂关节炎、前眼色素层炎、结节性红斑、坏疽性脓皮病、巩膜外层炎。对于儿童应注意营养支持,防止生长发育受影响。

对病程 8～10 年以上的广泛性结肠炎、全结肠炎和病程 30～40 年以上的左半结肠炎、直乙状结肠炎患者,或者 UC 合并原发性硬化性胆管炎者,应行监测性结肠镜检查,至少每 2 年 1 次,并作多部位活检。对组织学检查发现有异型增生者,更应密切随访,如为重度异型增生,一经确认即行手术治疗。

(四)预后

溃疡性结肠炎是慢性病,可反复恶化和缓解。在近 10% 患者中,首次进展性发作可迅速转为暴发,伴有大量出血、穿孔或败血症和毒血症等并发症。另有 10% 患者可在一次发作后完全康复,然而在这些患者中往往可能存在某种未被发现的特异性病原体。

在广泛性溃疡性结肠炎患者中,近 1/3 患者需要施行手术治疗,直肠结肠切除术具有治愈的疗效,预期寿命和生活质量可恢复正常,并且发生结肠癌的危险性也被排除。

局限性溃疡性直肠炎患者的预后最好,不易出现严重的全身性症状,中毒性并发症和恶变,仅 20%～30%的患者会进展到晚期,极少有患者需要施行手术治疗,其预期寿命也属正常,但症状可能显得异常顽固和难治。另外因为广泛性溃疡性结肠炎可能开始于直肠,然后向近端蔓延,因此只有在病变局限性变化维持至少 6 个月以上,才能确诊为局限性直肠炎。以后会扩展的局限性疾病往往表明其病情较重,且更难以治疗。

第三节　慢性胃病

一、概述

慢性胃炎(chronic gastritis)是一种以多病因所致胃黏膜慢性炎性改变为主的病变。其常见临床分类为浅表性胃炎(也称非萎缩性胃炎)和萎缩性胃炎,后者又可分为自身免疫性胃炎和多灶萎缩性胃炎。本病在我国是一种常见病,一般随年龄增长而增加,中年以上多见,男性多于女性。临床治疗目的在于消除病因、缓解症状,预防、监控异型增生和肠腺化生等恶性转化过程。治疗方法主要为:病因防治、抑酸治疗、黏膜保护和促动力药物等综合治疗为主。

二、治疗

(一)康复措施

1.门诊治疗

本病临床症状轻微,一般不影响生活与工作,多采取门诊治疗,定期随访观察与复查。

2.住院治疗

本病一般无须住院治疗,若症状较重,少数影响生活与工作,或伴上消化道出血等并发症时,需住院进行治疗与观察。

(二)一般治疗

(1)提倡乐观生活态度,保持健康生活方式。

(2)预防幽门螺杆菌(HP)反复感染。

(3)饮食调节:避免长期摄入粗糙和刺激性食物,或摄入过热饮料、酗酒、咸食和含有稳定剂和防腐剂的食物。对伴有肠化生或异型增生者,可补充维生素 C、维生素 A、叶酸和 β 胡萝卜素等,以促使其逆转。

(4)避免精神紧张、失眠等应激因素和吸烟。应激因素和过度吸烟等均可直接损伤胃黏膜。

(5)避免长期服用对胃黏膜损伤的药物,如吲哚美辛、阿司匹林、保泰松、肾上腺皮质激素、钾、碘和铁等药物。

(6)如果患有其他疾病需要长期服用上述药物者,需要在专科医师指导下加服质子泵抑制剂辅助治疗,预防胃黏膜糜烂等炎症。

(7)积极预防和治疗:口腔、扁桃体及鼻窦慢性感染,避免细菌或毒素吞入胃内,也可引发慢性胃炎。

（三）外科治疗

慢性胃炎一般症状轻，无严重并发症，故无外科手术治疗适应证。

（四）活动

可以从事日常工作和生活，建议按计划进行有氧健身活动，避免过度劳累。

（五）饮食

避免进食粗糙和刺激性食物、过热饮料、酗酒和咸食等。

三、药物治疗

（一）药物治疗原则

慢性胃炎应依据患者具体病情进行治疗，如病因、症状特点、急性炎症活动性及其程度、幽门螺杆菌感染状况等综合因素进行治疗。

（二）药物选择

选择药物：黏膜保护剂、抑酸剂和胃肠动力药物。

1. 抑酸剂

包括 H_2-受体拮抗剂和质子泵抑制剂（PPI）。H_2-受体拮抗剂如西咪替丁、雷尼替丁、法莫替丁、尼扎替丁和罗沙替丁等。质子泵抑制剂如奥美拉唑、兰索拉唑、泮托拉唑、埃索美拉唑和雷贝拉唑等。幽门螺杆菌感染所致的慢性活动性胃炎，应予以抗菌治疗。根除幽门螺杆菌的药物和治疗方案见后述。

2. 黏膜保护剂

如硫糖铝、胶体果胶铋、替普瑞酮、瑞巴派特和铝镁加（或铝碳酸镁、片）等。

3. 胃肠动力药

多潘立酮、莫沙比利和伊托必利等。

（三）慢性胃炎伴急性炎症复发的预防与治疗

1. 根除幽门螺杆菌治疗

目前已证实幽门螺杆菌感染是慢性胃炎致病因素之一，根除幽门螺杆菌感染是预防慢性胃炎伴有急性炎症活动复发的重要措施。

推荐的一线治疗方案：选择一种质子泵抑制剂（PPI）＋任意 2 种相关抗生素（阿莫西林、克拉霉素、甲硝唑）组成三联疗法，或加用铋剂组成四联疗法。

2. 症状控制维持治疗

间歇或按需治疗：即症状自我控制，若出现症状时，短期治疗或症状复发时再治疗；对于间断性症状发作的患者，应用 H_2-受体拮抗剂和黏膜保护剂治疗。如西咪替丁 400mg，雷尼替丁 150mg，法莫替丁 20mg，尼扎替丁 150mg，均须睡前服用 1 次。硫糖铝 1.0g，1 日 2 次；一般持续时间为在症状控制后 1 周即可；由于西咪替丁副作用较大，一般尽可能应用其他同类药物替代之；PPI 对于反酸和胃灼热（烧心）症状较重者，服用 H_2-受体拮抗剂不能缓解时，可选用 PPI 治疗，如奥美拉唑 10～20mg，口服，1 日 1 次，根据症状控制情况，连续治疗数日至 2 周后，逐渐减量并停止服药治疗。

3.门诊随访观察

①一般患者门诊随访观察:门诊复诊时,医师需要了解患者症状发生和缓解情况,并了解患者药物治疗中发生的不良反应,指导患者后续治疗与观察等,并建立档案记录在册或输入微机进行分病种网络式管理;②高危人群随访与癌变监控:如果内镜检查与黏膜活检证实为慢性萎缩性胃炎,特别是在中度以上萎缩性胃炎,并伴有中度以上异型增生和肠腺化生者,需动态观察黏膜病变发展与变化,定期复查内镜,至少每6个月门诊复诊一次;③如有可疑病变或恶性发展趋势,应及时采取染色内镜、放大内镜、显微内镜和超声内镜检查,并适当缩短随访时间;④对于微小胃癌、小胃癌等早期胃癌,在超声内镜检查了解病变范围和深度基础上,对比较表浅(黏膜层内)和直径小于5cm者,可行内镜下局部黏膜切除治疗,术后继续定期随访观察;⑤门诊随访医师对临床治疗评估。门诊随访医师还需要对患者病后综合治疗进行评估,并提出生活调理、后续治疗指导意见。

4.生活调理

指导参见本章第三节的"一般治疗"项下内容。

(四)慢性胃炎并发症治疗

无。

(五)慢性胃炎药物治疗处方举例

1.慢性胃炎伴有 Hp 感染治疗方案

注:以下所述奥美拉唑可以应用兰索拉唑、泮托拉唑、埃索美拉唑、雷贝拉唑和奥美拉唑等任意一种替代之;其所述西咪替丁可应用雷尼替丁、法莫替丁、尼扎替丁和罗沙替丁等任意一种替代之。所述疗程一般为2周,发生耐药时,需要更换方案可适当延长至3～4周。

方案 1　枸橼酸铋钾 480mg,口服,1 日 2 次;

克拉霉素 500mg,口服,1 日 2 次;

替硝唑 500mg,口服,1 日 2 次;

奥美拉唑 20mg,口服,1 日 2 次,可 1 周后改为 20mg,口服,1 日 1 次。

适用范围:适用于初次发病或复发病例,幽门螺杆菌感染阳性或耐药者。

注意事项:一般在晨起和睡前服用,HP 根除率可达 90%;奥美拉唑可选用如下任何一类质子泵抑制剂取代之,总体疗效基本相当。药品不良反应,请详见药品说明。

疗程:2 周。

评价:一种高效治疗方案,但费用高。

方案 2　胶体果胶铋 200mg,口服,1 日 2 次;

甲硝唑 0.4g,口服,1 日 2 次;

阿莫西林 1.0g,口服,1 日 2 次;

奥美拉唑 20mg,口服,1 日 2 次。

适用范围:适用于初次发病或复发病例,HP 感染无耐药者。

注意事项:晨起空腹和睡前服用,奥美拉唑项可选用任何一类质子泵抑制剂取而代之,总体疗效基本相当。青霉素过敏者须慎用阿莫西林,而西咪替丁和甲硝唑有多种不良反应,请详见药品说明。

疗程:2周;

评价:一种简单高效方案,但费用较高。

方案3　枸橼酸铋钾480mg,口服,1日2次;

四环素0.5g,口服,1日2次;

甲硝唑0.4g,口服,1日2次;

奥美拉唑20mg,1日2次。

适用范围:适用于初次发病病例,幽门螺杆菌感染无耐药者。

注意事项:一般在晨起和睡前服用,HP根除率可达90%;奥美拉唑可选用如下任何一类质子泵抑制剂取代之,剂量用法参照奥美拉唑,总体疗效基本相当;药品不良反应,请详见药品说明。

疗程:2周。

评价:一种常用较好疗效方案,费用较高。

方案4　枸橼酸铋钾240mg,口服,1日2次;

克拉霉素250mg,口服,1日2次;

替硝唑500mg,口服,1日2次;

西咪替丁400mg,口服,1日2次;或800mg,口服,每晚睡前1次。

适用范围:适用于对甲硝唑、阿莫西林和四环素耐药的病例。

注意事项:晨起和睡前服用,西咪替丁项可选用如下任何一类H_2-受体拮抗剂取而代之。药品不良反应,请详见药品说明。

疗程:2周。

评价:一种普通疗效方案,费用较低。

方案5　胶体铋240mg,口服,1日2次;

甲硝唑0.4g,口服,1日2次;

阿莫西林1.0g,口服,1日2次;

西咪替丁400mg,口服,1日2次;或800mg,口服,每晚睡前1次。

适用范围:适用于初次发病病例,幽门螺杆菌感染无耐药者。

注意事项:晨起空腹和睡前服用;西咪替丁项可选用如下任何一类H_2-受体拮抗剂取而代之。药品不良反应,请详见药品说明。

疗程:2周。

评价:疗效一般,较经济。

方案6　枸橼酸铋钾240mg,口服,1日4次;

四环素0.5g,口服,1日2次;

甲硝唑0.4g,口服,1日2次;

西咪替丁400mg,口服,1日2次;或800mg,口服,每晚睡前1次。

适用范围:适用于初次发病病例,幽门螺杆菌感染无耐药者。

注意事项:餐后和睡前服用,西咪替丁项可选用如下任何一类 H_2-受体拮抗剂取而代之。药品不良反应,请详见药品说明。

疗程:2 周。

评价:疗效一般,较经济。由于有四环素,故不推荐用于 18 岁以下儿童。

方案 7　奥美拉唑 20mg,口服,1 日 2 次;

克拉霉素 250mg,口服,1 日 2 次;

阿莫西林 1.0g,口服,1 日 2 次。

适用范围:适用于对甲硝唑和四环素耐药的病例。

注意事项:奥美拉唑与阿莫西林联用有协同作用,可提高清除 HP 的疗效;与克拉霉素合用时,两者血药浓度都上升,可增加中枢神经系统及胃肠道不良反应发生率。应注意监测血药浓度,及时调整药量。

疗程:2 周。

评价:适用于对甲硝唑和四环素耐药的病例,为一种较好疗效方案,费用较高。

方案 8　阿莫西林 1.0g,口服,1 日 2 次;

枸橼酸铋雷尼替丁 0.4g,口服,1 日 2 次;或 0.8g,口服,每晚睡前 1 次。

适用范围:适用于初次发病例,但服药次数较多,适用于依从性高的患者。

注意事项:用药期间可能会出现肝酶学指标(如氨基转移酶)异常;胃肠功能紊乱,头痛或关节痛,罕见皮肤瘙痒、皮疹等过敏反应或粒细胞减少。

疗程:连续服用 2 周,继续服用枸橼酸铋雷尼替丁至 6~8 周。

评价:为一种普通疗效方案,比较经济。

方案 9　克拉霉素 250mg,口服,1 日 2 次;

枸橼酸铋雷尼替丁 0.4g,口服,1 日 2 次;或 0.8g,口服,每晚 1 次睡前服用。

适用范围:适用于初次发病病例,为一种普通疗效方案,费用一般。

注意事项:枸橼酸铋雷尼替丁是由枸橼酸铋络合物与雷尼替丁形成的盐,应注意有急性卟啉病病史者或肌肝清除率小于 25ml/min 者,不能采用本方案。

疗程:连续服用 2 周,继续服用枸橼酸铋雷尼替丁至 6~8 周。

评价:为一种普通疗效方案,费用一般。

2.慢性胃炎无幽门螺杆菌感染治疗方案

方案 1　硫糖铝 1.0g,口服,1 日 4 次。

适用范围:适用于初次发病或轻症病例,幽门螺杆菌阴性者。

注意事项:可选用如下任何一类黏膜保护剂取而代之。枸橼酸铋钾(或三钾二枸橼酸铋)240mg,1 日 2 次,餐前及睡前服用,1~2 周/疗程;果胶铋 200mg,1 日 4 次,三餐前及睡前服用,1~2 周/疗程;前列腺素 200mg,口服,1 日 4 次,1~2 周/疗程。其他注意事项和不良反应请详见药品说明。

疗程:1~2 周为 1 疗程。

评价:疗效肯定,较经济。

方案 2　西咪替丁 400mg,口服,1 日 2 次,晨起和睡前服用;或 800mg,口服,每晚睡前 1 次;6～8 周/疗程。

适用范围:适用于初次发病或复发病例,幽门螺杆菌阴性者。

注意事项:可选用任何一类 H_2-受体拮抗剂取而代之,药品不良反应请详见药品说明。

疗程:连续服用 1～2 周。

评价:疗效肯定,较经济。

方案 3　奥美拉唑 20mg,口服,每日晨起 1 次空腹服。

适用范围:适用于幽门螺杆菌阴性,初次发病、复发病例或 H_2-受体拮抗剂疗效不佳者。

注意事项:可选用其他质子泵抑制剂取代之,疗效基本相当。药品不良反应,请详见药品说明。

疗程:1～2 周为 1 疗程。

评价:疗效高,费用较昂贵。

四、疗效评价与随访

(一)治愈标准

(1)症状完全消失。

(2)伴有上消化道出血者,大便潜血持续 2 次以上阴性。

(3)胃镜检查无明显急性炎症活动。

(4)幽门螺杆菌阴性。

(二)好转标准

(1)症状明显改善。

(2)幽门螺杆菌经治疗后仍为阳性者。

(3)胃镜检查无急性炎症活动。

(三)随访观察

1.病情监测

(1)门诊复诊了解患者症状缓解、治疗、疗效及药物不良反应发生情况。

(2)评估生活质量与疗效,包括消化功能状况(消化不良症状)。

(3)一般病例 1 年内镜复查一次,慢性胃炎伴有癌前疾病和癌前病变等胃癌高发危险因素的病例,需要每 3～6 个月门诊复诊一次,主要了解胃镜检查及其有无异常改变,对可疑病变,可结合内镜染色、放大内镜、荧光显微内镜和超声内镜检查,结合黏膜活检或黏膜切除后病理组织学检查,以预防和治疗早期胃癌。

2.预防复发的措施

(1)生活调理:①提倡乐观生活态度和保持健康生活方式;②加强体育锻炼,缓解精神压抑和紧张,解除应激性因素对胃黏膜的损害;③戒烟、戒酒、遵医嘱服药;④避免长期摄入粗糙和刺激性食物,或摄入过热饮料、酗酒、咸食和含有稳定剂和防腐剂的食物;⑤对伴有肠化生或异型增生者,可补充维生素 C、维生素 A、叶酸和 β 胡萝卜素等,以促使其逆转;⑥避免服用导致胃黏膜损伤的药物,如果因其他疾病需要难以避免服用此类药物,需在专科医师指导下,同时选用适当的抑酸药。

（2）长期保持无幽门螺杆菌感染：如果发现幽门螺杆菌再次感染，即使无慢性胃炎症状，也需要再次根除治疗。

3.并发症

无。

（四）预后

妥善治疗后,预后良好。

第二章 神经系统常见疾病用药

第一节 阿尔茨海默病

一、概述

阿尔茨海默病（Alzheimer disease，AD）是最常见和最重要的脑变性疾病，随着全球人口老龄化，AD 的发病率呈逐年显著上升趋势。AD 的发病率随年龄增高，多数资料显示 65 岁以上患病率约为 5%，85 岁以上为 20%，妇女患病率约 3 倍于男性。流行病学资料显示 AD 的危险因子包括出生序列、出生时母亲年龄、Down 综合征家族史及头部外伤史等，低教育程度作为 AD 的危险因子和脑力劳动具有保护作用至今未明。AD 患者常出现精神疾病表现，约20% 的患者住进精神病院。AD 的病因迄今不明，一般认为 AD 是复杂的异质性疾病，多种因素可能参与致病，如遗传因素、神经递质、免疫因素和环境因素等，病理变化可见伴随老化的神经生物学改变，前额叶、颞叶等新大脑皮质及海马、杏仁核等神经元纤维缠结和老年斑是诊断AD 的金指标，脑皮质萎缩、各脑区神经元减少、血管 β-淀粉样蛋白沉积和颗粒空泡变性也是AD 的重要病理特点；以及 Meynert 基底核神经元减少、突触及树突减少、皮质 Ach 含量减少、星形细胞及小胶质细胞反应等。由于 AD 的病因及发病机制未明，治疗尚无特效疗法，以对症治疗为主，包括药物治疗改善认知功能及记忆障碍，对症治疗改善精神症状，良好的护理延缓病情进展。AD 的病程持续 5～10 年或以上，病情进行性加重，患者几年内丧失独立生活能力，多死于心血管病、肺部感染和褥疮等并发症。

二、治疗

（一）康复措施

（1）改善患者的社会生活环境，鼓励参与各种社会日常活动，增加家庭教育项目，让患者维持一定的社会活动和生活能力，加强家庭和社会对患者的照顾、帮助和训练；设立痴呆患者护理治疗服务咨询机构，帮助患者家属和有关机构合理指导患者生活，提高患者的生存质量，减轻社会及家庭负担。

（2）满足照料和护理 AD 患者的医护人员和设施需求的不断增长，解决家庭和医护人员需要面对的 AD 患者的行为、社会关系、经济、法律和生活环境问题。

（3）AD 患者可能发生从家中或医疗保健中心走失的现象，发生率随认知功能和独立生活能力降低而增加，一项社区调查 36% 的 AD 患者有过走失，改变患者所处的自然环境（如隐藏通道门）、在护理人员监督下活动可减少和防止走失，建立"安全返回"全国性网络，患者佩戴"安全返回"标志，走失患者被他人发现后可通过电话联络让患者安全返回家中；定向和视空间能力障碍患者应尽量减少外出,以防意外。

(二)一般治疗

(1)提倡乐观生活态度,保持兴趣及好奇心,防止记忆力减退。

(2)保持健康生活方式,戒烟。

(3)避免离群索居,鼓励参加社会活动等。

(三)外科治疗

无。

(四)活动

鼓励患者进行有计划的适当的活动,积极用脑,预防脑力衰退,但应避免过度劳累。

(五)饮食

饮食要均衡,要注意强调做到"三定、三高、三低和两戒",即定时、定量、定质,高蛋白、高不饱和脂肪酸、高维生素,低脂肪、低热量、低盐和戒烟、戒酒。避免使用铝制炊具。

三、药物治疗

(一)药物治疗原则

由于 AD 的病因及发病机制未明,治疗尚无特效疗法,以对症治疗为主,包括药物治疗改善认知功能和精神行为症状,延缓病情进展,保持患者的独立生活能力,提高生存质量。要使患者和亲属知道现有治疗效果很可能是有限的。

1.改善认知功能的药物治疗原则

可单药应用,选乙酰胆碱酯酶(AChE)抑制剂或谷氨酸受体 NMDA 拮抗剂,也可两者联合应用。而对副作用评价需用药后 2~4 周、对认知功能的评估需 3~6 个月,以后每 6 个月应评估疗效一次、在不能耐受或用 6 个月后认知能力仍按服药前的速度下降时可放弃,再选用其他药物,需手术时应停药。

2.精神行为症状的药物治疗原则

抑郁、兴奋、睡眠障碍的 AD 患者需对症治疗,出现过度兴奋或攻击行为时应给予抗精神病药物治疗,保护患者及周围成员。患者通常不能耐受常规剂量,有时常规剂量也会出现僵硬、运动不能或肌张力障碍等,应注意用最小有效剂量,避免用镇静或抗胆碱能作用强的药物,如阿米替林、丙咪嗪、多虑平等,应熟知所有药物的作用和副作用,根据行为异常的种类、患者具体情况、是否合并其他疾病和服用其他药物,采取个体化治疗。总之要遵循以下原则:患者存在精神行为异常,且利大于弊时才应用药物治疗,而且应从最低剂量开始,逐渐加量,观察药效和安全性。在行为和心理症状平稳 3 个月后尽量减药、撤药,必要时推荐精神科医师治疗。

(二)药物选择

(1)AChE 抑制剂:多奈哌齐、加兰他敏、重酒石酸卡巴拉汀、美曲磷脂、依斯的明(eptastigmine)、石杉碱甲(huperzine A)。

(2)NMDA 受体拮抗剂:美金刚。

(3)抗抑郁症药物:西酞普兰、氟西汀、舍曲林、多塞平、米氮平、曲唑酮。

（4）抗激惹、攻击行为等精神症状药物：利培酮、奥氮平、氟哌啶醇。

（5）针对睡眠障碍的药物：苯二氮䓬类（如：阿普唑仑、劳拉西泮）、唑吡坦、米氮平、曲唑酮。

（三）阿尔茨海默病的预防与治疗

针对高危易感人群采取有效的预防措施，如雌激素替代疗法可明显降低更年期妇女 AD 的患病风险，小规模临床试验证实，雌激素可延缓疾病发生、改善患者的认知功能。AD 脑组织老年斑形成与炎性反应有关，出现炎性相关蛋白及小胶质细胞增生，导致 β-淀粉样蛋白沉积，非甾体抗炎药可抑制与老年斑形成有关的炎性反应，可能预防和延缓 AD，流行病学研究发现，常服用消炎镇痛药的老年人患 AD 和认知障碍的风险明显降低，可能成为 AD 预防用药。

（四）阿尔茨海默病并发症治疗

AD 并发症主要为因认知功能下降、精神症状等导致的各种意外，故无特定并发症治疗方案。

（五）阿尔茨海默病及其并发症治疗处方举例

1.改善认知功能的药物治疗举例

方案 1　盐酸多奈哌齐片每片 5mg 或每片 10mg，初始剂量 5mg，每晚 1 次，口服。或：盐酸多奈哌齐胶囊每粒 5mg 或每粒 10mg，初始剂量 5mg，每晚 1 次，口服。

适用范围：轻至重度 AD 患者。

注意事项：5mg 即为有效剂量，口服，每晚 1 次，如耐受，4～6 周后可增加至每日 10mg，分两次服。有心脏传导功能异常如心动过缓或有跌倒和晕厥病史者应谨慎。

疗程：3～6 个月以上。只要对患者治疗的益处一直存在，治疗可以一直持续。

评价：Ⅰ类推荐，证据 A 级（美国、欧盟、英国、加拿大指南），对于多数患者耐受良好。主要副作用为胆碱能兴奋的副作用，如恶心、呕吐、腹泻及肌肉痛性痉挛，通过与食物同服、减少剂量、分开服用或缓慢增加剂量等方法可能减轻。其他副作用还有尿失禁、晕厥、心动过缓和疲乏等，应做相应处理。

方案 2　重酒石酸卡巴拉汀胶囊每粒 1.5mg，初始剂量 1.5mg，每日 2 次口服。

适用范围：轻至中度 AD 患者。注意事项：重酒石酸卡巴拉汀胶囊规格还有：每粒3.0mg、每粒 4.5mg、每粒 6.0mg；在使用过程中若耐受良好，2 周后可逐渐加量至 3mg，每日 2 次，如需要且耐受良好，2 周后可加至 4.5mg，每日 2 次，最高推荐剂量为 6mg，每日 2 次。初始剂量不是最小有效剂量。肾或肝功能减退患者服药不必调整剂量。

疗程：3～6 个月以上。获得最佳疗效的患者应维持其最高的且耐受良好的剂量。

评价：Ⅰ类推荐，证据 A 级（美国、欧盟、英国、加拿大指南）。副作用主要是恶心、呕吐、腹泻，需要和食物同时服用。肌肉痛性痉挛和心动过缓在治疗剂量很少发生。其他同多奈哌齐片。

方案 3　氢溴酸加兰他敏片每片 4mg，初始剂量 4mg，每日 2 次，口服。

适用范围：轻至中度 AD 患者。

注意事项：氢溴酸加兰他敏片规格还有每片 8mg、每片 5mg；用药时初始剂量 4mg，每日 2次，口服，4 周后增加到 8mg，每日 2 次；再 4 周后可增加到 16mg，每日 2 次。一般最大剂量每日 24mg。每天大于 32mg 不再有更大作用。初始剂量不是最小有效剂量;有肾功能障碍最大剂量为每日 16mg。禁忌证及其他注意事项见药品说明。

疗程:3～6 个月以上。

评价:Ⅰ类推荐,证据 A 级(美国、欧盟、英国、加拿大指南)。虽然氢溴酸加兰他敏在欧洲和北美已有数项设计良好的临床实验支持对轻至中度 AD 患者认知功能障碍的有效治疗,但在我国还缺乏此类研究,故国内的药品说明书还没有把其治疗 AD 作为主要使用范围。

方案 4 石杉碱甲片每片 0.05mg 或每片 0.2mg,每日 0.1～0.2mg,每日 2 次,口服,日最大量 0.45mg。

适用范围:石杉碱甲片适用于良性记忆障碍,提高患者的指向记忆,联想学习,图像回忆,对痴呆患者和记忆力障碍有明显改善作用。

注意事项:癫痫、肾功能不全、机械性肠梗阻、心绞痛等患者禁用。

疗程:3 个月以上。

评价:是我国从中草药千层塔中提取的 AChE 抑制剂,作用较强,对 AChE 有选择性,可改善认知功能,副作用小。但目前仅见国内有一项 100 名 AD 患者的多中心随机与安慰剂对照临床实验报告显示在 12 周实验终末,改善了轻至中度 AD 患者的认知功能。

方案 5 盐酸美金刚片每片 10mg,口服,每日两次。

适用范围:中至重度 AD 患者。

注意事项:盐酸美金刚片初始剂量每日 5mg,以后每周加 5～10mg,每日 2 次。中度肾功能损害应减量至每日 10mg,严重肾功能损害虽无资料,但一般不推荐使用。

疗程:3～6 个月以上。

评价:Ⅱa 类推荐,证据 B 级(欧盟、美国、加拿大指南);2009 年英国指南:除非用于设计良好的临床实验,否则不推荐应用。亦有治疗轻度 AD 的临床实验。对激惹症状可能有益。可与 AChE 抑制剂联合应用。

2.针对精神症状的药物方案举例

方案 1 盐酸氟西汀片每片 10mg 或每片 20mg,晨服,每日 10～20mg 或隔日 1 次。

或:盐酸氟西汀胶囊每粒 10mg 或每粒 20mg,晨服,每日 10～20mg 或隔日 1 次。

适用范围:抑郁症,强迫性障碍。

注意事项:肝、肾功能损伤患者用量和频度均应减少。不能与单胺氧化酶抑制剂同时服用。

疗程:如果有效可以在病情平稳后 3 个月停药。

评价:由于半衰期长,治疗作用和副作用可能要数周才能显现出来。

方案 2 草酸艾司西酞普兰片每片 10mg,晨服,每日 10～20mg。

适用范围:治疗抑郁障碍、惊恐障碍。

注意事项:轻、中度肾功能降低者不需要调整剂量,严重肾功能降低的患者慎用。肝功能降低者,建议起始剂量每日 5mg,持续治疗 2 周,根据患者的个体反应,剂量可以增加至每日 10mg。出现癫痫发作的患者应停止用药。

疗程:症状缓解后,应持续治疗 6 个月以上,以巩固疗效。

评价:耐受性较好。

方案 3 利培酮片每片 1mg 或每片 2mg,每次 0.25mg,睡前服,或每次 0.25mg,每日 2 次。

或:利培酮口服液 1mg/ml,每次 0.25mg,睡前服,或每次 0.25mg,每日 2 次。

适用范围:用于治疗急性和慢性精神分裂症以及其他各种精神病性状态的明显的阳性症状(如幻觉,妄想,思维紊乱,敌视,怀疑)和明显的阴性症状(如反应迟钝,情绪淡漠及社交淡漠,少语)。

注意事项:利培酮初始剂量每次 0.25mg,睡前服,或每次 0.25mg,每日 2 次,有效剂量每日 1mg,可用到每日 2mg。患有心血管疾病的人应慎用;肾病和肝病患者应慎用。可引起嗜睡,从事危险作业时应谨慎。

疗程:没有资料,按一般原则,改善症状后 3 个月逐渐停药。

评价:应用时应定期检测血糖、血脂。

方案 4 奥氮平片每片 5mg 或每片 10mg,初始剂量每日 2.5mg,睡前服。

适用范围:适用于精神分裂症及其他有严重阳性症状和/或阴性症状的精神病的急性期和维持期的治疗。

注意事项:奥氮平片最大剂量每日 7.5～10mg。女性患者、老年患者、严重肾功能损害或中度肝功能损害患者,起始剂量应减量(每日 2.5～5mg)。可引起嗜睡,从事危险作业时应谨慎。

疗程:症状缓解后,应持续治疗 6 个月以上,以巩固疗效。

评价:应用时应定期检测血糖、血脂。有癫痫史或有癫痫相关疾病者、任何原因所致的白细胞降低者、前列腺增生、麻痹性肠梗阻和窄角性青光眼患者均慎用。对 AD 患者进行的临床试验中有步态异常。

方案 5 阿普唑仑片每片 0.4mg,0.4～0.8mg,睡前服(催眠用)。

适用范围:主要用于焦虑、紧张,激动,也可用于催眠或焦虑的辅助用药,也可作为抗惊恐药,并能缓解急性酒精戒断症状。

注意事项:AD 患者对所有苯二氮䓬类用量应为常量的 1/3～1/2。

疗程:尽可能短期使用。

评价:慎用于肝肾功能损害、重症肌无力、急性或易于发生的闭角型青光眼发作、严重慢性阻塞性肺部病变及驾驶员、高空作业者、危险精细作业者。长期应用可能产生依赖性。

方案 6 酒石酸唑吡坦片每片 10mg,5～10mg,睡前服。

适应范围:一过性失眠,短期失眠,慢性失眠的短期治疗。

注意事项:65 岁以下患者为 1 片,65 岁以上患者和肝功能不全的患者为半片,每天剂量不超过 10mg。

疗程:一般不超过 7～10 天。

评价:因有中枢抑制作用,服药后应禁止从事驾驶、高空作业和机器操作等工作;肝功能不全、肺功能不全、重症肌无力、抑郁症患者慎用。

四、疗效评价及随访

(一)治愈标准

本病尚无法治愈。

(二)好转标准

(1)患者临床症状明显改善。

(2)神经心理学及量表检查提示好转。

(三)随访观察

1.病情监测

(1)病情平稳后,至少每半年复诊一次。

(2)门诊复诊了解患者症状缓解、并发症发生及药物不良反应发生情况。

(3)评估患者生活质量,包括回归社会状况。

2.预防 AD 恶化的措施

(1)提倡乐观生活态度,保持兴趣及好奇心,防止记忆力减退。

(2)保持健康生活方式和良好的生活规律。

(3)避免离群索居,鼓励参加社会活动等提倡乐观生活态度和保持健康生活方式。

(4)鼓励患者进行有计划的适当的活动,积极用脑,预防脑力衰退,但应避免过度劳累。

(5)饮食要均衡,要注意强调做到"三定、三高、三低和两戒",即定时、定量、定质、高蛋白、高不饱和脂肪酸、高维生素,低脂肪、低热量、低盐和戒烟、戒酒。避免使用铝制炊具。

3.并发症

AD 并发症主要为认知功能下降、精神症状等导致的各种意外,故无特定并发症治疗方案。

4.预后

AD 临床前期超过 7 年,AD 的病程持续 5～10 年或以上,病情进行性加重,患者几年内丧失独立生活能力,多死于心血管病、肺部感染和褥疮等并发症。

第二节　癫痫

一、概述

癫痫(epilepsy)是大脑神经元突发性异常放电,导致短暂的大脑功能障碍的一种慢性疾患。由于异常放电神经元所涉及的部位不同,可表现为发作性的运动、感觉、自主神经、意识及精神障碍。它是多种原因引起的临床常见的病症之一。据国内流行病学调查,其发病率农村为每年 25/10 万,城市为每年 35/10 万,患病率约为人群的 7‰。

二、治疗

(一)康复措施

1.病因治疗

一旦病因明确,应对因治疗,如脑瘤、脑血管畸形、脑组织瘢痕、颅内异物等可行手术治疗,脑寄生虫病需行抗寄生虫药物治疗。有的(如反射性癫痫)应尽量避免诱发因素的刺激以减免其发作。

2.对症及药物治疗

对于病因未明或病因已明而暂不能治疗者一般均需行药物治疗。

(二)一般治疗

(1)癫痫患者或其家属必须有一套系统完整的发病与治疗档案,记载发病情况、服药剂量、时间与反应,在就诊时交给医师,以评价治疗效果。

(2)严格观察药物不良作用,定期检查血、尿常规、肝功能等。

(3)儿童患者可照常上学,成人患者不宜从事高空或水上作业、机动车辆驾驶、操作高速车床、高压电器及哨卫等工作。

(4)患者可以结婚,遗传性癫痫患者按有关规定最好不生育。

(三)外科治疗

手术治疗主要适用于难治性癫痫及有致痫灶者,凡确诊为癫痫后,经系统药物治疗,并在血浆浓度监测下治疗 2 年仍不能控制,病程在 3 年以上者,且发作频繁,每月有 4 次以上的发作,经严格的术前评估后可考虑行手术治疗。

手术适应证:主要是起源于一侧颞叶的难治性复杂部分性发作,如致痫灶靠近大脑皮质,手术可以切除且不会遗留严重神经功能缺陷,疗效较好。病因明确如肿瘤、动脉瘤和血管畸形等,如在可切区域也可考虑手术切除。

外科治疗方法主要有三类:一类为切除癫痫源病灶或癫痫源区,如大脑皮质、脑叶及大脑半球切除术等;第二类为阻断癫痫放电的扩散通路,提高癫痫阈值,破坏癫痫的兴奋机构,如大脑联合(胼胝体)切开术、立体定向脑深部结构摧毁术(杏仁核、Forel-H 区)等,后者包括 γ-刀、X-刀的治疗;第三类为刺激癫痫的抑制结构,如迷走神经刺激术,慢性小脑刺激术。

(四)活动

可进行慢跑、散步、打太极拳、练气功等适量活动。如果病情较重,或者临近发作,最好不要单独行动。同时,活动、锻炼的场所要选择好,避免危险。

(五)饮食

规律饮食,不要暴饮暴食,有时过饥过饱也会诱发癫痫。另外,烟、酒、茶、咖啡、巧克力、辛辣食物均可诱发癫痫发作,日常生活中需要注意。

三、药物治疗

(一)药物治疗原则

癫痫是常见的神经内科疾患,特点是持续存在能产生癫痫发作的易感性,并出现相应的神经生物学、认知、心理学以及社会等方面的后果。诊断癫痫至少需要一次以上的癫痫发作。目前以药物治疗为主。有明确病因的药物治疗必须在控制病因的基础之上。确定合理的治疗方案是神经内科医师的一项重要任务。大量实践证明,对癫痫的防治性研究应尽量开展严格设计的大样本随机对照试验(randomized controlled trials,RCT),但由于人力、财力和时间限制,大多数医务工作者只能进行小样本的临床试验。只要是严格设计的小样本 RCT,结果就具有真实性,联合多个这样的 RCT 进行 meta 分析(系统评价,systematic revlew,SR),其效果可类似大样本多中心临床试验,也能得出较全面、真实的综合结论。

(1)一经确诊为癫痫,原则上应及早用药,但仅有一次发作而有明确诱因或数年一发者可先观察,暂不给药。

(2)尽快控制发作应长期按时定量服药,间断服药既无治疗价值,又有导致癫痫持续状态的危险。

(3)正确选择药:物按癫痫发作类型选药,选择有效、安全、价廉和来源有保证的药物。通常全身强直-阵挛性发作选用丙戊酸、苯巴比妥、托吡酯、卡马西平;部分性发作选卡马西平、苯妥英钠、托吡酯;失神发作选丙戊酸、苯二氮䓬类、乙琥胺;婴儿痉挛选促肾上腺皮质激素(25~40U/d,4~6 周)、泼尼松、氯硝西泮等。

(4)合适的药物剂量通常从小剂量开始,逐渐增加至有效控制发作而无明显毒副作用的剂量,坚持长期按时定量服用。最好结合血浆药物浓度的监测来调整剂量。病情尚未控制,血浆浓度未达稳态时宜加量。儿童因随年龄增长体重不断增加,故需经常调整药物剂量。

(5)单一药物为主一般主张使用单一药物治疗。只有当一种药物最大剂量仍不能控制发作、出现明显毒副作用或有两种或两种以上发作类型时,可考虑两种药物联合使用,但需注意药物相互作用。

(6)换药某一药物用至极量,药物血浆浓度亦超出常量范围仍不能控制发作,或(和)有严重的毒副作用,需考虑换药或联合用药。除因毒副作用原因无法持续使用者外,严禁突然撤换,以免引起持续状态,换药宜有至少 1 周以上的交替时间。

(7)停药应根据发作类型、既往发作情况、颅内有无持久性病灶和脑电图异常来决定。一般原发性者完全控制 2~4 年后,脑电图正常或发作波消失者方可考虑停药。停药宜逐渐减量,最好在 6~12 个月内完成。对继发性癫痫有时停药困难,有的可能要终身服药。

(8)癫痫持续状态的治疗:尽快选用作用效果快的药物及途径如静脉选用苯巴比妥类药物,终止成持续状态的癫痫发作,减少发作对脑部神经元的损伤;保持稳定的生命体征和进行心肺功能支持;纠正感染、酸碱及电解质紊乱等并发症。

(二)药物选择

口服用药:苯妥英钠、苯巴比妥、丙戊酸类、卡马西平、奥卡西平、硝西泮、氯硝西泮、拉莫三嗪、托吡酯、左乙拉西坦。

肌内注射或静脉用药:地西泮注射液、苯巴比妥注射液、丙戊酸注射液、咪达唑仑注射液。

(三)癫痫并发症治疗

1.呼吸衰竭

严重癫痫持续状态以及某些抗惊厥药物都能引起呼吸衰竭。应严密观察呼吸、心率、心律及瞳孔等变化。并在血气监测下,选择适宜时机气管插管或气管切开,以改善通气,加强吸痰,拍背,保持呼吸道通畅。必要时应用呼吸机辅助治疗。

2.脑水肿

引起严重缺氧,导致脑细胞肿胀颅内压增高,使抗癫痫药难以进入脑组织,可静脉注射

20％甘露醇250ml,每6小时1次,或高渗溶液,激素等治疗。同时给予脑细胞保护剂。

3.高热

因高热使癫痫持续状态形成恶性循环,应积极降温,物理降温:如冰枕,腹股沟处安放冰袋;温水擦浴等。

4.感染

癫痫持续状态可导致意识障碍、咀嚼肌及咽部肌肉痉挛而导致痰液不能咯出,不能自行排尿,从而引起肺部及尿路感染等。治疗上早期预防,发现后及时治疗。

5.酸碱平衡紊乱

癫痫持续状态可导致严重的电解质及酸碱平衡紊乱,治疗上需积极纠正紊乱。

(四)癫痫及其并发症治疗处方举例

1.癫痫持续状态药物治疗方案

方案1　地西泮注射液20mg＋5％葡萄糖液500ml

适应范围:癫痫持续状态的首选用药。

注意事项:地西泮注射液,成人1～5mg/min,静脉滴注后有复发者,30分钟后可重复应用,直至发作停止或总量达20～30mg为止;或在首次用药后将本药缓慢静脉滴注,10～20mg/h。视发作情况控制滴注速度和剂量,24小时总剂量不超过120mg为宜。儿童:1mg/min,每次0.25～0.5mg/kg静脉推注。

通常儿童一次用量不超过10mg,婴儿不超过每次2mg。新生儿及婴儿亦可用安定,每次0.5～1mg/kg肛管给药。应同时注意有无抑制呼吸。

疗程:发作时静脉推注一次,发作控制后视情况减量后停用。

评价:作用效果快、经济有效,临床常备用药。

方案2　咪达唑仑注射液,先静脉注射2～3mg,继之以0.05mg/(kg·h)静脉滴注维持。

适应范围:全面性强直阵挛性癫痫持续状态。

注意事项:应同时注意有无抑制呼吸。

疗程:发作时静脉注射一次,发作控制后视情况减量后停用。

评价:效果迅速。

方案3　注射用异戊巴比妥钠粉针0.5g或5mg/kg＋注射用水10ml,稀释成10ml,50mg/min静脉注射。发作时给药。

　　　　或注射用异戊巴比妥钠粉针0.5g或5mg/kg＋生理盐水10ml,稀释成10ml,50mg/min静脉注射。发作时给药。

适应范围:用于地西泮治疗无效病例。

注意事项:异戊巴比妥钠使用时成人用0.5g或5mg/kg,1～4岁儿童为0.1g,5岁以上为0.2g,以注射用水或生理盐水稀释,成人稀释成10ml,以50mg/min速度缓慢匀速静脉注射,直到抽搐停止后再追加50mg,剩余部分可行肌内注射,儿童稀释成5ml以1ml/min速度缓慢静脉注射。有心律失常、呼吸功能障碍及低血压等副作用,注射过程中需密切观察呼吸情况,如有抑制呼吸现象应立即停止注射,并做人工呼吸。

疗程:发作时静脉推注一次,发作控制后视情况减量后停用。

评价:用于临床难治性性癫痫持续状态,但目前已少用。

方案4　苯妥英钠注射液 0.2g+生理盐水 20～40ml,15～18mg/kg,稀释后以 50mg/min,缓慢静脉注射。发作时给药。

适应范围:适用于地西泮治疗无效病例。

注意事项:有心律失常、呼吸功能障碍及低血压者慎用。其起效较慢(30～60 分钟后),作用时间长(10～15 小时),可以与安定药物配伍使用。目前已少用。

疗程:发作时静脉持续泵入,发作控制后视情况减量后停用。

评价:副作用较大,临床目前较少使用。

方案5　苯巴比妥注射液成人每次 0.2g,儿童每次 4～7mg/kg,肌内注射。发作时给药。

适应范围:适用于地西泮治疗无效病例。

注意事项:本药起效慢,肌内注射后 20～30 分钟才起作用,需 1～2 小时后方达最高血浓度。主要用于安定控制发作后作为长效抗癫痫药使用。成人每次 0.2g,儿童每次 4～7mg/kg,肌内注射,每隔 4～6 小时 1 次,24 小时的总剂量小于 35mg/kg。静脉给药时用生理盐水稀释,按 5mg/kg,以每分钟 30mg 的速度静脉滴注。本药对脑水肿、脑缺氧有保护作用,但剂量过大时影响觉醒,并对肝、肾功能可能有影响。

疗程:发作时肌内注射 48～72 小时,发作控制后视情况减量后停用。

评价:有效且较安全,临床常备。

方案6　注射用丙戊酸钠水针,成人 400～800mg,3～5 分钟,静脉缓慢推注。发作时给药。

适应范围:对一些难治性癫痫持续状态,尤其是对治疗儿童癫痫持续状态和急性反复癫痫发作安全可靠。

注意事项:本药可用至 15mg/kg,日剂量最大不超过 2500mg。若原已口服丙戊酸时,则应根据口服剂量酌减。可以 0.5～1.0mg/(kg·h)速度持续或重复滴注。

严重肝、肾功能不全的患者禁用。

疗程:发作时静脉推注一次,发作控制后视情况减量后停用。

评价:对神志的影响较小,可用于癫痫持续状态的辅助或过渡使用。

方案7　利多卡因注射液成人用 1% 的利多卡因 10ml,以 20mg/min 匀速静脉注射。发作时给药。

适应范围:对一些难治性癫痫持续状态,尤其是对治疗儿童癫痫持续状态和急性反复癫痫发作安全可靠。

注意事项:必须心电监护,防止严重的心律失常。

疗程:发作时静脉推注一次,发作控制后视情况减量后停用。

评价:过去常用的抗癫痫药物,现由于其心律失常的发生,已较少使用。

方案8　10% 水合氯醛合剂,成人 20～30ml,儿童 0.3ml/kg,灌肠。发作时给药。

　　　　或:副醛注射液,成人 8～10ml,儿童 0.3ml/kg,用温开水稀释至 30～50ml,发作时灌肠给药。

适应范围:适用于以上方法均无效的。

注意事项:密切关注意识及呼吸情况。

疗程:发作时灌肠一次,发作控制后视情况减量后停用。

评价:灌肠使用,较安全,常用于控制小儿惊厥。

2.发作间歇期药物治疗方案

癫痫的发作类型多样,强调根据发作类型选药。

方案1 丙戊酸钠,成人每日0.6~1.2g,儿童15~20mg/(kg·d),每日2次。

适应范围:主要适用于单纯或复杂部分性发作及肌阵挛、全身性强直性、阵挛发作。

注意事项:有恶心、呕吐等消化道症状,肝功能损害等不良反应。

疗程:一般癫痫发作控制后3~5年,根据发作类型有区别。

评价:传统抗癫痫药物,经济有效。

方案2 卡马西平片,成人每日0.2~1.2g,儿童每日0.1~0.3g。

适应范围:简单和除失神发作以外的复杂的部分性发作、继发全身性发作、全身性强直,阵挛发作。

注意事项:有肝肾功能损害的不良反应,注意皮疹的发生。

疗程:一般癫痫发作控制后3~5年,根据发作类型有区别。

评价:为传统抗癫痫药物,费用经济,疗效肯定。

方案3 苯巴比妥片,成人每日0.09~0.3g,儿童2~5mg/(kg·d)。

适应范围:除失神发作以外的部分性及全身性发作。

注意事项:有嗜睡、过敏性皮疹,中毒性肝炎等不良反应。

疗程:一般癫痫发作控制后3~5年,根据发作类型有区别。

评价:传统抗癫痫药物,经济有效,副作用较大。

方案4 苯妥英钠片,成人每日0.2~0.6g,儿童6~8mg/(kg·d)。

适应范围:除失神发作、失张力发作、肌阵挛发作及痉挛发作以外的部分性及全身性发作。

注意事项:有齿龈增生、共济失调、眼震、复视、多毛等不良反应。

疗程:一般癫痫发作控制后3~5年,根据发作类型有区别。

评价:传统抗癫痫药物,适用于各型癫痫,经济有效。现由于其较大副作用已较少使用。

方案5 氯硝西泮片,成人每日3~20mg,每日2~3次。

适应范围:肌阵挛发作和一部分难治性癫痫的治疗。

注意事项:常见的不良反应为嗜睡、共济失调及行为紊乱如激动、兴奋、不安。其镇静作用比较明显,并且有耐受性和成瘾性,增减剂量均应缓慢。

疗程:一般癫痫发作控制后3~5年,根据发作类型有区别。

评价:传统抗癫痫药物,也可用于部分性发作,经济有效。

方案6 拉莫三嗪片成人每日25~100mg,儿童0.2~1.0g/(kg·d)。

适应范围:简单部分性发作、复杂部分性发作、继发性全身强直-阵挛性发作和原发性全身强直-阵挛性发作的添加用药。

注意事项:有嗜睡、头晕、头痛、步态不稳、震颤等不良反应。

疗程:一般癫痫发作控制后 3～5 年,根据发作类型有区别。

评价:新型抗癫痫药物,主要适用控制癫痫的添加用药。

方案 7　托吡酯包衣片,成人每日 200～400mg,最大剂量可达每日 1200mg;儿童 1～3mg/(kg·d)。

适应范围:本品用于部分性癫痫发作的加用治疗,也可作为初诊为癫痫的患者的单药治疗或曾经合并用药现转为单药治疗的患者。

注意事项:有嗜睡、疲乏、头痛、恶心、呕吐、体重减轻、肾结石等不良反应。

疗程:一般为癫痫发作控制后 3～5 年,根据发作类型有区别。

评价:新型抗癫痫药物,可适用于难治性癫痫的控制。

方案 8　左乙拉西坦片,成人每次 1500mg,每日两次;儿童和青少年 10mg/kg,每日 2 次。

适应范围:本品用于部分性癫痫发作的加用治疗及难治性癫痫的治疗。

注意事项:最常见的不良反应有嗜睡、乏力和头晕,常发生在治疗的开始阶段。随时间的推移,中枢神经系统相关的不良反应发生率和严重程度会随之降低。左乙拉西坦不良反应没有明显的剂量相关性。

疗程:一般为癫痫发作控制后 3～5 年,根据发作类型有区别。

评价:新型抗癫痫药物,副作用较小,但费用高。

方案 9　乙琥胺胶囊成人每日 1.0～1.5g,儿童 15～35mg/(kg·d)。

适应范围:失神发作。

注意事项:有胃肠道反应、眩晕、嗜睡、粒细胞减少、精神症状等不良反应。

疗程:一般癫痫发作控制后 3～5 年,根据发作类型有区别。

评价:主要应用于失神发作的控制,国内由于药源紧张,较少使用。

方案 10　注射用促皮质素粉针,每日 25～40U。

适应范围:婴儿痉挛。

注意事项:使用 4～6 周。

疗程:4～6 周。

评价:使用范围窄,由于安全性原因,使用需谨慎。

3.联合用药

只有当一种药物最大剂量仍不能控制发作、出现明显毒副作用或有两种或两种以上发作类型时,可考虑两种药物联合使用,但需注意药物相互作用。

方案 1　丙戊酸钠片 0.2g,0.6～1.2g/d＋拉莫三嗪片 25mg,25～100mg/d,每日 2 次。

　　　　或:卡马西平片 0.1g,0.2～1.2g/d＋拉莫三嗪片 25mg,25～100mg/d,每日 2 次。

适用范围:单药治疗无效,难治性癫痫。

注意事项:肝、肾功能损害的患者谨慎使用,拉莫三嗪过敏的患者禁用。

疗程:一般为癫痫发作控制后 3～5 年,根据发作类型有区别。

评价:新型和传统抗癫痫药物结合,经济有效。

方案 2　丙戊酸钠片 0.2g,0.6～1.2g/d＋托吡酯片 25mg,200～400mg/d,每日 2 次;
　　　或:卡马西平片 0.1g,0.2～1.2g/d＋托吡酯片 25mg,200～400mg/d,每日 2 次。

适用范围:单药治疗无效及部分难治性癫痫。

注意事项:肝肾功能损害的患者慎用。

疗程:一般为癫痫发作控制后 3～5 年,根据发作类型有区别。

评价:新型和传统抗癫痫药物结合,经济有效。

方案 3　丙戊酸钠片 0.2g,0.6～1.2g/d＋左乙拉西坦片 250mg,1.0～1.5g/d,每日 2 次;
　　　或:卡马西平片 0.1g,0.2～1.2g/d＋左乙拉西坦片 250mg,1.0～1.5g/d,每日
　　　2 次。

适用范围:难治性癫痫。

注意事项:肝肾功能损害的患者慎用。

疗程:一般为癫痫发作控制后 3～5 年,根据发作类型有区别。

评价:新型和传统抗癫痫药物相结合,对部分难治性癫痫有明显效果。

注:癫痫用药的一个重要原则是个体化原则,临床用药要根据患者的实际情况选择药物。而不能生搬硬套。

(五)其他

1.发作期的治疗

(1)单次发作治疗原则:控制抽搐发作;发作有自限性,多数不需特殊处理。

(2)多次发作患者:可考虑注射苯巴比妥 0.2g,或咪达唑仑注射液 0.25～0.5mg/kg。

2.癫痫持续状态的治疗

(1)一般治疗:用外裹纱布的压舌板垫在上下大臼齿间,以防抽搐咬伤舌颊,并需经常清除口、咽部的分泌物,以保持呼吸道通畅。插胃管,排空胃内容物,防止因呕吐将胃内容物吸入气管,造成窒息。常规给予鼻导管吸氧(流量 1～2U min),发绀明显者可选用有机玻璃头罩吸氧(流量不宜小于 5L/min;有条件者可做血气分析,根据 PaO_2 的结果,调节吸入氧气的浓度。如果 $PaO_2<50mmHg$,或吸入物引起窒息时,应立即作气管插管或气管切开。防止肢体损伤,患儿可以压缩衣物固定,床边应加床栏杆固定加以保护。保持输液通畅,按时完成输液量,注意防止失水,酸中毒,电解质紊乱,循环衰竭等严重并发症。控制高热及感染。

(2)药物治疗

1)常用药物:有地西泮、异戊巴比妥钠、苯妥英钠、苯巴比妥、丙戊酸、利多卡因、副醛、10%水合氯醛和咪达唑仑注射液。

2)控制抽搐发作癫痫持续状态不同时刻和处理建议(JAMA,1993,270:854)(表 2-1)。

3)减轻脑水肿:可用 20%甘露醇、呋塞米或甘油果糖利尿脱水,以减轻脑水肿。

4)纠正酸中毒:出现严重的酸中毒,可以碳酸氢钠予以纠正。

(3)发作间歇期的药物:抗癫痫药物的种类颇多,作用机制包括以下几方面:①阻止钠离子通道,减少高频动作电位的产生;②增强 GABA 的反应性。抗癫痫药物可以通过促进 GABA

与其受体结合、促进 GABA 受体有关的氯离子通道开放、促进非突触性 GABA 的释放、阻滞 GABA 的吸收而增强 GABA 的抑制作用;③对 N-甲基-D-天冬氨酸(NMDA)通道有抑制作用或拮抗 AMPA/KA 通道中的谷氨酸激活;④减少低阈钙离子流,这种钙离子流在丘脑神经元中可引起暴发性活动。传统的抗癫痫药物包括苯巴比妥、苯妥英、卡马西平和丙戊酸等。自 20 世纪 90 年代以来,已有多种新抗癫痫药物上市,包括非尔氨酯、加巴喷丁、拉莫三嗪、托吡酯、噻加宾、唑尼沙胺、左乙拉西坦和奥卡西平等。

表 2-1　控制抽搐发作癫痫持续状态不同时刻和处理建议

癫痫持续时间（分钟）	处　理
0～5	依据持续抽搐或抽搐再次发作对癫痫持续状态做出诊断。鼻导管或面罩给氧,使患者头处于最佳通气位置,如需辅助呼吸可考虑插管。定期记录并观察生命体征,纠正异常;开始心电监护,建立静脉通道;取静脉血样测血糖,生化,血细胞分析,毒理检测,AED 浓度测定,测血氧或定期作动脉血气分析
6～9	如出现低血糖或血糖无法检测时,可给予葡萄糖。成人先给予维生素 B_1 100mg,后用 50% 葡萄糖 50ml,静脉推注,儿童用 25% 葡萄糖 2ml/kg
10～20	给予 LZP 0.1mg/kg,静脉注射,2mg/min,或 DZP 0.2mg/kg,静脉注射,速度 5mg/min。如果给予 DZP 后 5 分钟抽搐不能控制,可重复给药;如抽搐停止,给予 PHT 防止复发
21～60	如抽搐持续,给予 PHT 15～20mg/kg,静脉注射,成人给药速度不超过 50mg/min,儿童不超过 1mg/(kg·min)。给药过程监测 ECG 和血压。PHT 不能与葡萄糖液配伍,静脉推注时用生理盐水稀释
>60	给予 PHT 20mg/kg 后抽搐持续,再给予 5mg/kg,最大量不超过 30mg/kg。如抽搐仍持续,给予 PB 20mg/kg,静脉注射,速度 100mg/min。在给予苯二氮䓬类药物后给予 PB,易发生呼吸抑制或窒息,需要辅助通气。抽搐仍持续,给予麻醉剂量药物,如 PB 或硫碘喷钠。必要时辅助通气与血管内加压注射药物

注:AED:抗癫痫药,DZP:安定,LZP:劳拉西泮,PHT:苯妥英钠,PB:苯巴比妥。

四、疗效评价及随访

(一)治愈标准

癫痫病虽然治疗困难,但不是不能治愈。大量资料表明,只要治疗及时,方法得当,80% 左右的患者能够得到完全控制和治愈,因此,癫痫并非不治之症。癫痫患者经过一定时期的正规、系统的药物治疗 3～4 年不再发作的癫痫患者,脑电图恢复正常,可逐渐减药、停药。于停药后 3 年内没有发作的,即认为治愈。据研究观察,临床治愈的患者在 10 年内,有 15% 的人又出现发作。因此,治愈的患者不可盲目乐观,还需注意防止诱发因素,要警惕以后还有发作的可能。

(二)好转标准

癫痫发作减少或减轻。

（三）随访观察

1.病情监测

（1）癫痫患者或其家属必须有一套系统完整的发病与治疗档案,记载发病情况、服药剂量、时间与反应,在就诊时交给医师,以评价治疗效果。

（2）严格观察药物不良作用,定期检查血、尿常规,肝功等。

2.预防措施

（1）对因遗传性疾病引起的癫痫,要进行产前诊断。

（2）癫痫患者在选择婚配对象时,应避免与有癫痫家族史的结婚,癫痫患者的未婚夫（妻）在婚前要做脑电地形图检查,如脑电地形图有癫痫波者避免结婚,双方都有癫痫家族史的人也应避免结婚。

（3）为了预防出生时脑损伤引起的癫痫,对于高龄初产妇,如预计生产过程不顺利,应及早剖腹取胎,这样可以避免因缺氧、窒息、产伤引起婴儿日后患癫痫。

（4）对于各种颅内感染引起的癫痫,要积极地预防这些感染的发生,一旦发生了颅内感染性疾病,应及早诊断,正确治疗,减轻脑组织损伤程度。在颅内感染的急性期,不少患者常有癫痫发作,这时应及时、足量地使用抗癫痫药物,以减轻脑组织因癫痫发作造成的损害,也可减少日后癫痫发作的机会。

（5）预防脑外伤引起的癫痫,重点是预防脑外伤的发生,避免因工作、交通事故引起脑外伤。

（6）高热惊厥患者以后约有15％转变成癫痫,如对有复发可能的高热惊厥,应及早地采取预防措施,可大大减少高热惊厥造成的脑损伤,也就减少了癫痫的发生率。

（7）去掉癫痫发作诱因,是预防癫痫复发的重要环节之一,如饮酒、吸烟、疲劳、精神压抑、暴饮暴食、感染性疾病、受惊发热、剥夺睡眠、近亲结婚及有害的声、光刺激等。

（8）药物治疗最重要的一点就是,一旦开始服药治疗,必须坚持服用,不能间断,只有这样才能有效地控制发作,若发作已完全控制,减药时要逐渐减量,不可骤停。如在停药或减药过程中出现复发,应在医师指导下立即恢复原治疗剂量。

3.并发症

（1）呼吸衰竭。

（2）脑水肿。

（3）跌伤或撞伤（包括软组织挫裂伤、骨折、脑外伤等）;吸入性肺炎;意外不幸（在高空、水边、崖边工作,突然发作而引起）。

（四）预后

预后影响癫痫预后的因素复杂多样,与起病年龄、病因、发作类型、发作频度、病程与治疗过程等密切相关,通常婴幼儿期起病、无明确病因、有家族史、发作频度低、病程短、无神经系统局限体征,发作类型为儿童良性中央-颞棘波灶性发作、失神发作及全身强直-阵挛挛性发作,对抗癫治疗有良好反应者预后多良好。而1岁以内起病,有明确病因及神经系统损害表现,发作频繁,癫痫持续状态,病程长,发作类型为婴儿痉挛、Lennox-Gastaut综合征、复杂部分性发作或混合性发作,脑电图经常查到病理波发放,药物难于控制者多预后较差。

第三节 面神经炎

一、概述

面神经炎也称特发性面神经麻痹或 Bell 麻痹,是最常见面神经疾病,系指茎乳孔以上面神经管内段面神经的一种急性非化脓性炎症,并由此引起周围性面瘫。年发病率 23/100000,男女发病率相近,任何年龄均可发病,无明显季节性。其病因未完全阐明,由于骨性面神经管仅能容纳面神经通过,面神经一旦发生炎性水肿,必然导致面神经受压。风寒、病毒感染(如带状疱疹)及自主神经功能不稳等可引起局部神经营养血管痉挛,导致神经缺血水肿,也可为吉兰-巴雷(Guillain-Barre)综合征体征之一。治疗以改善局部血液循环、减轻面神经水肿、缓解神经受压、促进神经功能恢复为主。预后取决于病情的严重程度及处理是否及时适当。

二、治疗

(一)康复措施

1.理疗急性期

在茎乳孔附近可行超短波透热疗法、红外线照射或局部热敷等,以改善局部血液循环,消除神经水肿。恢复期可行碘离子透入疗法、针刺或电针治疗等。

2.康复治疗

患侧面肌稍能活动,应尽早开始功能训练和康复治疗,对着镜子皱眉、抬额、闭眼、露齿、鼓腮和吹口哨等,每日数次,每次 10～15 分钟,辅以面部肌肉按摩。

(二)一般治疗

(1)提倡乐观生活态度。

(2)避免受凉、吹风。

(3)避免过度劳累。

(三)外科治疗

适于 Bell 麻痹 2 年未恢复者,可行面神经-副神经、面神经-舌下神经或面神经-膈神经吻合术,但疗效尚难肯定,宜在严重病例适用。严重面瘫患者可行整容手术。

(四)活动

应尽早开始面肌功能训练和康复治疗,对着镜子皱眉、抬额、闭眼、露齿、鼓腮和吹口哨等,每日数次,每次 10～15 分钟,辅以面部肌肉按摩。

(五)饮食

一般饮食即可。

三、药物治疗

(一)药物治疗原则

立即采取措施改善局部血液循环,促使局部水肿、炎症的消退,以免面神经进一步受损,并进而促进面神经功能的恢复。

（二）药物选择

1.选择药物

（1）激素类药物：泼尼松、地塞米松。

（2）抗病毒药物：阿昔洛韦。

（3）改善微循环的药物：地巴唑、706 羧甲淀粉。

（4）神经营养代谢药物：维生素 B_1、维生素 B_{12}。

2.药品说明

（1）泼尼松

1）用法用量：1mg/（kg·d），顿服或分 2 次口服，连续 5 天，之后在 7～10 天内逐渐减量停药。

2）不良反应：长期大量服用引起库欣综合征，诱发神经精神症状以及消化系统溃疡、骨质疏松、生长发育受抑制、并发和加重感染。

3）注意事项：较大量服用，易引起糖尿及类库欣综合征；长期服用，较易引起精神症状及精神病，有癔症史及精神病史者最好不用。

4）药物相互作用：不可与糖皮质激素合用。

5）药理作用：抗炎、抗过敏作用强，水钠潴留副作用小。

（2）地塞米松

1）用法用量：每天 10～15mg，静脉滴注，7～10 天为一疗程。

2）不良反应：糖皮质激素在应用生理剂量替代治疗时无明显不良反应，不良反应多发生在应用药理剂量时，而且与疗程、剂量、用药种类、用法及给药途径等有密切关系。常见不良反应有以下几类。

静脉迅速给予大剂量可能发生全身性的过敏反应，包括面部、鼻黏膜、眼睑肿胀，荨麻疹，气短，胸闷，喘鸣。

长程用药可引起以下副作用：医源性库欣综合征面容和体态、体重增加、下肢浮肿、紫纹、易出血倾向、创口愈合不良、痤疮、月经紊乱、胫或股骨头缺血性坏死、骨质疏松或骨折（包括脊椎压缩性骨折、长骨病理性骨折）、肌无力、肌萎缩、低血钾综合征、胃肠道刺激（恶心、呕吐）、胰腺炎、消化性溃疡或肠穿孔，儿童生长受到抑制、青光眼、白内障、良性颅内压升高综合征、糖耐量减退和糖尿病加重。

患者可出现精神症状：欣快感、激动、不安、谵妄、定向力障碍，也可表现为抑制。精神症状尤易发生于患慢性消耗性疾病的人及以往有过精神不正常者。在用量达每日泼尼松 40mg 或更多，用药数日至二周即可出现。并发感染为糖皮质激素的主要不良反应。以真菌、结核菌、葡萄球菌、变形杆菌、绿脓杆菌和各种疱疹病毒感染为主。多发生在中程或长程疗法时，但亦可在短期用大剂量后出现。

下丘脑-垂体-肾上腺轴受到抑制，为激素治疗的重要并发症，其发生与制剂、剂量、疗程等因素有关。每日用泼尼松 20mg 以上，历时 3 周以上，以及出现医源性库欣综合征时，应考虑肾上腺功能已受到抑制。

糖皮质激素停药后综合征可有以下各种不同的情况:下丘脑-垂体-肾上腺功能减退,可表现为乏力、软弱、食欲减退、恶心、呕吐、血压偏低,长程治疗后此轴心功能的恢复一般需要9～12个月,功能恢复的先后依次为:下丘脑促肾上腺皮质激素释放素(CRF)分泌恢复并增多;ACTH 分泌恢复并高于正常,此时肾上腺皮质激素的分泌仍偏低;氢可的松的基础分泌恢复正常、垂体 ACTH 的分泌由原来偏多而恢复正常;下丘脑-垂体-肾上腺皮质轴对应激的反应恢复正常;停药后原来疾病已被控制的症状重新出现。为了避免肾上腺皮质功能减退的发生及原来疾病症状的复燃,在长程激素治疗后应缓慢地逐渐减量,并由原来的一日服用数次,改为每日上午服药一次,或隔日上午服药一次;糖皮质激素停药综合征。有时患者在停药后出现头晕、昏厥倾向、腹痛或背痛、低热、食欲减退、恶心、呕吐、肌肉或关节疼痛、头疼、乏力、软弱,经仔细检查如能排除肾上腺皮质功能减退和原来疾病的复燃,则可考虑为对糖皮质激素的依赖综合征。体重增加,多毛症,痤疮,血糖及血压升高,水钠潴留,类库欣综合征。长期使用引起精神失常或错乱。本品引起精神病复发,使精神不稳定或有精神病倾向的患者病情恶化,其发生率比其他同类药品高很多,大剂量的本品能诱发癫痫发作及过敏性休克,本品的生理活性较强,长期用等效低剂量即会出现垂体前列腺轴的抑制。

3)禁忌:溃疡病、血栓性静脉炎、活动性肺结核、肠吻合手术后患者忌服或慎用。

4)注意事项:较大量服用,易引起糖尿及类库欣综合征;长期服用,较易引起精神症状及精神病,有忆病史及精神病史者最好不用;溃疡病、血栓性静脉炎、活动性肺结核、肠吻合术后患者忌用或慎用;其余注意事项,参见本类药物"应用注意事项"。

5)药物相互作用:非甾体消炎镇痛药可加强糖皮质激素的致溃疡作用。可增强对乙酰氨基酚的肝毒性。氨鲁米特(aminoglutethimide)能抑制肾上腺皮质功能,加速地塞米松的代谢,使其半衰期缩短 2 倍。与两性霉素 B 或碳酸酐酶抑制剂合用时,可加重低钾血症,应注意血钾和心脏功能变化,长期与碳酸酐酶抑制剂合用,易发生低血钙和骨质疏松;与蛋白质同化激素合用,可增加水肿的发生率,使痤疮加重。与制酸药合用,可减少泼尼松或地塞米松的吸收。与抗胆碱能药(如阿托品)长期合用,可致眼压增高。三环类抗抑郁药可使糖皮质激素引起的精神症状加重;与降糖药如胰岛素合用时,因可使糖尿病患者血糖升高,应适当调整降糖药剂量。甲状腺激素可使糖皮质激素的代谢清除率增加,故甲状腺激素或抗甲状腺药与糖皮质激素合用时,应适当调整后者的剂量。与避孕药或雌激素制剂合用;可加强糖皮质激素的治疗作用和不良反应。与强心苷合用,可增加洋地黄毒性及心律失常的发生。与排钾利尿药合用,可致严重低血钾,并由于水钠潴留而减弱利尿药的排钠利尿效应;与麻黄碱合用,可增强糖皮质激素的代谢清除。与免疫抑制剂合用,可增加感染的危险性,并可能诱发淋巴瘤或其他淋巴细胞增生性疾病。糖皮质激素,尤其是泼尼松龙可增加异烟肼在肝脏代谢和排泄,降低异烟肼的血药浓度和疗效;糖皮质激素可促进美西律在体内代谢,降低血药浓度。与水杨酸盐合用,可减少血浆水杨酸盐的浓度。与生长激素合用,可抑制后者的促生长作用。

6)药理作用:抗炎、抗过敏和抗毒作用较泼尼松更强,水钠潴留副作用更小,可肌内注射或静脉滴注。

（3）阿昔洛韦

1）用法用量：5mg/kg，每日 5～6 次，口服，连服 7～10 天。

2）不良反应：一时性血清肌酐升高、皮疹、荨麻疹，尚有出汗、血尿、低血压、头痛、恶心、呕吐等，静脉给药可见静脉炎。

3）禁忌：对本品过敏者禁用。

4）注意事项：注射给药，只能缓慢滴注（持续 1～2 小时），不可快速推注、肌内注射和皮下注射；对疱疹病毒性脑炎及新生儿疱疹的疗效尚未肯定；丙磺舒使本品排泄减慢。

5）药物相互作用：与齐多夫定合用可引起肾毒性，表现为深度昏睡和疲劳；与丙磺舒竞争性抑制有机酸分泌，合并用丙磺舒可使本品的排泄减慢，半衰期延长，体内药物量蓄积。

6）药理作用：抗病毒药。体外对单纯性疱疹病毒、水痘带状疱疹病毒、巨细胞病毒等具抑制作用。本品进入疱疹病毒感染的细胞后，与脱氧核苷竞争病毒胸苷激酶或细胞激酶，药物被磷酸化成活化型阿昔洛韦三磷酸酯，然后通过二种方式抑制病毒复制：干扰病毒 DNA 多聚酶，抑制病毒的复制；在 DNA 多聚酶作用下，与增长的 DNA 链结合，引起 DNA 链的延伸中断。本品对病毒有特殊的亲和力，但对哺乳动物宿主细胞毒性低。体外细胞转化测定有致癌报道，但动物实验未见致癌依据。某些动物实验显示高浓度药物可致突变，但无染色体改变的依据。本品的致癌与致突变作用尚不明确。大剂量注射可致动物睾丸萎缩和精子数减少，药物能通过胎盘，动物实验证实对胚胎无影响。

（4）地巴唑

1）用法用量：10～20mg，每日 3 次，口服。

2）不良反应：大剂量时可引起多汗、面部潮红、轻度头痛、头晕、恶心，血压下降。

3）禁忌：血管硬化者禁用。

4）注意事项：不良反应轻微，其他较少见。

5）药物相互作用：尚不明确。

6）药理作用：对血管平滑肌有直接松弛作用，使外周阻力降低而使血压下降。对胃肠平滑肌有解痉作用。

（5）维生素 B_1

1）用法用量：10～20mg，每日 3 次，口服。

2）不良反应：推荐剂量的维生素 B_1 几乎无毒性，过量使用可出现头痛、疲倦、烦躁、食欲缺乏、腹泻、浮肿。

3）禁忌：尚不明确。

4）注意事项：必须按推荐剂量服用，不可超量服用；儿童用量请咨询医师或药师；孕妇及哺乳期妇女应在医师指导下使用；如服用过量或出现严重不良反应，应立即就医；对本品过敏者禁用，过敏体质者慎用；本品性状发生改变时禁止使用；请将本品放在儿童不能接触的地方；儿童必须在成人监护下使用；如正在使用其他药品，使用本品前请咨询医师或药师。

5）药物相互作用：本品遇碱性药物如碳酸氢钠、枸橼酸钠等可发生变质；本品不宜与含鞣质的中药和食物合用；如与其他药物同时使用可能会发生药物相互作用，详情请咨询医师或药师。

6)药理作用:维生素 B$_1$ 参与体内辅酶的形成,能维持正常糖代谢及神经、消化系统功能。摄入不足可致维生素 B$_1$ 缺乏,严重缺乏可致"脚气病"以及周围神经炎等。

(6)维生素 B$_{12}$

1)用法用量:500μg,每日一次,肌内注射。

2)不良反应:肌内注射偶可引起皮疹、瘙痒、腹泻及过敏性哮喘,但发生率低,极个别有过敏性休克。

3)禁忌:尚不明确。

4)注意事项:可致过敏反应,甚至过敏性休克,不宜滥用;对恶性肿瘤患者可促进肿瘤生长;遇维生素 C,重金属盐类均能使之失效。

5)药物相互作用:氨基水杨酸、氯霉素可减弱本品的作用。

6)药理作用:本品为抗贫血药。维生素 B$_{12}$ 参与体内甲基转换及叶酸代谢,促进 5-甲基四氢叶酸转变为四氢叶酸。缺乏时,导致 DNA 合成障碍,影响红细胞的成熟。本品还促使甲基丙二酸转变为琥珀酸,参与三羧酸循环。

(三)面神经炎的预防与治疗

避免受凉、吹风,避免过多劳累。如复发则治疗同前所述。

(四)面神经炎并发症治疗

眼部并发症:患者不能闭眼、瞬目,使角膜长期暴露,易发生感染,可戴眼罩防护,用左氧氟沙星眼药水及重组牛碱性成纤维细胞生长因子滴眼液等预防感染和保护眼角膜。预防眼部并发症可戴眼罩防护,用左氧氟沙星眼药水及重组牛碱性成纤维细胞生长因子滴眼液等预防感染和保护眼角膜。

(五)面神经炎及其并发症治疗处方举例

1.激素治疗方案

方案泼尼松片 30mg,口服,每日 1 次。

适用范围:用于面神经炎的初次发病或复发病例。

注意事项:泼尼松 30mg,口服,每日 1 次连续 5 天,之后在 7～10 天内逐渐减量。糖尿病、高血压、骨质疏松症及肝、肾功能不全、甲状腺功能低下患者慎用;儿童及老年患者应用需密切观察。

疗程:2 周。

评价:对于面神经炎初次发病或复发病例普遍适用,费用易于承受。

2.抗病毒治疗方案

方案阿昔洛韦片 5mg/kg,口服,5～6 天。

适用范围:用于带状疱疹感染引起的 Hunt 综合征。

注意事项:肝、肾功能不全者慎用。

疗程:7～10 天。

评价:此方案费用易于承受。

3.改善微循环治疗方案

方案地巴唑片 10～20mg,口服,每天 3 次。

适用范围:适用于面神经炎的初次发病或复发病例。

注意事项:无。

疗程:7～14 天。

评价:对于面神经炎初次发病或复发病例普遍适用,费用易于承受。

4.神经营养治疗方案

方案维生素 B_1 片 10～20mg,每天 3 次,口服。维生素 B_{12} 注射液 $500\mu g$,每日 1 次,肌内注射。

适用范围:用于面神经炎的初次发病或复发病例。

注意事项:无。

疗程:7～14 天。

评价:对于面神经炎初次发病或复发病例普遍适用,费用易于承受。

四、疗效评价及随访

(一)治愈标准

临床症状消失,眼睑闭合良好,面肌功能恢复正常。

(二)好转标准

临床症状改善,遗有不同程度的面肌功能障碍。

(三)随访观察

1.病情监测

门诊复诊了解患者症状缓解、表情肌运动功能恢复情况、并发症发生及药物不良反应发生情况;检查面神经传导速度判定预后。

2.预防复发的措施

避免受凉、吹风,避免过多劳累。

3.并发症

(1)临床医师在治疗本病及其并发症时,须向患者交代患者疾病及其治疗药物不良反应等信息。如糖皮质激素长程使用可引起水钠潴留、糖耐量减退和糖尿病加重等不良反应,故高血压、糖尿病、心肌梗死等患者应慎用。

(2)部分患者可出现面肌痉挛等并发症。

4.预后

约80%的本病患者可在数周或 1～2 个月内恢复,味觉常先于运动功能恢复,1 周内味觉恢复提示预后良好,表情肌运动功能恢复则预后很好。不完全性面瘫 1～2 个月可望恢复或痊愈,年轻患者预后好。轻度面瘫无论治疗与否,痊愈率达 92% 以上。老年患者发病时伴乳突疼痛,合并糖尿病、高血压、动脉硬化、心绞痛或心肌梗死者预后较差。病后 10 日面神经出现失神经电位通常需 3 个月恢复。完全性面瘫病后 1 周检查面神经传导速度可判定预后,患侧诱发动作电位 M 波幅为健侧 30% 或以上可望 2 个月内恢复;如为 10%～30% 需 2～8 个月恢复,可出现并发症;如 10% 或以下需 6～12 个月恢复,可伴面肌痉挛等并发症。

第三章 呼吸系统常见疾病用药

第一节 哮喘

一、概述

支气管哮喘简称"哮喘",是由多种细胞和细胞组分相互作用导致的慢性气道炎症性疾病,气道高反应性为其重要病理生理特征。临床上表现为喘息、气急、胸闷和咳嗽等症状反复发作,尤其在夜间或清晨。这些症状发作通常与肺内广泛可变的气流阻塞有关,可自行缓解,或经治疗后缓解。据流行病学调查统计,全球约 3 亿哮喘患者。目前,对哮喘尚缺乏根治方法,常以控制症状、减少发作、尽可能保持肺功能正常、避免药物不良反应,提高生活质量为主要治疗目的。大量循证医学证据表明,通过规范用药可以达到并维持哮喘的临床控制。

二、治疗

(一)康复措施

心理因素与哮喘的关系是一个比较复杂的问题,它涉及临床诊断治疗、人格、家庭、社会等诸多因素。研究认为哮喘属于精神躯体性疾病。许多哮喘患者需要进行心理学的诊断,这有助于临床医师决定治疗方案。哮喘引起心理障碍也相当常见,Bafoux 等应用简表(briefsymptom inventory,BSI)测验了 102 例成年哮喘患者和 252 例健康成人,结果显示哮喘组的心理障碍总评分明显高于健康组,而且所调查的躯体化、强迫症状、人际关系敏感、恐惧、焦虑、抑郁、偏执和精神病等 9 个因子分析也显著高于健康组。哮喘患者心理障碍的治疗应从三方面人手:①医师的爱心、热心、耐心、细心和恒心,有效的治疗;②患者及其家属的理解和合作;③科普教育,媒体的正确引导。

心理障碍的治疗方案应强调个体化,缓解躯体症状与消除心理障碍并重。确定心理障碍存在与否是心理治疗的基础。有资料认为,以小气道阻塞为主的哮喘或没有心理障碍的哮喘患者,心理治疗可能是无益的。而以大气道阻塞为主,或体验到精神和情绪的应激与哮喘的恶化有关者,心理治疗对心理和生理可能都有益。

1.一般心理疗法

(1)认知重建:认知过程是情感的中介,适应性不良情感和适应性不良认知有关。帮助患者改变对疾病、家庭、社会及生活事件的不正确认识,可以减轻或消除患者的心理障碍。

(2)疏导疗法:了解患者的心理状态,使其对哮喘的病因、目前治疗水平、预后、死亡率有清楚的认识,并对其进行安慰,消除顾虑,树立战胜疾病的信心。

(3)强化信心:治疗医师的知识和技术,沉着、认真的工作态度也可增强患者的安全感、信任感,增强治疗的依从性。

（4）家庭心理疗法:家庭成员,特别是哮喘儿童的父母,哮喘成人的配偶,应避免对患者的厌烦和歧视,但也不能对患儿过分的宠爱,以免产生依赖心理。

（5）季节前预防性治疗:季节性哮喘的患者在季节来临之前进行预防性治疗以防止季节性哮喘发作或减轻症状,保证患者能够正常工作、学习,这对消除患者的抑郁和焦虑是非常有效的。

（6）催眠疗法:Bengtsson 认为此疗法是伴有心理障碍的哮喘患者发作期的最好心理疗法。有效率可达 59%。

2.药物疗法

对于一般疗法无效的心理障碍患者也可采用药物疗法。焦虑和紧张的患者可服用地西泮 2.5～5mg,3 次/日。睡眠差的患者可予 10% 水合氯醛 10ml 睡前服用。抑郁者可应用三环类抗抑郁药,如丙咪嗪、阿米替林或多虑平等,用法均为 25mg,3 次/日。一般认为这类药物是安全的,对呼吸中枢影响不明显,而且有轻度的支气管扩张作用。

（二）一般治疗

（1）提倡乐观生活态度。

（2）保持健康生活方式。

（3）避免诱发因素等。

（4）戒烟:从临床表现及呼吸道炎性标志物的改变来看,吸烟可改变哮喘患者的呼吸道炎症特性,使之对吸入或口服皮质类固醇耐药。主动吸烟可对许多药物的代谢产生影响,但其机制尚不明确。停止吸烟至少可恢复部分戒烟的哮喘患者对皮质类固醇的反应性,因此,积极戒烟是此类哮喘患者的首要选择。

（5）哮喘宣教:建立友好的医患关系,以合适的教育内容和教育方式向患者进行讲解,这样可以克服心理障碍,增加对哮喘本质、治疗计划和药物不良反应的理解,掌握吸入器具和评估方法的正确使用,帮助这些患者将相关知识、态度和实用技能整合成恰当应对哮喘的最佳行为,提高依从性。有资料表明:如果由本身患有哮喘的护士对患者进行教育或有专科医生随诊的患者,初次就诊至再次因哮喘急诊就诊的时间延长,且因急性发作就诊的比例显著下降。

（三）活动

在哮喘控制的情况下,按健身计划适当活动,避免过度劳累。

（四）饮食

能够引起过敏的食物种类繁多,其基本致敏成分多为蛋白质或糖蛋白,其中以牛奶、禽蛋、海鲜和水果等较为常见。如果在生活中遭遇到食物过敏,应避免之。也可通过变应原皮试来确定变应原种类。

三、药物治疗

（一）药物治疗原则

1.规范化

任何治疗方案都应把预防工作放在首位,为此应尽可能让患者了解"自己",了解病因,了解药物。目前尚无满意的一级和二级预防药物。

2.避免触发因素或诱发因素

所有患者应尽可能避免接触致病因素和诱发因素。对于特应性哮喘患者,采用脱敏疗法来提高患者对变应原的耐受性,也应作为预防措施来看待。

3.消除或减轻气道慢性炎症

以吸入激素为主的抗炎治疗应是哮喘缓解期的首要治疗药物,以达到控制气道慢性炎症,预防哮喘急性发作的目的。

4.积极控制症状

改判生活质量是哮喘治疗的重要内容。慢性持续期可按需使用支气管扩张剂;哮喘急性发作时,治疗的关键是迅速平喘,改善通气,纠正低氧血症。

(二)药物选择

倍氯米松、布地奈德、氟替卡松、甲泼尼龙琥珀酸钠、醋酸泼尼松、沙丁胺醇气雾剂、特布他林气雾剂、沙美特罗替卡松粉吸入剂、布地奈德福莫特罗粉吸入剂、氨茶碱、孟鲁司特钠、扎鲁司特、异丁司特缓释、异丙托溴铵、噻托溴铵。

(三)哮喘的治疗

1.哮喘急性发作的治疗

(1)哮喘急性发作严重程度分级:见表 3-1。

表 3-1　哮喘急性发作时病情严重程度的分级

临床特点	轻度	中度	重度	危重
气短	步行、上楼时	稍事活动	休息时	休息时
体位	可平卧	喜坐位	端坐呼吸	端坐呼吸
讲话方式	连续成句	单词	单字	不能讲话
精神状态	可有焦虑,尚安静	时有焦虑或烦躁	常有焦虑、烦躁	嗜睡或意识模糊
出汗	无	有	大汗淋漓	大汗淋漓
呼吸频率	轻度增加	轻度增加	增加	常>30 次/分钟
辅助呼吸肌活动及三凹征	常无	可有	常有	胸腹矛盾运动
哮鸣音	散在,呼吸末期	响亮、弥漫	响亮、弥漫	减弱乃至无
脉率(次/分钟)	<100	100~120	>120	脉率变慢或不规则
奇脉	无,<10mmHg	可有,10~25mmHg	常有,>25mmHg(成人)	无,提示呼吸肌疲劳

临床特点	轻度	中度	重度	危重
最初支气管扩张剂治疗后 PEF 占预计值或个人最佳值%	＞80%	60%～80%	＜60% 或 ＜100L/min 或作用持续时间 ＜2h	
PaO_2（吸空气，mmHg）	正常	≥60	＜60	＜60
$PaCO_2$（mmHg）	＜45	≤45	＞45	＞45
SaO_2（吸空气，%）	＞95	91～95	≤90	≤90
pH				降低

（2）急诊处理：

1）氧疗：鼻导管吸氧或经面罩吸氧，使 PaO_2＞60mmHg。特殊装置吸入氦、氧混合气体。

2）β_2-受体激动剂：轻至中度哮喘发作应用手控定量气雾剂（MDI）辅以储雾罐装置，在 1 小时内每 20 分钟吸入 200～400μg（2～4 喷），多可缓解症状。中至重度哮喘发作的患者，应用沙丁胺醇雾化溶液以氧气或压缩空气为动力持续雾化吸入 5mg，或者皮下注射特布他林 0.25mg 或儿童 5μg/kg，或肾上腺素前臂皮下注射 0.25～0.5mg，必要时 30 分钟后可重复注射一次。但对于心律不齐或心动过速的老年患者应慎用。

3）抗胆碱药：异丙托溴铵气雾剂每次 160μg（4 揿），吸入，每日不超过 12 揿。与 β_2-受体激动剂同时应用有相加或协同作用，可显著降低住院率。也可雾化吸入异丙托溴铵雾化液，成人 100～500μg，3～4 次/日，儿童 50～250μg，3～4 次/日。

4）氨茶碱：以 0.3～0.4mg/（kg·min）的速率缓慢静脉注射。如果 24 小时内患者未用过茶碱，也可首先缓慢地经静脉注射负荷量（5～6mg/kg）的氨茶碱，以使茶碱迅速达到有效血药浓度，以后则以 0.6～0.8mg/（kg·h）的速率静滴维持，使血浆浓度维持在 6～15μg/ml。但应注意，静脉注射本品的速度过快或剂量过大，可能引起严重的不良反应，甚至心搏骤停，使用过程中需检测茶碱的血药浓度。凡对多索茶碱或黄嘌呤类衍生物类药物过敏者、急性心肌梗死患者及哺乳期妇女禁用。

5）糖皮质激素：中度哮喘发作可口服泼尼松，每次 10mg，3～4 次/日。重度哮喘发作则应静脉注射或静脉滴注氢化可的松琥珀酸钠，300～600mg/d，分两次使用；必要可将剂量增至 1500mg/d。也可应用甲基泼尼松龙琥珀酸钠静脉注射或静脉滴注，40～160mg/d，一次或分次给予。重度哮喘发作时应用糖皮质激素的原则是足量、短程、经静脉给药。用药可能观察到如下不良反应（尽管在短期治疗时很少出现，但仍应仔细随访）：体液与电解质紊乱，限钠和补充含钾的饮食可能是必要的，所有皮质类固醇都会增加钙的丧失，尤其是全身性应用；肌无力和骨质疏松；消化道溃疡、胃肠道穿孔或出血；伤口愈合延迟、皮肤脆薄、瘀点和瘀斑；癫痫发作、精神欣快、失眠等神经精神异常；月经失调、糖耐量降低、引发潜在的糖尿病等；因蛋白质分解造成的负氮平衡等。未发现甲泼尼龙急性过量引起的库欣综合征。

6)部分重度发作患者,对常规解痉平喘治疗反应不佳时可缓慢静脉注射或滴注硫酸镁≤2g,持续 20 分钟以上。除严重肾功能减退患者外,硫酸镁是安全的。

(3)急性发作的住院标准:经急诊科治疗症状仍不能有效控制者;PEF≤预计值的 40%者;中度低氧血症,$PaO_2 < 8.0kPa(60mmHg)$者;有下述危险因素者:哮喘病情顽固,反复急性加重;1 年内有 2 次以上住院史;1 年内有 3 次以上急诊治疗史;近一月内有住院或急诊史;有经重症监护室(ICU)抢救史;曾有气管插管史;患者的依从性差;有各种精神病病史或心理障碍者;老年性哮喘、妊娠性哮喘或伴有其他严重疾病的哮喘患者;合并肺部感染或其他并发症者。

(4)严重急性发作的住院治疗:除上述治疗措施外尚需及时给予下列处理:根据失水及心脏情况,静脉补充液体,纠正因哮喘急性发作时张口呼吸、出汗、进食较少等原因引起的脱水,避免痰液黏稠导致气道阻塞。每日补液量一般为 2500~3000ml。应遵循补液的一般原则,即先快后慢、先盐后糖、见尿补钾;纠正酸中毒。严重缺氧可引起代谢性酸中毒,后者可使患者的支气管对平喘药的反应性降低。可用 5%碳酸氢钠静脉滴注或缓慢静脉注射。常用量可用下列公式计算:所需 5%碳酸氢钠(ml)=[正常 BE(mmol/L)-测定 BE(mmol/L)]×体重(kg)×0.4,式中正常 BE 以-3mmol/L 计算。但是应避免形成碱血症,因为碱性环境氧离曲线左移不利于氧在组织中的释放;抗感染。重度哮喘发作患者气道阻塞严重,易产生呼吸道和肺部感染。如高度怀疑有感染存在,应酌情给予广谱抗生素静脉滴注。由于部分哮喘患者属于特应质(atopy),对多种药物过敏,应防止药物变态反应的发生;纠正电解质紊乱。部分患者可因反复应用 $β_2$-受体激动剂、糖皮质激素、大量出汗和摄取减少等原因而出现低钾、低钠等电解质紊乱,应及时予以纠正。

(5)并发症的处理:当患者出现张力性气胸、痰栓阻塞或呼吸肌衰竭时应及时诊断、及时处理。值得指出的是,当一名重症哮喘发作患者的哮鸣音突然降低或消失,但其发绀和呼吸困难却更为严重时,不能简单地误认为病情缓解,要考虑上述并发症的危险,及时查明原因,对症治疗。并发气胸的患者应及时行胸腔闭式引流术,黏液痰栓阻塞气道的患者可行支气管肺泡灌洗术(BAL),并发呼吸肌衰竭的患者应及时建立人工气道,行机械通气治疗。

(6)机械通气:机械通气的目的:减少呼吸功,减轻或消除肺过度充气,增加通气等。

机械通气分类:无创机械通气和有创机械通气。前者治疗时不需要麻醉剂、镇静剂,而且可以减少呼吸道感染和耳炎、筛窦炎的发生,患者较舒服,比较容易为患者所接受。后者需要建立人工气道,并通过人工气道进行机械通气。机械通气相关不良反应:低血压、气压伤、感染和肌病,尤其在需要长期应用肌松药物和全身激素的患者。

无创机械通气指征:对哮喘药物治疗反应不佳,出现明显缺氧和二氧化碳潴留,但尚不需立即插管机械通气者应首选无创通气。当患者神志不清、分泌物潴留时则不适于无创通气。应注意:该种通气方法有时会因胃充气引起胃内容物反流吸入,导致吸入性肺炎,在长时间使用时,护理不当容易造成面部压迫性溃疡,患者呼吸状态较难控制。

考虑有创机械通气治疗指征:全身状态进行性恶化,如神志障碍、尿量减少、酸中毒表现明显等;循环系统表现异常者,成人心率≥140 次/分钟,儿童≥180 次/分钟,持续 3 小时以上,心律失常,奇脉>10mmHg,血压下降等;发绀明显,动脉血气分析:PaO_2<8.0kPa(60mmHg),$PaCO_2$>6.67kPa(50mmHg),pH<7.25,且继续降低。

紧急有创机械通气治疗指征:突发呼吸、心搏骤停;药物因素导致不可逆呼吸抑制;出现肺不张;纵隔气肿和气胸在充分引流后不见好转者;出现心律失常、心力衰竭等情况者,经合理治疗后病情仍继续恶化。

机械通气前准备:检测并补充血容量。危重哮喘发作时易有脱水,血容量不足,但因其右心房压通常增高,容易造成心室充盈的假象,应进行负荷试验,以确定血容量是否足够,否则通气后可导致血压下降;纠正电解质紊乱:危重哮喘并发酸中毒情况下,即使测血钾处于正常低值,但仍可能意味着总体缺钾,因而需要纠正低钾,大量出汗又会出现低钠血症,要引起关注;除pH<7.2外,一般不补充碳酸氢钠。当血钾<3.2mmol/L时也不宜补充碱质。

人工气道的建立:临床上常用的人工气道为气管插管和经气管造口术置入导管两种。气管插管:较易操作,导管带有气囊,可防止口咽分泌或呕吐物进入气道,减少气道感染机会。对病程短,估计在1～3天内病情可改善者,可采用该法。但清醒患者不易耐受,且插管后留置时间不宜过久,一般不超过72小时,否则有损伤声带或发生喉头水肿的危险。但带有组织相容性较好的高容低压(<40cmH_2O)气囊的聚氯乙烯或硅胶导管可保留7～14天。气管插管有经口和经鼻插管两种,前者借助喉镜直视下经声门插入气管,此法容易成功,较为安全。后者分盲插或经喉镜、纤维支气管镜的帮助,经鼻沿后鼻道插入气管,操作需要一定的技巧,容易固定,负压吸引较为满意,与机械通气衔接比较可靠,给患者带来的不适也较经口插管者轻,神志清醒者一般也能耐受。必须注意的是有严重的酸中毒的哮喘患者,插管前应纠正酸中毒,吸高浓度的氧。另外,在插管前宜将导管放入消毒塑料袋内隔热加温暖化,以减少插管过程中鼻黏膜损伤。气管切开:适用于痰液黏稠,难以咳出或估计辅助呼吸时间较长的哮喘患者。患者耐受良好,且可减少无效腔100～150ml,对改善通气有好处。但气管切开本身可有出血、气胸、空气栓塞、纵隔气肿、皮下气肿等即时并发症,以及感染、气道狭窄等后期并发症。由于危重哮喘患者可能反复发作呼吸衰竭,不可能多次切开,因此必须严格掌握其适应证。

镇静剂和肌松剂的应用:机械通气时需建立人工气道,辅助呼吸时由于病理生理改变和患者对刺激的反应,会出现躁动,影响呼吸机的正常工作和呼吸控制不满意,这时应考虑加用镇静药和骨骼肌松弛药,其目的是:抑制患者躁动、减少氧耗;减低内源性PEEP;提高胸肺顺应性,降低送气时峰压和平均压;减少气压伤,改善循环功能,增加心搏量。一般在插管时可使用静脉加吸入复合诱导剂,可用氯胺酮(ketamine)静脉麻醉,约2mg/kg。面罩给氧,吸入卤素化合物麻醉剂(氨氟醚或异氟醚醛),对多数患者可达到人-机协调。如果仍不能获得理想的镇静或人-机协调时,可加用阿片类药物。由于天然的阿片样物可致过敏反应和支气管痉挛,应避免使用,人工合成的芬太尼是最好的代用品。少数患者尽管用了上述处理方法仍不能人-机协调,不得不使用泮库溴铵(pancuroium bromide,pavulon,本可松)或维库溴铵(vecuroium bromide,万可松)等无组胺释放作用的肌肉松弛剂控制呼吸。应注意肌病的发生,尤其在合用糖皮质激素时。应用肌松药的时间不宜超过24小时,以间断静脉给药为宜,不应采用持续泵注的方法。

机械通气方式:哮喘患者因气道高反应性、易出现广泛、多变的支气管痉挛,从而导致气道阻力增高和波动,因而呼吸机参数较难调节。常用的通气方式有以下几种:BiPAP 和 CPAP 是无创机械通气的常用模式。有报道认为持续气道正压 5～7.5cmH$_2$O,即能减少呼吸频率,但尚需大量临床探索。有人认为,对二氧化碳潴留明显者 BiPAP 比 CPAP 模式更为有效。呼气末正压通气(PEEP):哮喘发作时气道阻力增加,尤其在呼吸相,导致气体陷闭、肺过度充气、内源性呼气末正压(PEEPi)增加,肺泡与气道近端(出口)存在压力差,呼气末仍存在呼出气流。患者在吸气开始时必须克服此呼出气流,才能产生下一周期的吸气气流,因而吸气肌做功需要增加,以对抗 PEEPi,久之形成呼吸肌衰竭。在辅助通气时给予外源性 PEEP,可以对抗 PEEPi。外源 PEEP 应略小于 PEEPi,这样既能防止肺的过度充气,也可减少气压伤的发生和对循环的可能影响。一般 PEEP 值为 5.2±2.8cmH$_2$O 时,患者感觉最为舒适,但一般以 3～5cmH$_2$O 较为安全。应密切观察 PEEP 对气道峰压、平均压和血压的影响。哮喘发作时气道阻力变化较大,会导致 PEEPi 的相应变化,因此应随时根据通气阻力和 PEEPi 的变化对 PEEP 做出适当调整。高频通气(HFV):我国不少单位都报道过采用鼻导管连接高频呼吸机抢救合并呼吸衰竭的重症哮喘获得成功。常用参数:频率 100～160 次/分钟,压力为 0.08～0.25kPa。使用高频通气的重症哮喘患者,通常在 15～60 分钟内可见呼吸困难改善,神志转清,24 小时内病情得以控制。其优点是费用低、使用方便,无须气管插管或气管切开,不与自主呼吸拮抗,不需应用镇静剂或肌肉松弛剂,患者及家属易于接受。缺点是不利于二氧化碳排出,氧气湿化不充分。控制性低通气辅助呼吸(MCHV):哮喘患者的特征是气道反应性增高、支气管广泛痉挛、气道阻力显著增加,使用呼吸机控制呼吸时较为困难。在危重哮喘急性发作时,机械通气的死亡率及并发症较高,可有 80% 的患者出现各种并发症,这表明危重哮喘所造成的通气衰竭有其特殊的病理生理特点。为了减少并发症,临床上可采用控制性低通气辅助呼吸,其目的是呼吸机替代患者的呼吸做功,适当提高呼吸支持和保证供氧,PaO$_2$ 可通过调节吸入氧浓度加以控制,而每分通气量则控制在最小范围,以能使 PaCO$_2$ 略有降低为限度。这时潮气量降低是为了避免气道内压过高,频率降低是为了保证有足够的呼出时间。一般情况下,潮气量降低到按常规预计量的 2/3 左右,通气频率 6～12 次/分钟,吸呼比为 1:(2～2.5)。在保证氧合的条件下,此呼气方式维持肺泡低通气数小时至数天,直到气道阻塞缓解,然后再酌情增大通气量,控制 PaCO$_2$ 到正常。实践证明比较安全有效。可选用同步间歇性指令通气(SIMV)+PEEP 模式,稍加压力支持。同时应给予其他治疗,如适当镇静和气道内湿化。气管内滴入生理盐水 200～240ml/d 使痰液稀释,然后吸引,使气道通畅。

2.慢性持续期治疗

(1)病情严重程度的分级:主要用于治疗前或初始治疗时严重程度的判断,在临床研究中更有其应用价值。见表 3-2。

表 3-2　病情严重程度的分级

分级	临床特点
间歇状态(第 1 级)	症状＜每周 1 次 短暂出现 夜间哮喘症状≤每月 2 次 FEV_1 占预计值%≥80%或 PEF≥80%个人最佳值,PEF 或 FEV_1 变异率＜20%
轻度持续(第 2 级)	症状≥每周 1 次,但＜1 次/日 可能影响活动和睡眠 夜间哮喘症状＞每月 2 次,但＜每周 1 次 FEV_1 占预计值%≥80%或 PEF≥80%个人最佳值,PEF 或 FEV_1 变异率20%～30%
中度持续(第 3 级)	每日有症状 影响活动和睡眠 夜间哮喘症状≥每周 1 次 FEV_1 占预计值%60%～79%或 PEF 60%～79%个人最佳值,PEF 或 FEV_1 变异率＞30%
重度持续(第 4 级)	每日有症状 频繁出现 经常出现夜间哮喘症状 体力活动受限 FEV_1 占预计值%＜60%或 PEF＜60%个人最佳值,PEF 或 FEV_1 变异率＞30%

(2)病情控制水平的分级:这种分级方法更容易被临床医师掌握,有助于指导临床治疗,以取得更好的哮喘控制。

(3)慢性持续期的分级治疗:2006 年版 GINA 方案强调:根据患者目前的控制水平确定相应的治疗级别。5 岁以上儿童、青少年及成年人的哮喘治疗方案分为 5 个级别。在 5 个级别的治疗中,都应按需使用缓解药物。在选择控制治疗方案时,应该以达到哮喘控制为主要目的。具有重要里程碑意义的 GOAL 研究已证实,ICS 与 β_2-受体激动剂联合制剂(如舒利迭、信必可)是最有效的联合治疗药物,可以使更多哮喘患者在使用更低剂量 ICS 的情况下,更快地达到哮喘的临床控制。其他缓解治疗包括:吸入性抗胆碱能类药物、口服短效 β_2-受体激动剂、某些长效 β_2-受体激动剂和短效茶碱等。不建议规则使用短效和长效 β_2-受体激动剂,除非和吸入性糖皮质激素(ICS)规则使用一起治疗。未规范治疗的哮喘患者初诊时可选择第 2 级治疗方案,对于未经治疗,初诊时有严重症状,推荐 3 级治疗。

(4)关于降级治疗的方法:当现有治疗级别使哮喘获完全控制,并持续 3 个月以上时可考虑采用以下方法降级:当单独吸入中、高剂量的 ICS 时,可减少 50%,如仍能维持完全控制,在 3 个月后可再减量 50%。如此下去,直至一个可被接受的最低有效量,并维持相当一段时间(1 年)后考虑停药观察。

当单独吸入低剂量的 ICS 时,可每天减少一次给药。

当 ICS＋LABA 联合治疗时,首先减少 ICS 的 50％,继续与 LABA 联合治疗。每 3 个月调整一次 ICS 剂量(可减少每次剂量,或减少给药次数),直至寻找到最低有效量仍获控制,则停用 LABA,继续单用最低有效量 ICS 一年,患者如未再发作,可考虑停药观察。

当 ICS 联合其他非 LABA 控制药治疗时,首先减 ICS 的 50％,并继续联合治疗。每 3 个月调整一次 ICS 剂量,直至寻找到最低有效量时,哮喘仍获控制,可考虑停用联合治疗,继续单用 ICS 一年,患者如未再发作,可考虑停药观察。

(5)关于升级治疗的方法:如果选择当前治疗级别治疗,哮喘未达到控制,应升级治疗直至达到哮喘控制;如哮喘仅得到部分控制,应考虑升级治疗以获得控制(如增加药物剂量或添加治疗药物)。具体方法如下:

若有诱因使哮喘症状加重时,可重复使用快速、短效或快速、长效的 β_2-受体激动剂,直到诱因除去。如此种方法持续两天以上,有必要对患者进行再次检查,酌情增加控制药物剂量;

采用 ICS＋LABA 联合治疗时,如果当前治疗级别在 3～4 个月内未能使哮喘完全控制,可升级治疗,并分析其疗效不佳的原因;

ICS 联合快速、长效 β_2-受体激动剂(福莫特罗)作为控制＋缓解治疗,在维持高水平控制、减少需全身性使用糖皮质激素或住院患者比例方面已得到证实,因此推荐在维持治疗的基础上,按需使用这一联合制剂以缓解哮喘症状。

(四)哮喘急性发作并发症的治疗

1.气胸

当哮喘(发作)患者出现突发性胸痛,气短加重,一侧叩诊呈鼓音、呼吸音减弱或消失时应考虑到气胸。经 X 线检查证实后,若患者肺组织压缩＜30％,可根据情况加强原有治疗的同时继续观察,持续吸氧以促进气胸吸收;如肺组织压缩＞30％,或虽＜30％,但患者呼吸困难明显者,应胸腔穿刺抽气或胸腔闭式引流或持续负压吸引。当患者在机械通气期间出现气胸时,应尽快行胸腔持续负压吸引。

2.呼吸衰竭

动脉血气分析显示 PaO_2＜8.0kPa(60mmHg),$PaCO_2$＞6.67kPa(50mmHg),pH＜7.25,且继续降低。如常规氧疗不能有效纠正,则建议使用机械通气。参见上述"机械通气"部分。

3.黏液痰栓阻塞气道

哮喘急性发作时,患者多汗和呼吸道内丢失大量水分,并且由于使用茶碱类制剂导致尿量增多,出现不同程度的脱水,从而使痰液更为黏稠,形成难以咳出的痰栓,广泛阻塞中小支气管,加重呼吸困难且难以缓解,应注意补液、加强化痰力度,如盐酸氨溴索,30mg,静推或雾化吸入,必要时可行支气管肺泡灌洗术(BAL)。

(五)哮喘及其并发症治疗处方举例

1.急性发作的初始治疗处方举例

方案　沙丁胺醇气雾剂 400μg,贮雾罐喷吸,1 次/20 分钟;

　　　和(或)泼尼松片 30mg,顿服。

适用范围:哮喘急性发作时的初次处理。

注意事项:PEF>70%预计值,没有呼吸困难,胸部体征消失,血氧饱和度>90%(儿童>95%)可离院,开始实施或恢复"长期治疗方案"。若全身用糖皮质激素者,可继续使用,但需在一周内逐渐减量停用。

疗程:1小时。急诊处理方案,不做长期治疗。

评价:该方案简单易行,可迅速起效控制症状,为初始治疗的首选方案。

2.急性发作的"深化治疗"处方举例

方案1　沙丁胺醇气雾剂400μg,经贮雾罐喷吸,1次/20分钟;

　　　　和(或)异丙托溴铵气雾剂40μg,经贮雾罐喷吸,1次/20分钟

　　　　+

　　　　注射用甲泼尼龙40mg
　　　　5%葡萄糖注射液100ml }静脉滴注(30～60分钟完)

适用范围:经初始治疗1小时后病情评估仍呈中度发作的患者。

注意事项:1～2小时后,若PEF>70%预计值,无呼吸困难、胸部体征,血氧饱和度>90%(儿童>95%),并维持60分钟以上可离院,开始实施或恢复"长期治疗方案"。若全身用糖皮质激素者,可继续使用,但需在一周内减量停用。否则应收住院继续治疗。

疗程:视情况而定,吸入治疗为1～2小时。

评价:简单,疗效确切,为中华呼吸病学会、美国胸科协会和GINA所推荐。

方案2　沙丁胺醇雾化液10mg,连续雾化吸入1小时;

　　　　+

　　　　和(或)异丙托溴铵雾化液500μg,连续雾化吸入1小时

　　　　+

　　　　注射用甲泼尼龙粉针80mg
　　　　5%葡萄糖注射液100ml }静脉滴注(30～60分钟完)

　　　　硫酸镁注射液2g
　　　　5%葡萄糖溶液30ml }静脉注射(20分钟完)

适用范围:经初始治疗1小时后病情评估仍呈重度发作的患者。

注意事项:1～2小时后,若PEF>70%预计值,无呼吸困难、胸部体征,血氧饱和度>90%(儿童>95%),并维持60分钟以上可离院,开始实施或恢复"长期治疗方案"。若全身用糖皮质激素者,可继续使用,但需在一周内减量停用。否则应收住院继续治疗。

疗程:上述吸入治疗为1～2小时急诊处理方案,不作长期治疗。

评价:简单,疗效确切,为中华呼吸病学会、美国胸科协会和GINA所推荐。

3.哮喘慢性持续期的治疗举例

(1)降级治疗方法:当以现有治疗级别使哮喘获得完全控制,并持续3个月以上时可考虑采用以下方法降级:当单独吸入中、高剂量的ICS时,可减少50%。如仍能维持完全控制,在3个月后可再减量50%(B)。如此下去,直至一个可被接受的最低有效量,并维持相当一段时间

(1 年)后考虑停药观察(D);当单独吸入低剂量的 ICS 时,可每天减少一次给药(A);当 ICS+LABA 联合治疗时,首先减少 ICS 的 50%,继续以 LABA 联合治疗(B)。每 3 个月调整一次 ICS 剂量(可减少每次量,或减少给药次数),直至寻找到最低有效量仍获控制,则停用 LABA (D),继续单用最低有效量 ICS 一年,患者如未再发作,可考虑停药观察(D);当 ICS 联合其他非 LABA 控制药治疗时,首先减 ICS 的 50%,并继续联合治疗。每 3 个月调整一次 ICS 剂量,直至寻找到最低有效量时,哮喘仍获控制,可考虑停用联合治疗,继续单用 ICS 一年,患者如未再发作,可考虑停药观察(D)。

(2)升级治疗方法:如果:选择当前药物治疗方案,哮喘未控制,应升级治疗直至达到哮喘控制;选择当前药物治疗方案,哮喘仅得到部分控制,应考虑升级治疗以获得控制(如增加药物剂量或添加治疗药物)。升级方法:若有诱因使哮喘症状加重时,可重复使用快速、短效或快速、长效的 β2-受体激动剂,直到诱因除祛。如此种方法持续 2 天以上,有必要对患者进行再次检查,酌情增加控制药物剂量(D);采用 ICS+LABA 联合治疗时,如果当前治疗级别在 3～4 个月内未能使哮喘完全控制,可升级治疗,并分析其疗效不佳的原因(A);ICS 联合快速、长效 β2-受体激动剂(福莫特罗)作为控制+缓解治疗,在维持高水平控制、减少需全身性使用糖皮质激素或住院患者比例方面已得到证实(A),因此推荐在维持治疗的基础上,按需使用这一联合制剂以缓解哮喘症状。

方案 1　标准第 2 级治疗。

　　　　沙丁胺醇气雾剂 100～200μg,喷吸,必要时;

　　　　或:特布他林气雾剂 250～500μg,喷吸,必要时

　　　　+二丙酸倍氯米松气雾剂 250μg,喷吸,2 次/日;

　　　　或:丙酸氟替卡松气雾剂 125μg,喷吸,2 次/日;

　　　　或:布地奈德气雾剂 200μg,喷吸,2 次/日。

适用范围:未规范治疗,初诊时病情较轻者。

注意事项:对吸药有困难者可借助储雾罐;应教会患者使用各种装置;ICS 吸入后应漱洗口咽部,减少吸收,减轻刺激和降低真菌性咽喉炎发生机会;应作好宣教,增加其对治疗的依从性。应注意按升、降级标准,调整治疗。

疗程:按正规的降级程序,至用最低控制发作药物的剂量维持哮喘控制一年,没有复发,可停用控制发作药物。

评价:该方案经济负担中等,对于大多数哮喘初诊患者有效。

方案 2　第 2 级治疗的备选方案。

　　　　沙丁胺醇气雾剂 100～200μg,喷吸,必要时;

　　　　或:特布他林气雾剂 250～500μg,喷吸,必要时

　　　　+茶碱缓释片 0.1～0.2g,口服,2 次/日。

适用范围:未规范治疗,初诊时病情较轻者。

注意事项:对吸气和吸药同步有困难者可借助储雾罐;应教会患者熟练使用各种装置;应向作好宣教,以增加其对治疗的依从性。应注意按升、降级标准,调整治疗。

疗程:按正规的降级程序,至用最低控制发作药物的剂量维持哮喘控制一年,没有复发,可停用控制发作药物。

评价:该方案经济,但疗效较弱,对部分初诊哮喘患者可能有效。

方案3　第2级治疗的备选方案。

　　沙丁胺醇气雾剂 $100\sim200\mu g$,喷吸,必要时;

　　或:特布他林气雾剂 $250\sim500\mu g$,喷吸,必要时

　　＋扎鲁司特片 20mg,口服,2 次/日;

　　或:孟鲁司特片 10mg,口服,1 次/日(晚睡前);

　　或:异丁司特片 10mg,口服,2 次/日。

适用范围:未规范治疗,初诊时病情较轻者,尤其适合于不愿意吸入 ICS,或对 ICS 有难以忍受的不良反应,或合并有过敏性鼻炎者。

注意事项:对吸气和吸药同步有困难者可借助储雾罐;应教会患者熟练使用各种装置;应向作好宣教,以增加其对治疗的依从性;白三烯调节剂有较弱的镇静作用,因此晚上服用较为适宜。应注意按升、降级标准,调整治疗。

疗程:按正规的降级程序,至用最低控制发作药物的剂量维持哮喘控制一年,没有复发,可停用控制发作药物。

评价:该方案经济,但疗效较弱,对部分初诊哮喘患者可能有效。

方案4　标准第3级治疗方案。

　　沙丁胺醇气雾剂 $100\sim200\mu g$,喷吸,必要时;

　　或:特布他林气雾剂 $250\sim500\mu g$,喷吸,必要时

　　＋沙美特罗替卡松粉吸入剂($50/100\mu g$)1 吸,吸入,2 次/日;

　　或:福莫特罗布地奈德粉吸入剂($160/4.5\mu g$)1 吸,吸入,2 次/日。

适用范围:未规范治疗,初诊时病情较重者。

注意事项:对吸药有困难者可借助储雾罐;应教会患者使用各种装置;ICS 吸入后应漱洗口咽部,减少吸收,减轻刺激和降低真菌性咽喉炎发生机会;应作好宣教,增加其对治疗的依从性。应注意按升、降级标准,调整治疗。

疗程:按正规的降级程序,至用最低控制发作药物的剂量维持哮喘控制一年,没有复发,可停用控制发作药物。

评价:简单、欠经济,但疗效确切。

方案5　维持加缓解治疗方案。

　　福莫特罗布地奈德粉吸入剂($160/4.5\mu g$)1 吸,吸入,2 次/日;必要时可增加吸同意次数,或吸数/次。

适用范围:未规范治疗,初诊时病情较重者。

注意事项:对吸药有困难者可借助储雾罐;应教会患者使用各种装置;ICS 吸入后应漱洗口咽部,减少吸收,减轻刺激和降低真菌性咽喉炎发生机会;应作好宣教,增加其对治疗的依从性。随症状轻重,增减给药次数或每次吸数。

疗程:按正规的降级程序,至用最低控制发作药物的剂量维持哮喘控制一年,没有复发,可停用控制发作药物。

评价:维持加缓解治疗方案,用药简单、方便、欠经济,但疗效较好。

方案6　第3级治疗的备选方案。

沙丁胺醇气雾剂100～200μg,喷吸,必要时;

或:特布他林气雾剂250～500μg,喷吸,必要时

＋二丙酸倍氯米松气雾剂250μg,喷吸,2次/日;

或:丙酸氟替卡松气雾剂125μg,喷吸,2次/日;

或:布地奈德气雾剂200μg,喷吸,2次/日

＋扎鲁司特片20mg,口服,2次/日;

或:孟鲁司特片10mg,口服,1次/日(晚睡前);

或:异丁司特片10mg,口服,2次/日。

适用范围:未规范治疗,初诊时病情较重者,尤其适合于伴有过敏性鼻炎,和对ICS无效或出现难以耐受的不良反应者。

注意事项:可借助储雾罐吸入药物;应教会使用吸入装置;ICS吸入后应漱洗口咽部,减轻刺激和降低真菌性咽喉炎发生机会;白三烯调节剂有较弱的镇静作用,适合晚上服用;应作好宣教,增加依从性。应按升、降级标准,调整治疗。

疗程:按正规的降级程序,至用最低控制发作药物的剂量维持哮喘控制一年,没有复发,可停用控制发作药物。

评价:为3级治疗的备选方案,欠经济,但疗效确切。

方案7　第3级治疗的备选方案。

沙丁胺醇气雾剂100～200μg,喷吸,必要时;

或:特布他林气雾剂250～500μg,喷吸,必要时

＋二丙酸倍氯米松气雾剂250μg,喷吸,2次/日;

或:丙酸氟替卡松气雾剂125μg,喷吸,2次/日;

或:布地奈德气雾剂200μg,喷吸,2次/日

＋茶碱缓释片0.1～0.2g,口服,2次/日。

适用范围:未规范治疗,初诊时病情较重者。

注意事项:对吸药有困难者可借助储雾罐;应教会患者使用各种装置;ICS吸入后应漱洗口咽部,减少吸收,减轻刺激和降低真菌性咽喉炎发生机会;应作好宣教,增加其对治疗的依从性。应注意按升、降级标准,调整治疗。

疗程:按正规的降级程序,至用最低控制发作药物的剂量维持哮喘控制一年,没有复发,可停用控制发作药物。

评价:为3级治疗的备选方案,经济。

方案8　第3级治疗的备选方案。

沙丁胺醇气雾剂100～200μg,喷吸,必要时;

　　或:特布他林气雾剂 $250\sim500\mu g$,喷吸,必要时

　　十二丙酸倍氯米松气雾剂 $250\sim750\mu g$,喷吸,2 次/日

　　或:布地奈德气雾剂 $200\sim600\mu g$,喷吸,2 次/日

　　或:丙酸氟替卡松气雾剂 $125\sim500\mu g$,喷吸,2 次/日。

　　适用范围:未规范治疗,初诊时病情较重者。

　　注意事项:对吸药有困难者可借助储雾罐;应教会患者使用各种装置;ICS 吸入后应漱洗口咽部,减少吸收,减轻刺激和降低真菌性咽喉炎发生机会;应作好宣教,增加其对治疗的依从性。应注意按升、降级标准,调整治疗。

　　疗程:按正规的降级程序,至用最低控制发作药物的剂量维持哮喘控制一年,没有复发,可停用控制发作药物。

　　评价:为 3 级治疗的备选方案,经济,但疗效逊于方案 4、方案 5、方案 6 和方案 7。

　　方案 9　标准第 4 级治疗方案。

　　沙丁胺醇气雾剂 $100\sim200\mu g$,喷吸,必要时;

　　或:特布他林气雾剂 $250\sim500\mu g$,喷吸,必要时

　　十沙美特罗替卡松粉吸入剂 $(50/500\mu g)1$ 吸,吸入,2 次/日。

　　适用范围:经第 3 级的规范治疗,病情部分控制或未获控制者。

　　注意事项:对吸药有困难者可借助储雾罐;应教会患者使用各种装置;ICS 吸入后应漱洗口咽部,减少吸收,减轻刺激和降低真菌性咽喉炎发生机会;应作好宣教,增加其对治疗的依从性。应注意按升、降级标准,调整治疗。

　　疗程:按正规的降级程序,至用最低控制发作药物的剂量维持哮喘控制一年,没有复发,可停用控制发作药物。

　　评价:为标准 4 级治疗方案,比较经济,疗效确切。

　　方案 10　维持加缓解治疗。

　　福莫特罗布地奈德粉吸入剂 $(160/4.5\mu g)2$ 吸,吸入,2 次/日;必要时可增加吸入次数,或吸数/次。

　　适用范围:经第 3 级规范治疗,病情部分控制或未获控制者。

　　注意事项:对吸药有困难者可借助储雾罐;应教会患者使用各种装置;ICS 吸入后应漱洗口咽部,减少吸收,减轻刺激和降低真菌性咽喉炎发生机会;应作好宣教,增加其对治疗的依从性随症状轻重,增减给药次数或每次吸数。

　　疗程:按正规的降级程序,至用最低控制发作药物的剂量维持哮喘控制一年,没有复发,可停用控制发作药物。

　　评价:为标准 4 级治疗备选方案,用药简单、方便,欠经济,但疗效较好。

　　方案 11　标准第 4 级治疗的备选方案。

　　沙丁胺醇气雾剂 $100\sim200\mu g$,喷吸,必要时;

　　或:特布他林气雾剂 $250\sim500\mu g$,喷吸,必要时

　　十沙美特罗替卡松粉吸入剂 $(50/500\mu g)1$ 吸,吸入,2 次/日

或:福莫特罗布地奈德粉吸入剂(160/4.5μg)1～2 吸,吸入,2 次/日

　　＋扎鲁司特片 20mg,口服,2 次/日;

或:孟鲁司特片 10mg,口服,1 次/日(晚睡前);

或:异丁司特片 10mg,口服,2 次/日。

　　适用范围:经第 3 级规范治疗,病情部分控制或未获控制者。尤其适合于伴有过敏性鼻炎,和对 ICS 无效或出现难以耐受的不良反应者。

　　注意事项:可借助储雾罐吸药;应教会使用吸入装置;ICS 吸入后应漱洗口咽部,减轻刺激和降低真菌性咽喉炎发生机会;白三烯调节剂有较弱的镇静作用,适合晚上服用;应作好宣教,增加依从性。应按升、降级标准,调整治疗。

　　疗程:按正规的降级程序,至用最低控制发作药物的剂量维持哮喘控制一年,没有复发,可停用控制发作药物。

　　评价:为 4 级治疗的备选方案,欠经济,但疗效确切。

　　方案 12　标准第 4 级治疗的备选方案。

　　　　沙丁胺醇气雾剂 100～200μg,喷吸,必要时;

　　　　或:特布他林气雾剂 250～500μg,喷吸,必要时

　　　　＋沙美特罗替卡松粉吸入剂(50/500μg)1 吸,吸入,2 次/日

　　　　或:福莫特罗布地奈德粉吸入剂(160/4.5μg)2 吸,吸入,2 次/日;

　　　　＋扎鲁司特片 20mg,口服,2 次/日

　　　　或:孟鲁司特片 10mg,口服,1 次/日(晚睡前);

　　　　或:异丁司特片 10mg,口服,2 次/日

　　　　＋茶碱缓释片 0.1～0.2g,口服,2 次/日。

　　适用范围:经第 3 级规范治疗,病情部分控制或未获控制者。尤其适合于伴有过敏性鼻炎,和对 ICS 无效或出现难以耐受的不良反应者。

　　注意事项:可借助储雾罐吸药;应教会使用吸入装置;ICS 吸入后应漱洗口咽部,减轻刺激和降低真菌性咽喉炎发生机会;白三烯调节剂有较弱的镇静作用,适合晚上服用;应作好宣教,增加依从性。应按升、降级标准,调整治疗。

　　疗程:按正规的降级程序,至用最低控制发作药物的剂量维持哮喘控制一年,没有复发,可停用控制发作药物。

　　评价:为 4 级治疗的备选方案,欠经济,但疗效确切。

　　方案 13　标准第 4 级治疗的备选方案。

　　　　沙丁胺醇气雾剂 100～200μg,喷吸,必要时;

　　　　或:特布他林气雾剂 250～500μg,喷吸,必要时

　　　　＋沙美特罗替卡松粉吸入剂(50/500μg)1 吸,吸入,2 次/日

　　　　或:福莫特罗布地奈德粉吸入剂(160/4.5μg)2 吸,吸入,2～3 次/日;

　　　　＋茶碱缓释片 0.1～0.2g,口服,2 次/日。

　　适用范围:经第 3 级规范治疗,病情部分控制或未获控制者。

注意事项:对吸药有困难者可借助储雾罐;应教会患者使用各种装置;ICS 吸入后应漱洗口咽部,减少吸收,减轻刺激和降低真菌性咽喉炎发生机会;应作好宣教,增加其对治疗的依从性。应注意按升、降级标准,调整治疗。

疗程:按正规的降级程序,至用最低控制发作药物的剂量维持哮喘控制一年,没有复发,可停用控制发作药物。

评价:为标准 4 级治疗方案,比较经济,疗效确切。

方案 14　标准第 5 级治疗方案。

    沙丁胺醇气雾剂 100～200μg,喷吸,必要时;

    或:特布他林气雾剂 250～500μg,喷吸,必要时

    ＋泼尼松片 10～30mg,口服,1 次/日;

    或:甲基泼尼松龙片 8～24mg,口服,1 次/日。

适用范围:经第 4 级规范治疗,病情部分控制或未获控制者。

注意事项:对吸药有困难者可借助储雾罐;应教会患者熟练使用各种装置;应注意观察糖皮质激素的不良反应;应向患者作好宣教,以增加其对治疗的依从性;应注意按升、降级标准,调整治疗。

疗程:按正规的降级程序,至用最低控制发作药物的剂量维持哮喘控制一年,没有复发,可停用控制发作药物。

评价:为标准 5 级治疗方案,比较经济,对部分患者有效。

方案 15　标准第 5 级治疗备选方案。

    沙丁胺醇气雾剂 100～200μg,喷吸,必要时;

    或:特布他林气雾剂 250～500μg,喷吸,必要时

    ＋泼尼松片 10～30mg,口服,1 次/日;

    或:甲基泼尼松龙片 8～24mg,口服,1 次/日

    ＋扎鲁司特片 20mg,口服,2 次/日;

    或:孟鲁司特片 10mg,口服,1 次/日(晚睡前);

    或:异丁司特片 10mg,口服,2 次/日。

适用范围:经第 4 级规范治疗,病情部分控制或未获控制者,尤其是伴有过敏性鼻炎者。

注意事项:对吸药有困难者可借助储雾罐;应教会患者熟练使用各种装置;注意糖皮质激素的不良反应;白三烯调节剂有较弱的镇静作用,晚上服用较为适宜;应作好宣教,增加治疗的依从性;应注意按升、降级标准,调整治疗。

疗程:按正规的降级程序,至用最低控制发作药物的剂量维持哮喘控制一年,没有复发,可停用控制发作药物。

评价:为标准 5 级治疗备选方案,欠经济,对部分患者有效。

方案 16　标准第 5 级治疗备选方案。

    沙丁胺醇气雾剂 100～200μg,喷吸,必要时;

    或:特布他林气雾剂 250～500μg,喷吸,必要时

或:omalazumab(抗 IgE 抗体)依据体重和血清 IgE 浓度决定剂量,每 2~4 周皮下注射一次。

适用范围:成人及青少年的中、重度过敏性哮喘,有明确的皮肤变应原检测阳性反应、伴有血清 IgE 增高,经第 4 级规范治疗,病情部分控制或未获控制者。

注意事项:对吸药有困难者可借助储雾罐;应教会患者熟练使用各种装置;注意 omalazumab(抗 IgE 抗体)的不良反应;应向患者作好宣教,以增加其对治疗的依从性;应注意按升、降级标准,调整治疗。

疗程:尚无统一规定。

评价:为标准 5 级治疗备选方案,昂贵,难以在中国普及。

四、疗效评价及随访

(一)治愈标准

1.临床控制订义

(1)无(或≤2 次/周)白天症状。

(2)无日常活动,包括运动受限。

(3)无夜间症状或因哮喘憋醒。

(4)无(或≤2 次/周)需接受缓解药物治疗。

(5)肺功能正常或接近正常。

(6)无哮喘急性加重。

2.治疗目标

达到并维持哮喘的临床控制。

好转标准:①>2 次/周的白天症状;②任何一次出现日常活动受限;③任何一次出现夜间症状或因哮喘憋醒;④>2 次/周需接受缓解药物或急救治疗;⑤肺功能≤80%的预计值或者个人最佳值(已知),但仍未恢复正常;⑥哮喘急性加重≥1 次/年。

①~⑤项中任一项在任一周加重即使得该周成为部分控制(好转)周;满足第 6 项,即使其他项均未满足,也使得该年为部分控制(好转)年。

(二)随访观察

1.病情监测

越来越多的证据表明,患者的自我管理和吸入技术需要医务人员经常进行强化。而且,只有规律的随访到患者,才能决定治疗的增减。复诊时应讨论患者带来的问题,回顾任何与哮喘及初始治疗相关的问题。常规间期的复诊时,应检查患者吸入器的使用方法,用药计划的执行程度和环境的控制情况等。常规检查患者日记中所记录的症状(以及家庭 PEF 的记录)。对于频繁发作的轻中度哮喘患者,可建议仅在急性发作期监测他们的控制情况,而对严重哮喘或"脆性"哮喘的患者则应进行经常的监测。

现在有证据提示母乳喂养、婴儿减少接触室内变应原(尤其是室内螨虫)和减少母亲吸烟,能预防哮喘的发作。对于父母患过敏症的孩子,家族内的过敏体质与其哮喘发生尤为相关,而且是哮喘发生最为重要的独立因素。

　　GINA 指出,哮喘是一种容易反复的慢性疾病。因此,一旦患者出现缓解药物使用次数增加(尤其在日间),或哮喘症状加重等病情恶化的表现,或哮喘急性加重,则需要重新评估患者的哮喘控制水平,及时调整治疗方案,以重新达到并维持哮喘控制。评估哮喘患者控制情况应由专科医师进行,但患者也可以利用有效的评估工具,如:哮喘控制测试(ACT)进行自身评估。患者一般在初诊后 1～3 个月内必须复诊,之后每 3 个月随访一次,如果出现哮喘急性发作,则必须在随后的 2 周～1 个月内复诊。

　　要做好病情评估,需掌握以下方法:

　　(1)学会使用疾病控制评估表了解控制水平。

　　(2)学会应用常用的评估工具——哮喘控制测试(asthma control test,ACT)

　　涉及以下内容:

　　1)问题 1:在过去 4 周内,在工作、学习或家中,有多少时候哮喘妨碍您进行日常活动?

　　1 分:所有时间;2 分:大多数时间;3 分:有些时候;4 分:很少时候;5 分:没有。

　　2)问题 2:在过去 4 周内,您有多少次呼吸困难?

　　1 分:每天不止 1 次;2 分:每天 1 次;3 分:每周 3～6 次;4 分:每周 1～2 次;5 分:完全没有。

　　3)问题 3:在过去 4 周内,因为哮喘症状(喘息、咳嗽、呼吸困难、胸闷或疼痛),您有多少次在夜间醒来或早上比平时早醒?

　　1 分:每周 4 晚或更多;2 分:每周 2～3 晚;3 分:每周 1 次;4 分:1～2 次;5 分:没有。

　　4)问题 4:在过去 4 周内,您有多少次使用急救药物治疗(如沙丁胺醇)?

　　1 分:每天 3 次以上;2 分:每天 1～2 次;3 分:每周 2～3 次;4 分:每周 1 次或更少;5 分:没有。

　　5)问题 5:您如何评估过去 4 周内您的哮喘控制情况?

　　1 分:没有控制;2 分:控制很差;3 分:有所控制;4 分:控制很好;5 分:完全控制。

　　总分:25 分为完全控制;20～24 分为良好控制;小于 20 分为未控制。

　　(3)简易峰流速仪监测(PEF)

　　1)峰流速仪的正确使用:在峰流速仪上安装一次性的口器;站立并水平拿着峰流速仪。游标的活动不受限制,游标在标尺的基底部;患者深吸气,嘴唇包紧口器,并尽可能快地呼气;记录结果:从步骤 2 重复到步骤 3。选择 3 次读数的最高值,并与预计值比较。

　　2)PEF 昼夜波动率的计算公式:PEF 日变异率＝(日内最高 PEF-日内最低 PEF)/1～2 周内 PEF 均值。

　　PEF 为个人最佳值 80％～100％,日间变异率＜20％,此为安全区;PEF 为个人最佳值的 60％～80％,日间变异率为 20％～30％,此为"黄色区",警告患者可能有哮喘发作;PEF 为个人最佳值为 60％以下,患者在安静时咳喘明显,不能活动,不能平卧,此为"红色区",需立即加强治疗或就诊。

　　3)PEF 监测的意义:指导用药;监测病情变化;判断预后。

　　4)连续监测 PEF:具有以下情况的患者需要连续监测 PEF:哮喘发作初期,出现喘息症状;变换环境,包括出差;上呼吸道感染后或接触已知变应原后;每日用药者需要了解用药疗效以便调整用药;PEF 处于黄、红区者;需要确定个人最佳 PEFR 数值区间(2 周)。

除 PEF 外,有以下方法:①间接:血 EOS 绝对值、血 ECP、尿白三烯 E4 测定;②直接:诱导痰炎症细胞、呼出气 NO、BALF、支气管黏膜活检。目前认为:痰 EOS 计数是较可靠的反映气道炎症的方法。

2.预防的措施

(1)哮喘的初级预防

1)在出生前:在妊娠期母亲接受特异性免疫治疗,其子女对变应原的过敏减少。很有限的证据提示接触高剂量变应原会诱导母亲产生 IgG 抗体,随之减少后代发生变应性疾病的可能性。总之现在还没有可推荐的应用在出生前的初级预防措施。

2)出生后:早期避免接触变应原的措施主要集中于婴儿喂养,但目前还没有证据表明喂养过程中避免接触变应原会减少日后变应性疾病发生的机会。高危妇女在哺乳期采用避免变应原饮食,可能会明显降低其小孩发生特应性湿疹的风险,但需要更多的试验来验证。

3)婴儿避免变应原抑或早期接触变应原对防止变应性疾病的益处存在矛盾的结果。有可能通过以下方法建立适当的 Th1/Th2 平衡:暴露于高剂量的变应原,使用含有变应原的 IL-2 之类细胞因子;根据卫生假说,早期接触微生物可能有益。

总之,在出生后进行初级预防最有前途的策略是使用 Th1 免疫调节剂、DNA 疫苗、与 IL-12 等相关的抗原或口服相关肠道微生物进行免疫调节治疗。然而,所有这些只是假说,尚需更多的研究。

(2)次级预防:H1 抗组胺药干预可能会减少特应性皮炎患儿喘息的发作机会。有一项研究发现,变应原特异性免疫治疗可减少哮喘发作。预防性变应原治疗研究结果显示,免疫治疗减少有季节性鼻炎、结合膜炎的儿童发生哮喘。对职业性变应症的观察显示,早期终止接触有害变应原极有可能使临床症状完全缓解。

(3)三级预防

1)避免室内变应原:尘螨、动物皮毛、蟑螂、真菌等变应原。

2)避免室外变应原:在花粉和真菌数量最多时,通过关闭门窗,减少户外活动减少变应原的暴露。

3)避免室内空气污染:主要的污染物:呼吸微粒、氮氧化物、一氧化碳、二氧化碳、二氧化硫、甲醛和生物污染物如内毒素等。避免吸烟和其烟类,有排气管接到室外,保持加热系统的充分燃烧,充分的通风,避免家用喷雾剂、挥发性有机化合物。

4)避免室外空气污染:避免气温和湿度不良刺激,避免吸烟,避免接触灰尘和其他刺激物如喷发剂、油漆、烟雾,避免接触呼吸道感染患者。必要时可异地疗养。

5)避免职业性暴露:引起职业性哮喘的危险因素一旦明确,应设法避免。

6)避免接触某些食物:避免接触食物变应原能减少哮喘发作。亚硫酸盐常被认为与严重哮喘发作有关,敏感患者应避免。其他饮食成分如:酒石黄、苯甲酸盐等。

7)避免接触某些药物:阿司匹林和其他非类固醇抗炎药,β-受体阻断剂。

8)疫苗注射:每年注射流感疫苗可能有益减少哮喘发作。

3.并发症

(1)气胸。

(2)呼吸衰竭。

(3)黏液痰栓阻塞气道。

4.预后

哮喘的转归和预后因人而异,与正确的治疗方案关系密切,儿童哮喘通过积极治疗临床控制率达95%。轻症容易恢复,病情重、气道反应性增高明显,或伴有其他过敏性疾病不易控制。若长期发作,气道重塑明显者,可逆程度降低,疗效较差,易并发肺源性心脏病,预后不佳。

第二节　医院获得性肺炎

一、概述

医院获得性肺炎(hospital acquired pneumonia,HAP),简称医院内肺炎(nosocomical-pneumonia,NP),是指患者入院时不存在、也不处于感染潜伏期,而于入院48小时后在医院内发生的肺炎,包括在医院内获得感染而于出院后48小时内发病的肺炎。呼吸机相关肺炎(ventilator-associated pneumonia,VAP)是NP的一种最常见而严重的类型。VAP的定义是指建立人工气道(气管插管/切开)和接受机械通气48小时后发生的肺炎。近年来随着社会人口结构变化(如老年人、慢性非传染性疾病增加),医疗服务模式转变,老年护理院和慢性病护理院等增多,HAP有逐渐涵盖健康护理相关肺炎的趋势。据美国疾病控制中心(centersfor disease control and prevention,CDC)调查研究结果表明,院内感染性疾病的死亡原因中HAP居首位。

二、治疗

(一)康复措施

1.门诊治疗

患者临床症状轻,不影响生活与工作者,可采取门诊治疗。

2.住院治疗

伴有各种并发症者,可能危及患者生命安全,或不能正常生活与工作者需住院治疗。

(二)一般治疗

(1)支持疗法补充液体,纠正电解质失衡。

(2)如有心功能不全症状,应积极纠正,控制输液速度,限制液体入量。

(3)合并感染中毒休克时应抗休克治疗。

(4)并发化脓性胸膜炎或脓胸时,穿刺排脓。

(5)对伴有经常性精神紧张、失眠等焦虑症状的患者,可适当使用抗焦虑类药物如地西泮5~10mg,2~3次/天;艾司唑仑1mg,1~2次/天。

（三）外科治疗

无并发症者无须采用外科治疗。

（四）活动

发病时卧床休息,日常加强体育锻炼,按有氧健身计划适当活动,增强体质。

（五）饮食

清淡饮食,可进食富有营养及维生素的流质或半流质食物,忌辛辣食品。

三、药物治疗

（一）药物治疗原则

包括抗感染治疗、呼吸治疗如吸氧和机械通气、免疫治疗、支持治疗及痰液引流等,尤其以抗感染治疗最为重要。在此详细讲述抗感染治疗。

1.经验性治疗

HAP 经验性抗生素选择及使用时机非常重要,早期重拳出击是降低 HAP 病死率的重要措施。如经验性抗生素选择不当,即使事后选择敏感抗生素也不能改变 HAP 预后。经验性抗生素的选择应遵循以下原则:应根据肺炎的严重程度、发病时机及危险因素选择适当抗生素以覆盖致病菌;经验抗生素的选择应以本地致病菌的耐药性情况为依据。

2.抗病原微生物治疗

病原学诊断的重要价值在于证实诊断和为其后更改治疗特别是改用窄谱抗感染治疗提供可靠依据。一旦取得细菌学资料(血、痰培养),就要对初始使用的抗生素进行调整。这既包括初始治疗未覆盖的致病菌(主要是耐药菌),又包括初始治疗有效,需要降阶梯换用窄谱抗生素。

（二）药物选择

早发、轻中症 HAP:病原体以肺炎链球菌、肠杆菌科细菌、流感嗜血杆菌、甲氧西林敏感金黄色葡萄球菌(methicillin sensitive staphy10coccus aureus,MSSA)等常见。常选用药物包括:第二、三代头孢菌素(不必包括具有抗假单胞菌活性者)(如头孢曲松);β-内酰胺类/β-内酰胺酶抑制剂(如阿莫西林/克拉维酸钾);青霉素过敏者选用氟喹诺酮类或克林霉素联合大环内酯类(如莫西沙星＋阿奇霉素)。国外指南推荐使用下列药物治疗:头孢曲松;或左氧氟沙星、莫西沙星、环丙沙星;或氨苄西林/舒巴坦;或厄他培南。

晚发、重症 HAP:病原体以铜绿假单胞菌、不动杆菌、肠杆菌属细菌、厌氧菌、MRSA 常见。常选用以下药物:

重症或多药耐药(multiple drug resistance,MDR)应当联合。喹诺酮类或氨基糖苷类联合下列药物之一。

抗假单胞菌 β-内酰胺类(如头孢他啶、哌拉西林、替卡西林、美洛西林及比阿培南等)。

广谱 β-内酰胺类/β-内酰胺酶抑制剂(替卡西林/克拉维酸、头孢哌酮/舒巴坦钠、哌拉西林/(他佐巴坦)。

碳青霉烯类(如亚胺培南/西司他丁或美罗培南或比阿培南)。

MRSA 所致重症肺炎采用利奈唑胺或(去甲)万古霉素或替考拉宁。

军团菌重症肺炎采用氟喹诺酮类或大环内酯类(如莫西沙星)。

预计真菌感染可能性大时应选用有效抗真菌药物(如氟康唑、伏立康唑、伊曲康唑等)。

抗病原微生物治疗药物选用原则：

(1)金黄色葡萄球菌

1)MSSA。首选：苯唑西林或氯唑西林；次选：头孢唑啉或头孢呋辛、克林霉素。

2)MRSA。首选：(去甲)万古霉素或利奈唑胺或替考拉宁。

(2)肠杆菌科(大肠杆菌、克雷白杆菌、变形杆菌、肠杆菌属等)。首选：第二、三代头孢菌素联合氨基糖苷类(参考药敏试验可以单用)；次选：氟喹诺酮类、氨曲南、亚胺培南、β-内酰胺类/β-内酰胺酶抑制剂。

如果超广谱 β-内酰胺酶(extended-spectrum beta-lactamase,ESBL)阳性的重症患者,最有效药为碳青霉烯。

(3)铜绿假单胞菌：据药敏用药,建议联合用药。

首选：①抗假单胞菌 β-内酰胺类/β-内酰胺酶抑制剂(如哌拉西林/他佐巴坦、替卡西林/克拉维酸、头孢他啶、头孢哌酮/舒巴坦钠、头孢吡肟等)联合；②抗假单胞菌氟喹诺酮类(左氧氟及环丙沙星)；③抗假单胞菌氨基糖苷类。

次选：氨基糖苷类联合氨曲南、亚胺培南、美罗培南、比阿培南。

(4)鲍曼不动杆菌：亚胺培南或氟喹诺酮类联合阿米卡星或头孢他啶、头孢哌酮/舒巴坦钠、头孢吡肟。

(5)真菌感染：首选：氟康唑、两性霉素 B；次选：伊曲康唑、伏立康唑。

(三)医院获得性肺炎复发的预防与治疗

抗感染疗程：应个体化。其长短取决于感染的病原体、严重程度、基础疾病及临床治疗反应等。以下是一般的建议疗程。流感嗜血杆菌 10～14 天,肠杆菌科细菌、不动杆菌 14～21 天,铜绿假单胞菌 21～28 天,金黄色葡萄球菌 21～28 天,其中 MRSA 可适当延长疗程。卡氏肺孢子虫 14～21 天,军团菌、支原体及衣原体 14～21 天。根据近年临床研究结果,除非铜绿假单胞菌等多耐药菌存在,多数情况下有效的抗感染治疗疗程可从传统的 14～21 天缩短至 7～8 天,部分患者可用至 14 天。出现脓肿、伴有免疫功能损害者应适当延长疗程。

有关初始治疗、优化治疗和多重耐药病原菌的抗生素应用要点与建议：

(1)特殊抗生素选择应根据当地微生物学资料、费用、有效性和处方限制等因素考虑(Ⅱ)。

(2)HAP 治疗应考虑耐药病原菌可能性,而不必考虑住院发生肺炎的时间(Ⅱ)。

(3)不恰当治疗(病原菌对所用药物不敏感)是增加病死率和延长住院时间的主要危险因素,也是造成耐药的最常见相关因素(Ⅱ)。

(4)对于最近接受过抗生素治疗的患者,应选择不同类的药物进行经验性治疗。

(5)初始经验性治疗不能延误。参考指南选择治疗可以使抗生素治疗更恰当,但应结合本的情况(Ⅱ)。

(6)经验性治疗需要使用合理剂量,以保证最大疗效(Ⅰ)。应该静脉给药,疗效良好和胃肠功能可耐受者可改为口服治疗(Ⅱ)。

(7)可能为多重耐药菌感染者应采用联合治疗(Ⅱ)。

(8)只要证实病原体不是铜绿假单胞菌,而且具有良好治疗反应,则恰当的初始经验性治疗应努力将疗程从传统的 14~21 天缩短至 7 天(Ⅰ)。

(9)铜绿假单胞菌感染推荐联合用药,因为单药治疗易发生耐药。虽然联合用药不一定能防止耐药,但可以避免治疗不当和无效(Ⅱ)。

(10)对不动杆菌最具抗菌活性的是碳青霉烯类、舒巴坦、黏菌素和多黏菌素。没有资料证实联合治疗能改善结果(Ⅱ)。

(11)如果分离到产 ESBL 肠杆菌科细菌,则应避免使用第 3 代头孢菌素,最有效的药物是碳青霉烯类(Ⅱ)。

(12)对于多重耐药革兰氏阴性杆菌肺炎,特别是全身用药无效者,应考虑采用吸入氨基糖苷类或多黏菌素作为辅助治疗。

(13)据两篇随机对照研究,利奈唑胺是除万古霉素外治疗 MRSA-VAP 的一种新选择(Ⅱ)。对于肾功能不全或正在接受其他肾毒性药物者,可以优先选择利奈唑胺,但需要更多的研究(Ⅲ)。

(14)抗生素限制政策可以减少特殊耐药菌的流行。抗生素处方的多样化,包括循环用药,可以减少整体耐药率。但是远期效果尚不清楚(Ⅱ)。

(四)医院获得性肺炎并发症治疗

目前,本病的严重并发症已较少见。相对多见的并发症有:

1.感染性休克

严重肺炎并发毒血症或败血症者,可引起感染性休克,表现为血压下降、四肢厥冷、出冷汗、口唇、指端发绀,高热,也有体温不升、呼吸急促和少尿者。更严重者可出现精神、神志改变。其治疗如下:

(1)补充血容量:静脉滴注 0.9% 氯化钠注射液和低分子右旋糖酐,维持收缩压在 90~100mmHg,中心静脉压不超过 10mmH$_2$O,尿量大于 30ml/h。

(2)血管活性物质的应用:扩容的同时,应用血管活性药。输液中加入适量血管活性物质,如多巴胺、异丙肾上腺素、间羟胺,使收缩压维持在 90~100mmHg。

(3)控制感染:应选择 2~3 种广谱抗生素联合使用。

(4)糖皮质激素的应用:经上述治疗仍不能控制时,可静脉滴注氢化可的松 100~200mg 或地塞米松 5~10mg/d。

(5)纠正水电解质和酸碱紊乱:纠正水电解质和酸碱紊乱以及通过氧疗维持动脉血氧分压在 60mmHg 以上。

2.脓胸

肺炎可伴有少量纤维素性渗出,随着肺炎的吸收而吸收。但如经抗菌治疗后仍持续发热,或一度好转后又发热及出现其他症状加重,则应考虑并发化脓性胸膜炎的可能,此时应结合胸部 X 线检查和 B 超检查,行胸腔穿刺等诊治措施。发现后应积极排脓并局部加用青霉素,必要时需行胸腔闭式引流术。

肺脓肿患者有发热、咳大量脓臭痰,医护人员要态度和蔼,关心患者。满足患者的要求。患者畏寒,需给予保暖,待发热出汗后,应及时更换污湿床单和衣服。护士应经常巡视患者,询问病情。

早期应用有效抗生素,疗程一般为8～12周,用药前向患者和家属解释使用抗生素治疗的目的,同时应讲清药物可能出现的不良反应,及过早停药、治疗不彻底易形成慢性肺脓肿而反复发作等注意事项。肺脓肿患者肺部脓性分泌物的引流是治疗中重要的措施之一,护士积极指导、协助患者做好体位引流,拍击背部,促使痰液咳出。每天观察引流量和引流效果。保持病室空气新鲜,随时更换痰杯,减少室内异味。告知患者注意口腔卫生,起床、饭后、睡前用漱口液漱口,可消除口臭,防止细菌感染。

肺脓肿是消耗性疾病,患者抵抗力低、体质弱,指导其进食高蛋白、高维生素、高热量、易消化食物。经常与营养师联系,更换食谱,鼓励患者多进食,多饮水。

(五)医院获得性肺炎及其并发症治疗处方举例

1.早发、轻中症 HAP 具体方案举例

方案 1　注射用头孢曲松钠粉针 2g ⎫
　　　　 ＋0.9％氯化钠注射液 100ml ⎬ 静脉滴注,1 次/日

适用范围:用于敏感致病菌所致的下呼吸道感染、尿路、胆道感染,以及腹腔感染、盆腔感染、皮肤软组织感染、骨和关节感染、败血症、脑膜炎等及手术期感染预防。本品单剂可治疗单纯性淋病。在此用于早发、轻中症 HAP。

注意事项:对一种头孢菌素过敏者对其他头孢菌素也可能过敏。对青霉素类、青霉素衍生物或青霉胺过敏者也可能对头孢菌素或头霉素过敏。

疗程:应个体化。一般的建议疗程:流感嗜血杆菌 10～14 天,肠杆菌科细菌、不动杆菌 14～21 天,铜绿假单胞菌 21～28 天,金黄色葡萄球菌 21～28 天,其中 MRSA 可适当延长疗程。卡氏肺孢子虫 14～21 天,军团菌、支原体及衣原体 14～21 天。除非铜绿假单胞菌等多耐药菌,多数情况下有效的抗感染治疗疗程可从传统的 14～21 天缩短至 7～8 天,部分患者可用至 14 天。出现脓肿、伴有免疫功能损害者应适当延长疗程。

评价:可 24 小时用药一次,应用方便,疗效确切。

方案 2　注射用哌拉西林钠/舒巴坦钠粉针(4∶1)2.5～5g ⎫
　　　　 0.9％氯化钠注射液 100ml ⎬ 静脉滴注,2 次/日

适用范围:适用于由对哌拉西林耐药而对本品敏感的产 β-内酰胺酶致病菌引起的中重度感染,在用于治疗由对哌拉西林单药敏感菌与对哌拉西林单药耐药,对本品敏感的产 β-内酰胺酶菌引起的混合感染时,不需要加其他抗生素。在此用于早发、轻中症 HAP。

注意事项:用药前需做青霉素皮肤试验。哌拉西林可能引起出血,有出血倾向的患者应检查凝血时间、血小板聚集时间和凝血酶原时间。哌拉西林钠与肝素、香豆素、茚满二酮等抗凝血药合用时出血危险增加。

疗程:应个体化。

评价:为一种常用高效治疗方案,且经费较低。

方案3　左氧氟沙星氯化钠注射液500mg,静脉滴注,1次/日。

适用范围:在此用于早发、轻中症HAP。

注意事项:本品静滴时间为每100ml不得少于60分钟。不宜与其他药物包括多价金属离子如镁、钙等溶液同瓶混合滴注;避免过度暴露于阳光,如发生光敏反应或其他过敏症状需停药;肝功能减退时,可减少药物清除;原有中枢神经系统疾患者,如癫痫及癫痫病史者应避免应用。

疗程:应个体化。

评价:可每日一次应用,使用方便,疗效较好。

2.晚发、重症HAP具体方案举例

方案1　盐酸莫西沙星氯化钠注射液0.4g,静脉滴注,1次/日

＋

注射用头孢他啶粉针2g
0.9％氯化钠注射液100ml ｝静脉滴注,2次/日

适用范围:晚发、重症HAP。

注意事项:莫西沙星禁用于儿童、少年、怀孕和哺乳期的妇女。头孢他啶有交叉过敏反应。

疗程:应个体化。

评价:强力高效。

方案2　注射用头孢哌酮钠舒巴坦钠粉针2g
0.9％氯化钠注射液100ml ｝静脉滴注,2次/日

＋

注射用硫酸依替米星粉针0.1g
0.9％氯化钠注射液100ml ｝静脉滴注,2次/日

适用范围:晚发、重症HAP。

注意事项:头孢哌酮/舒巴坦应用对青霉素类过敏者慎用,应注意监测肾功能变化。硫酸依替米星:肾功能受损的患者不宜使用,本品属氨基糖苷类抗生素,可能发生神经肌肉阻滞现象。

疗程:应个体化。

评价:强力高效。

方案3　注射用乳酸环丙沙星粉针200mg
5％葡萄糖液250ml ｝静脉滴注,2次/日

＋

注射用哌拉西林钠/舒巴坦钠粉针(4:1)2.5～5g
0.9％氯化钠注射液100ml ｝静脉滴注,2次/日

适用范围:晚发、重症HAP。

注意事项:环丙沙星大量应用或尿pH＞7时可发生结晶尿;肾功能减退者,需调整给药剂量;可发生光敏反应;肝功减退时,药物清除减少,血药浓度增高,需调整剂量;中枢神经系统疾

患者,如癫痫及癫痫病史者应避免应用。哌拉西林钠舒巴坦钠需做青霉素皮肤试验;肾功能不全者慎用;哌拉西林可能引起出血;与肝素、香豆素、茚满二酮等抗凝血药合用时出血危险增加;与溶栓剂合用时可发生严重出血,不宜同时使用。

疗程:应个体化。

评价:高效。

方案 4　注射用亚胺培南/西司他丁钠粉针 1g ⎱ 静脉滴注,2 次/日
　　　　0.9%氯化钠注射液 100ml ⎰

＋

注射用阿奇霉素粉针 0.5g ⎱ 静脉滴注,1/日
5%葡萄糖液 500ml ⎰

亚胺培南/西司他丁以亚胺培南计量。

适用范围:晚发、重症 HAP。

注意事项:亚胺培南/西司他丁于过敏体质者慎用;不可与含乳酸钠的输液或其他碱性药液相配伍;用前溶解。阿奇霉素应用不超过 5 天。

疗程:应个体化。

评价:强力高效。

方案 5　盐酸莫西沙星氯化钠注射液 0.4g,静脉滴注,1 次/日

＋

注射用盐酸万古霉素粉针 0.5g(有 MRSA 可能者) ⎱ 静脉滴注 3 次/日
0.9%氯化钠注射液 250ml ⎰

适用范围:晚发、重症 HAP。

注意事项:万古霉素不可肌内注射,也不宜静脉推注;静脉滴注速度不宜过快,每次剂量(0.4～0.8g)应至少用 200ml 5%葡萄糖注射液或氯化钠注射液溶解后缓慢滴注,滴注时间宜在 1 小时以上;肾功能不全患者慎用。莫西沙星禁用儿童、少年、怀孕和哺乳期的妇女。

疗程:应个体化。

评价:强力高效。

3.HAP 并发症具体方案举例

HAP 合并肺脓胸药物治疗方案举例:

方案 1　0.9%氯化钠注射液 100ml＋青霉素 C 240 万～480 万 U/次,静脉滴注,每 6 小时一次。适合轻症患者。

方案 2　0.9%氯化钠注射液 100ml＋头孢唑啉 2g,静脉滴注,2 次/日。适合轻、中症患者。

方案 3　0.9%氯化钠注射液 100ml＋左氧氟沙星 0.2g,静脉滴注,每 12 小时 1 次。适合对青霉素过敏的轻症患者。

方案 4　莫西沙星注射液 0.4g,静滴,1 次/日。适合重症患者。

方案 5　0.9%氯化钠注射液 250ml＋去甲万古霉素 0.5g,静滴,1 次/8 小时。适合 MRSA

感染者。

方案 6　0.9%氯化钠注射液 100ml＋亚胺培南/西司他丁 0.5g,静滴,1 次/8 小时。适合重症患者。

四、疗效评价及随访

(一)治愈标准

出院标准:经有效治疗后,患者病情明显好转,同时满足以下 6 项标准时,可以出院(原有基础疾病可影响到以下标准判断者除外):体温正常超过 24 小时;平静时心率≤100 次/分钟;平静呼吸≤24 次/分钟;收缩压≥90mmHg;不吸氧情况下,动脉血氧饱和度正常;可以接受口服药物治疗,无精神障碍等情况。

治愈标准:治愈后即可停止抗感染治疗,抗感染治疗一般可于热退和主要呼吸道症状明显改善后 3～5 天停药,但疗程视不同病原体、病情严重程度而异,不宜将肺部阴影完全吸收作为停用抗菌药物的指征。对于普通细菌性感染,如肺炎链球菌,用药至患者热退后 72 小时即可;对于金黄色葡萄球菌、铜绿假单胞菌、克雷伯菌属或厌氧菌等容易导致肺组织坏死的致病菌所致的感染,建议抗菌药物疗程≥2 周。对于非典型病原体,疗程应略长,如肺炎支原体、肺炎衣原体感染的建议疗程为 10～14 天,军团菌属感染的疗程建议为 10～21 天。

(二)好转标准

初始治疗后 48～72 小时应对病情和诊断进行评价。有效治疗反应首先表现为体温下降,呼吸道症状亦可以有改善,白细胞恢复和 X 线胸片病灶吸收一般出现较迟。凡症状明显改善,不一定考虑痰病原学检查结果如何,仍可维持原有治疗。症状显著改善后,胃肠外给药者可改用同类或抗菌谱相近或对致病原敏感的制剂口服给药,采用序贯治疗。HAP 抗菌治疗无效常见原因:

(1)诊断不可靠,非感染性原因、病原学诊断不明或评估错误。

(2)病原体清除困难,耐药、呼吸道药物浓度不足(药物或解剖因素)、感染的肺外扩散、呼吸机有关污染源持续存在、宿主免疫防御机制损害。

(3)二重感染或肺外扩散。

(4)因药物不良反应,用药受限。

(5)系统性炎症反应被激发,肺损伤甚至多器官功能衰竭。

(三)随访观察

1.病情监测

跟踪随访患者治疗情况,包括治疗地点(门诊或住院治疗)、抗生素治疗情况(抗生素种类、剂量、静脉输液时间、转换口服药时间),病程(治疗时间或住院时间),转归(存活或死亡),诊治费用。随访至治疗结束,记录患者的病死率。

2.预防的措施

(1)生活调理:提倡乐观生活态度和保持健康生活方式;体育锻炼、缓解精神压抑和紧张;戒烟、戒酒、高蛋白、高热量饮食。

(2)防止交叉感染的措施:医护人员应严格无菌操作,做好病区内消毒隔离,在医院内接触每一名患者后要洗手。对于有 HAP 感染病灶者尤其是感染医院内耐药菌株者应隔离,阻断传染源和传播途径,相关医护人员同时行鼻咽拭子培养,若培养出同一型细菌,则医护人员亦属于医院内葡萄球菌感染有关的带菌者,必要时应更换工作岗位。

(3)建议指导:

1)高热护理:发热是 HAP 中金黄色葡萄球菌败血症肺炎临床表现之一,体温的变化往往反映治疗是否有效,也为抗生素的选择提供依据。体温 38.5℃ 以上时给予物理降温,如冷敷、温水擦浴或多饮水等,大量出汗应及时擦干和更换衣裤、床单被套,做好皮肤护理。持续高热物理降温效果不明显时,按医嘱加用药物降温,同时补充水分或静脉输液,以防脱水,降温处理后 25~30 分钟复测体温,体温降至正常后仍监测 3 天。

2)肺部症状观察:HAP 中金黄色葡萄球菌败血症肺炎常伴有咳嗽、咳痰,此类患者护理上必须保持呼吸道的通畅,及时清除分泌物。对于一般情况较好者采取指导有效的咳嗽方法,并定时协助患者进行翻身、拍背,促进痰液的引流,并观察痰的量、色、质及气味变化。痰液黏稠者给予盐酸氨溴索注射液加 0.9%氯化钠注射液雾化吸入,咳嗽无力给予吸痰,吸痰时最好刺激患者咳嗽,把深部的分泌物咳出,检查吸引压力不超过 13.33~26.67kPa。并避免负压过大损伤气道黏膜,吸痰时间不宜超过 15 秒,总数不超过 3 次。对于肺功能损害严重并发气胸或脓气胸者,立即行胸腔闭式引流,给予半坐卧位,保持引流管通畅,观察排气及引流液情况。并发呼吸衰竭予气管插管接呼吸机辅助通气,可予双相气道正压通气治疗。使用机械通气中应加强呼吸道的湿化,气管插管患者一般用 0.9%氯化钠注射液作为湿化液,滴速控制在 5 滴/分钟左右,24 小时不少于 200ml,具体可根据痰液的黏稠度来调节。治疗患者湿化器需每天更换蒸馏水,水温近于体温,减少干燥、冷气流的刺激。

3)保护重要脏器:HAP 易并发重要器官功能障碍,针对潜在的危险因素进行系统的观察,详细记录病情,及时进行针对性护理。出现右心衰竭,嘱患者卧床休息,观察心率、呼吸等变化,随时调整输液的量及速度。护理上保持病室空气流通,做好消毒隔离,防止交叉感染,严格记录出入量,及时检查肝肾功能,发现异常及时报告医师。

4)正确留取标本:协助医师及早明确病因,合理调整敏感抗生素并观察疗效。护理人员应正确指导患者留取合格的痰标本,晨起用凉开水漱口,然后用力咳嗽,将来自深部的痰液直接咳入无菌容器中,加盖后立即送检,一般不超 2 小时。痰液黏稠者经过雾化吸入,咳嗽无力者经过吸痰后都能正确留取痰标本。准确进行采血,提高血培养的阳性率。采血培养最好是在使用抗生素之前短期内采血 2 次或 3 次做血培养,已经使用抗生素的患者在病情允许下,采血前停用抗生素 48~72 小时,以高热寒战期最佳,每次采血量至少为培养基的 1/10(5~10ml),严格无菌操作。

5)保护静脉:HAP 患者治疗周期长,须长期静脉注射抗生素。为了更好地保护血管,保证疗程顺利进行,选择静脉应从远心端开始,如 6 小时静脉注射 1 次或静脉细难以注射,则给予静脉置管以保证输液通畅。置管时严格无菌操作,24 小时内导管入口部位清洁消毒更换透明敷料,没有污染情况下每周更换 2 次。经常检查导管的局部及导管走行处有无压痛,有无局部红肿。若发生静脉炎,应立即停止输液并拔管,局部第 1 天给予 25%硫酸镁湿敷,以后给予热敷。

6)饮食:此类患者一般营养状况差,加上高热、咳脓痰,处于高消耗、高代谢状态,由于应用抗生素等药物可使食欲减退,胃肠功能紊乱,影响食物的消化吸收。为了提高患者机体的免疫力,给予高蛋白、高热量、高维生素、易消化饮食,鼓励其多进食;厌食或进食不足者,静脉输入人体所需的营养物质,如复方氨基酸、脂肪乳剂等。发热时应补充水分和电解质,但心力衰竭患者适当加以限制。

3.预后(包括预防)

(1)平卧位引起误吸的可能性大,患者应采取半卧位(头部抬高 30°～45°),以有效减少误吸和 HAP 的发病。尽量避免使用可能抑制呼吸中枢的镇静药、止咳药。对昏迷患者要定时吸引口腔分泌物。

(2)口咽部细菌定植是 ICU 内发生 HAP 的重要危险因素,因此口腔局部消毒(氯己定)可降低某些患者 HAP 的发生。选择性胃肠道清洁也可减少 HAP 的发生,但如果耐药菌的比例比较高,SDD 的作用有限,在这种情况下,抗生素的选择压力增高,因此不推荐常规预防使用抗生素。静脉抗生素的使用可增加耐药菌定植及感染的机会,但有研究发现,在紧急气管插管 24 小时内头孢呋辛可减少早期的 HAP 的发生。因此,某些患者短期使用抗生素可能有利,但长期使用抗生素耐药菌感染的危险增加。

(3)对呼吸治疗器械要严格消毒、灭菌。直接或间接接触下呼吸道黏膜的物品须经灭菌或高水平消毒。高水平消毒可采用 76℃,30 分钟加热,或选用适合的化学消毒剂如 2% 戊二醛溶液浸泡 20 分钟。化学消毒后的物品应避免再次污染。

(4)尽量使用无创通气。只要无禁忌证,优先采用经口(而非经鼻)气管插管。使用气囊上方带侧孔可供吸引的气管插管有利于积存于声门下气囊上方分泌物的引流,可减少 VAP 发生。对同一患者使用的呼吸机,其呼吸回路管道,包括接管、呼气活瓣以及湿化器,不要过于频繁(<48 小时)更换,除非有肉眼可见的分泌物污染;不同患者之间使用时,则要经过高水平消毒。湿化器水要用无菌水。连接呼吸机管道上的冷凝水收集瓶要及时倾倒,操作时要避免冷凝水流向患者侧。

(5)手部清洁是预防 HAP 简便而有效措施。严格执行洗手规则,可减少 ICU 内 HAP 至少 20%～30%。不论是否戴手套,接触黏膜、呼吸道分泌物及其污染的物品之后,或接触气管插管或气管切开患者前后,或接触患者正在使用的呼吸治疗设施前后,或接触同一患者不同的污染部位后,均应洗手。

(6)肺炎链球菌肺炎疫苗对易感人群如老年、慢性心肺疾病、糖尿病等患者有一定预防作用。

妥善治疗后,预后良好。

第三节　社区获得性肺炎

一、概述

肺炎指肺实质的炎症。由于肺实质和间质在解剖和功能上区分不如其他器官清楚,故肺炎也常包括肺间质炎症。肺炎病因以感染最常见,其他有理化因子、免疫损伤等。其中细菌性肺炎(bacterial pneumonia)占成人各类病原体肺炎的80%。

肺炎分类方法有很多,按病原学诊断是一理想的分类方法,但迄今病原学诊断仍有很多技术及其实施上的困难,而在不同环境或场所以及不同宿主所发生的肺炎其病原学分布和临床表现等方面各有特点,临床处理及预后亦多差异。因此,近年关于肺炎分类倾向于按发病场所和宿主状态进行划分。主要分为社区获得性肺炎(community acquired pneumonia,CAP)、医院获得性肺炎(hospital acquired pneumonia,HAP)、护理院获得性肺炎(nursing homeacquired pneumonia,NHAP)、免疫低下宿主肺炎(immunocompromisedhost pneumonia,ICHP)。

社区获得性肺炎亦称院外肺炎,是指在社区环境中机体受微生物感染而发生的肺炎,包括在社区感染,尚在潜伏期,因其他原因住院后而发病的肺炎,并排除在医院内感染而于出院后发病的肺炎。

二、治疗

(一)康复措施

1.门诊治疗

患者临床症状轻,不影响生活与工作者,可采取门诊治疗。疾病严重程度评分(如CURB-65标准:意识模糊、呼吸频率、低血压、≥65岁)或预后模型(如PSI)可用于CAP患者进行门诊治疗。

2.住院治疗

据我国社区获得性肺炎(CAP)诊治指南住院治疗标准,满足下列标准之一,尤其是两种或两种以上条件并存时,建议住院治疗:

(1)年龄≥65岁。

(2)存在以下基础疾病或相关因素:慢性阻塞性肺疾病,糖尿病,慢性心、肾功能不全,恶性实体肿瘤或血液病,获得性免疫缺陷综合征(AIDS);吸入性肺炎或存在容易发生吸入的因素,近1年内曾因CAP住院,精神状态异常,脾切除术后,器官移植术后,慢性酗酒或营养不良,长期应用免疫抑制剂。

(3)存在以下异常体征之一:呼吸频率≥30次/分钟,脉搏≥120次/分钟动脉收缩压<90mmHg,体温≥40℃或<35℃,意识障碍。存在肺外感染病灶如败血症、脑膜炎。

(4)存在以下实验室和影像学异常之一:白细胞计数>20×10^9/L或<4×10^9/L,或中性粒细胞计数<1×10^9/L;呼吸空气时 PaO_2<60mmHg,PaO_2/FiO_2<300,或 $PaCO_2$>50mmHg;血肌酐(serum creatinine,SCr)>10^6μmol/L 或 BUN>7.1mmol/L;血红蛋白<90g/L或血细胞比容(HCT)<30%;血浆白蛋白<25g/L;有败血症或弥漫性血管内凝血(diffuse intravascular coag-ulation,DIC)的证据,如血培养阳性、代谢性酸中毒、凝血酶原时间(prothrombin time,PT)和部分凝血活酶时间(paItial thromboplastin time,APTT)延长、血小板减少;X线胸片显示病变累及1个肺叶以上、出现空洞、病灶迅速扩散或出现胸腔积液(证据等级Ⅲ)。

3.ICU 收入标准

符合重症 CAP 标准的 1 条主要标准或 3 条次要标准(证据等Ⅱ)。

(二)一般治疗

(1)提倡乐观生活态度。

(2)保持健康生活方式。

(3)避免精神紧张、失眠等。

(4)戒烟,戒酒。对 CAP 住院的吸烟者,戒烟应作为一个目标(证据等级Ⅲ)。

(5)避免长期服用抗菌药物;如果患有其他疾病需要长期服用上述药物者,需要在专科医师指导下交替用药,避免自身菌群失调而导致其他并发症。

(6)对伴有经常性精神紧张、失眠等焦虑症状的患者,可适当使用抗焦虑类药物如地西泮 5～10mg,2～3 次/日,或艾司唑仑 1mg,1～2 次/日。

(三)外科治疗

多无须外科治疗。

(四)活动

发病时卧床休息,日常加强体育锻炼,增强体质。

(五)饮食

清淡饮食,可进食富有营养及维生素的流质或半流质食物,忌辛辣食品。

三、药物治疗

(一)药物治疗原则

社区获得性肺炎经验性抗菌治疗的基本原则:明确诊断和确定抗菌治疗指征,抗菌药物仅适用于细菌性和非典型病原体性肺炎;根据病情严重度评估进行分级治疗;尽早开始最初经验性抗菌治疗;重视和提高住院 CAP 患者的病原学诊断水平,以改善后续治疗;参考指南并结合当地病原菌耐药性资源优化治疗策略,以求最佳疗效和最少耐药;运用抗菌药物的药动学/药效学原理指导临床用药;参考药物经济学评价选择药物。其中,按病情分级规范抗菌治疗方案是各国 CAP 诊治指南的核心。

(二)药物选择

抗菌治疗是决定细菌性肺炎预后的关键。应据患者基础状态(年龄、合并疾病、免疫功能等)、感染获得类型、临床病情严重程度、所在地区或医院肺炎病原体及其耐药性流行病学资料,在完成主要检查和留取常规病原学检测标本后,及早开始经验性抗感染治疗。如延迟治疗将显著影响预后。抗感染治疗 2～3 天后,病情仍无改善或恶化,应调换抗感染药物。有病原检查结果时,应据药敏选择敏感药物。若无病原学资料可依,则应重新审视可能病原体,进行新一轮经验性治疗。轻、中度肺炎总疗程可于症状控制如体温转为正常后 3～7 天结束;病情较重者为 1～2 周;金黄色葡萄球菌肺炎、免疫抑制患者肺炎,疗程宜适当延长;吸入性肺炎或肺脓肿,总疗程须数周至数月。

下述治疗建议根据我国社区获得性肺炎诊治指南提出,仅是原则性的,须结合具体情况进行选择。

1.青壮年、无基础疾病患者

常见病原体:肺炎链球菌、肺炎支原体、肺炎衣原体、流感嗜血杆菌等。

选择药物如下:

(1)青霉素类(青霉素、阿莫西林等)。

(2)第一代或第二代头孢菌素(如头孢唑林钠、头孢呋辛等)。

(3)呼吸喹诺酮类(如左旋氧氟沙星、莫西沙星等)。

(4)大环内酯类(如阿奇霉素)(Ⅰ级)。

2.老年人或有基础疾病患者

常见病原体:肺炎链球菌、流感嗜血杆菌、需氧革兰氏阴性杆菌、金黄色葡萄球菌、卡他莫拉菌等。

常选择药物如下:

(1)第二代头孢菌素(头孢呋辛、头孢丙烯、头孢克洛等)单用或联合大环内酯类(如阿奇霉素)(Ⅰ级证据)。

(2)β-内酰胺类/β-内酰胺酶抑制剂(如阿莫西林/克拉维酸、氨苄西林/舒巴坦)单用或联合大环内酯类(如阿奇霉素)(Ⅰ级证据)。

(3)呼吸喹诺酮类(如莫西沙星)(Ⅰ级证据)。

3.需要住院但不必收住ICU患者常见病原体

肺炎链球菌、流感嗜血杆菌、复合菌(包括厌氧菌)、需氧革兰氏阴性杆菌、金黄色葡萄球菌、肺炎衣原体、呼吸道病毒等。

药物选择如下:

(1)静脉注射第二代头孢菌素(如头孢呋辛)单用或联合静脉注射大环内酯类(如阿奇霉素)(Ⅰ级证据)。

(2)静脉注射呼吸喹诺酮类(如左氧氟沙星)(Ⅰ级证据)。

(3)静脉注射β-内酰胺类/β-内酰胺酶抑制剂(如阿莫西林/克拉维酸、氨苄西林/舒巴坦)单用或联合静脉注射大环内酯类(如阿奇霉素)(Ⅰ级证据)。

(4)头孢噻肟或头孢曲松单用,或联合静脉注射大环内酯类(阿奇霉素)(Ⅰ级证据)。

4.重症需入住ICU患者

(1)无铜绿假单胞菌感染危险因素:常见病原体:肺炎链球菌、需氧革兰氏阴性杆菌、嗜肺军团菌、肺炎支原体、流感嗜血杆菌、金黄色葡萄球菌等。

常选用药物包括:

1)头孢噻肟或头孢曲松联合静脉注射大环内酯类(如阿奇霉素)(Ⅱ级证据)或氟喹诺酮类(如左氧氟沙星)(Ⅰ级证据)。

2)静脉注射呼吸喹诺酮类(如莫西沙星)联合氨基糖苷类(依替米星)(Ⅰ级证据)。

3)静脉注射β-内酰胺类/β-内酰胺酶抑制剂(如阿莫西林/克拉维酸、氨苄西林/舒巴坦)联合静脉注射大环内酯类(如阿奇霉素)(Ⅱ级证据)。

4)厄他培南联合静脉注射大环内酯类(如阿奇霉素)。

（2）有铜绿假单胞菌感染危险因素：常见病原体：A 组常见病原体＋铜绿假单胞菌。

常选用药物包括：

1）具有抗假单胞菌活性的 β-内酰胺类抗生素（如头孢他啶、头孢吡肟、哌拉西林/他唑巴坦、头孢哌酮/舒巴坦、亚胺培南、美罗培南等）联合静脉注射大环内酯类（如阿奇霉素），必要时还可同时联用氨基糖苷类（如硫酸依替米星）（三联合为Ⅲ级）。

2）具有抗假单胞菌活性的 β-内酰胺类抗生素联用静脉注射喹诺酮类（如环丙沙星、左氧氟沙星）（Ⅰ级）。

3）静脉注射环丙沙星或左旋氧氟沙星联合氨基糖苷类（如依替米星）。

（3）几点说明和注意事项：对于既往健康的轻症且胃肠道功能正常的患者应尽量推荐用生物利用度良好的口服抗感染药物治疗。

我国成人 CAP 致病菌肺炎链球菌对青霉素的不敏感率（包括中介与耐药）在 20％左右，青霉素中介水平（MIC 0.1～1.0mg/L）耐药肺炎链球菌肺炎仍可选择青霉素，但需提高剂量，如青霉素 G240 万单位静脉滴注，4～6 小时/次。高水平耐药或存在耐药高危险因素时应选择头孢曲松、头孢噻肟、厄他培南、呼吸喹诺酮类或万古霉素。

我国肺炎链球菌对大环内酯类耐药率普遍在 60％以上，且多呈高水平耐药，因此，疑肺炎链球菌 CAP 时，不宜单用大环内酯类，但大环内酯类对非典型致病原仍有良好疗效。

支气管扩张症并发肺炎，铜绿假单胞菌是常见病原体，经验性治疗应兼顾及此。除上述推荐药物外，有人提倡联合喹诺酮类或大环内酯类，据认为此类药物易穿透或破坏细菌的生物被膜。

疑有吸入因素时应优先选择氨苄西林/舒巴坦钠、阿莫西林/克拉维酸等有抗厌氧菌作用的药物，或联合应用甲硝唑、克林霉素等，也可选用莫昔沙星等对厌氧菌有效的呼吸喹诺酮类药物。

对疑感染流感病毒者一般并不推荐联合抗病毒治疗，只对有典型流感症状（发热、肌痛、全身不适和呼吸道症状）、发病时间＜2 天的高危患者及处于流感流行期时，才考虑联合抗病毒治疗。

对危及生命的重症肺炎，建议早期采用广谱强效抗菌药治疗，待病情稳定后可根据病原学进行针对性治疗，或降阶梯治疗。抗生素治疗要尽早开始，首剂抗生素争取在诊断 CAP 后 4 小时内使用，以提高疗效，降低病死率，缩短住院时间。

抗感染治疗一般可于热退和主要呼吸道症状明显改善后 3～5 天停药，但疗程视不同病原体、病情严重程度而异，不宜将肺部阴影完全吸收作为停用抗菌药的指征。对普通细菌性感染，如肺炎链球菌，用药至患者热退后 72 小时即可；对金黄色葡萄球菌、铜绿假单胞菌、克雷伯菌属或厌氧菌等容易导致肺组织坏死的致病菌，建议抗菌药疗程≥2 周。对于非典型病原体，疗程应略长，如肺炎支原体、肺炎衣原体，建议疗程 10～14 天，军团菌属抗感染疗程建议 10～21 天。

重症肺炎除有效抗感染治疗外，营养支持治疗和呼吸道分泌物引流亦十分重要。若患者气道内产生大量黏液分泌物，可促使继发性感染，影响气道通畅，应用祛痰药利于改善通气，促进病情好转。常用药物及用法:盐酸氨溴索 30mg,静脉滴注,2 次/日;厄多司坦 300mg,口服,2 次/日。

(三)社区获得性肺炎的预防

戒烟、避免酗酒有助于预防肺炎的发生。预防接种肺炎链球菌疫苗和(或)流感疫苗可减少某些特定人群罹患肺炎的机会。目前应用的多价肺炎链球菌疫苗是从多种血清型中提取的多糖荚膜抗原。就免疫功能正常的成人肺炎患者而言,1 篇系统综述显示,肺炎疫苗的应用与否对不同病原肺炎的发生率及死亡率并无显著差异,但根据有限的证据,其应用确可降低疫苗相关性肺炎球菌肺炎的发生。建议接种肺炎链球菌疫苗的人员:体弱的儿童和成年人;60 岁以上老年人;反复发生上呼吸道感染(包括鼻窦炎、中耳炎)的儿童和成年人;具有肺、心脏、肝脏或肾脏慢性基础疾病者;糖尿病患者;癌症患者;镰状细胞贫血患者;霍奇金病患者;免疫系统功能失调者;脾切除者;需要接受免疫抑制治疗者;长期居住在养老院或其他护理机构者。灭活流感疫苗的接种范围较肺炎链球菌疫苗广泛一些,我们尚未发现随机对照试验评价流感疫苗在预防肺炎中的作用,但一些临床观察研究结果提示流感染疫苗可降低肺炎的发生率和老龄患者的死亡率。建议接种的人员包括:60 岁以上老年人;慢性病患者及体弱多病者;医疗卫生机构工作人员,特别是临床一线工作人员;小学生和幼儿园儿童;养老院、老年人护理中心、托幼机构的工作人员;服务行业从业人员,特别是出租汽车司机,民航、铁路、公路交通的司乘人员,商业及旅游服务的从业人员等;经常出差或到国内外旅行的人员。

(四)社区获得性肺炎并发症治疗

1.感染性休克

严重肺炎并发毒血症或败血症者,可引起感染性休克,表现为血压下降,四肢厥冷,出冷汗,口唇、指端发绀,高热,也有体温不升、呼吸急促和少尿者。更严重者可出现精神、神志改变。其治疗如下:

(1)补充血容量

举例:低分子右旋糖酐 500ml,静脉滴注,1 次/日。

胶体液首选低分子右旋糖酐,可提高血浆胶体渗透压,拮抗血浆外渗,扩充血容量,同时降低血液黏滞度,疏通微循环,防止 DIC。有肾功能不全者或出血倾向者慎用。

0.9%氯化钠注射液 500ml,静脉滴注,1 次/日。补液原则是先快后慢、先盐后糖、先晶体后胶体、见尿补钾。

(2)血管活性物质的应用

举例:0.9%氯化钠注射液 50ml+多巴胺 150mg,泵注,5ml/h,以 5ml/h 递增,直至收缩压达 90mmHg 以上。首先应用多巴胺升压,升压平缓,对肾灌注影响较小。1~5μg(kg·min)为小剂量——肾反应性剂量,5~10μg/kg·min)为中剂量——心脏反应性剂量,10~20μg/(kg·min)为大剂量——血管加压剂量。

0.9%氯化钠注射液 100ml+多巴胺 20mg+间羟胺 20mg,静脉滴注,15~20 滴/分。

评价:升压作用强,速度快但对肾血流量有影响。

(3)控制感染

举例:0.9%氯化钠注射液 250ml＋哌拉西林钠/他唑巴坦钠 3.375g,静滴,4～6 小时/次,联用 0.9%氯化钠注射液 100ml＋依替米星 0.1g,静滴,2 次/日。适合青霉素不过敏、革兰氏染色阳性菌感染者。

0.9%氯化钠注射液 100ml＋舒普深(头孢哌酮/舒巴坦)2g,静脉滴注,2 次/日,联用莫西沙星 0.4g,静脉滴注,1 次/日。适合革兰氏染色阴性菌感染的重症患者。

(4)糖皮质激素的应用

举例:0.9%氯化钠注射液 100ml＋氢化可的松 200mg,静脉滴注,1 次/日。作用快,维持时间相对较短,全身不良反应较少。

0.9%氯化钠注射液 100ml＋地塞米松 10mg,静脉滴注,1 次/日。作用时间长,对全身影响大。

(5)纠正水电解质和酸碱紊乱

举例:谢性酸中毒时,可用 5%碳酸氢钠 200ml,静脉滴注,据血气分析结果酌情用药。

低血钾时,可用 0.9%氯化钠注射液 20ml＋10%氯化钾注射液 30ml,泵注,10ml/h。

2.脓胸肺炎

可伴有少量纤维素性渗出,随着肺炎的吸收而吸收。但如经抗菌治疗后仍持续发热,或一度好转后又发热及出现其他症状加重,则应考虑并发化脓性胸膜炎的可能,此时应结合胸部 X 线检查和 B 超检查,行胸腔穿刺等诊治措施。发现后应积极排脓并局部加用青霉素,必要时需行胸腔闭式引流术。

抗生素用药举例:0.9%氯化钠注射液 100ml＋青霉素 G240 万～480 万 U,静脉滴注,4 次/日。适合较轻的患者。

0.9%氯化钠注射液 100ml＋头孢噻肟 2g,静脉滴注,4 次/日或 0.9%氯化钠注射液

100ml＋头孢曲松 1～2g,静脉滴注,2 次/日。适合轻中症的患者。

0.9%氯化钠注射液 250ml＋去甲万古霉素 0.5g,静脉滴注,3 次/日。适合对其他抗生素耐药者。

0.9%氯化钠注射液 100ml＋亚胺培南/西司他丁 0.5g,静脉滴注,3 次/日。适合重症患者。

(五)社区获得性肺炎及其并发症治疗处方举例

下述治疗建议根据我国社区获得性肺炎诊治指南提出,仅是原则性的,须结合具体情况进行选择。

1.青壮年、无基础疾病的门诊患者

方案 1　注射用青霉素钠粉针 80 万 U,肌内注射,3 次/日或 4 次/日。

适应范围:青壮年、无基础疾病的门诊患者。

注意事项:应用本品前需详细询问药物过敏史并进行青霉素皮肤试验,呈阳性反应者禁用。

疗程:除军团菌疗程至少 2 周外,其他 CAP 治疗至少 5 天,热退后 2～3 天停药。

评价:经济、安全、方便。

方案 2　注射用青霉素钠粉针 240 万 U～480 万 U,静脉滴注,3 次/日或 4 次/日。

适应范围:青壮年、无基础疾病的门诊患者。相对较重者。

注意事项:应用本品前需详细询问药物过敏史并进行青霉素皮肤试验,呈阳性反应者禁用。青霉素水溶液在室温不稳定,20U/ml 30℃放置 24 小时效价下降 56%,青霉烯酸含量增加 200 倍,因此本品须新鲜配制;大剂量使用时应定期检测电解质;对诊断的干扰。

疗程:除军团菌疗程至少 2 周外,其他 CAP 治疗至少 5 天,热退后 2～3 天停药。

评价:经济,高效。我国成人 CAP 致病肺炎链球菌对青霉素的不敏感率(包括中介与耐药)在 20%左右,青霉素中介水平(MIC 0.1～1.0mg/L)耐药肺炎链球菌肺炎仍可选择青霉素,但需提高剂量,如青霉素 G240 万 U 静脉滴注,4～6 小时/次。

方案 3　左氧氟沙星片 0.3～0.5g,口服,1 次/日。

适应范围:青壮年、无基础疾病的门诊患者。

注意事项:肝功能减退时,可减少药物清除;有中枢神经系统疾患者,如癫痫及癫痫病史者应避免应用;偶有发生跟腱炎或跟腱断裂的报告,如有发生,须立即停药。

疗程:除军团菌疗程至少 2 周外,其他 CAP 治疗至少 5 天,热退后 2～3 天停药。

评价:应用简单方便,疗效较好。

方案 4　阿奇霉素片 0.5g,口服,1 次/日。

适应范围:青壮年、无基础疾病的门诊患者。

注意事项:进食可影响阿奇霉素的吸收,故需在饭前 1 小时或饭后 2 小时口服;轻度肾功能不全(肌酐清除率>40ml/min)不需作剂量调整,严重肾功不全者应慎重;肝功能不全者慎用,严重肝病者不用。用药期间定期随访肝功能;用药期间如果发生过敏反应,应立即停药;若出现腹泻症状,应考虑假膜性肠炎。我国肺炎链球菌对大环内酯类耐药率在 60%以上,且多呈高水平耐药,因此,在疑为肺炎链球菌所致 CAP 时不宜单独应用大环内酯类。

疗程:服用 3 天。

评价:经济、方便。

2.老年人或有基础疾病的门诊患者

方案 1　阿莫西林克拉维酸钾片 1.2g,口服,3 次/日
　　　　　　＋阿奇霉素片 0.5g,口服,1 次/日

适应范围:老年人或有基础疾病的门诊患者。

注意事项:对头孢菌素类药物过敏者慎用;本品与其他青霉素类和头孢菌素类药物之间有交叉过敏性。阿奇霉素应用:进食可影响阿奇霉素的吸收,故需在饭前 1 小时或饭后 2 小时口服;严重肾功能不全患者应慎重;肝功能不全者慎用,严重肝病患者不应使用。用药期间定期随访肝功能;用药期间如果发生过敏反应,应立即停药。

疗程:除军团菌疗程至少 2 周外,其他 CAP 治疗至少 5 天,热退后 2～3 天停药。阿奇霉素只用 3 天。

评价:无。

方案 2　头孢氨苄胶囊 0.5g,口服,3 次/天

＋阿奇霉素片 0.5g,口服,1 次/天。

适应范围:老年人或有基础疾病的门诊患者。

注意事项:头孢氨苄胶囊与青霉素类或头霉素有交叉过敏反应;肾功能减退及肝功能损害者慎用。

疗程:除军团菌疗程至少 2 周外,其他 CAP 治疗至少 5 天,热退后 2～3 天停药。阿奇霉素只用 3 天。

评价:无。

方案 3　莫西沙星片 0.4g,口服,1 次/日。

适应范围:老年人或有基础疾病的门诊患者。

注意事项:禁用儿童、少年、怀孕和哺乳期妇女。喹诺酮类过敏者禁用。可诱发癫痫发作,已知或怀疑有癫痫发作的患者,使用中要注意。

疗程:除军团菌疗程至少 2 周外,其他 CAP 治疗至少 5 天,热退后 2～3 天停药。

评价:高效、简单、方便。

3.需要住院但不必收住 ICU 患者

方案 1　注射用头孢呋辛钠粉针 0.75g
0.9％氯化钠注射液 100ml ｝静脉滴注,3 次/日

或

注射用头孢呋辛钠粉针 0.75g
0.9％氯化钠注射液 100ml ｝静脉滴注,3 次/日

＋

注射用阿奇霉素粉针 0.5g,阿奇霉素只用 5 天
5％葡萄糖注射液 500ml ｝静脉滴注,1 次/日

适应范围:需要住院但不必收住 ICU 患者。

注意事项:与其他青霉素类和头孢菌素类药物有交叉过敏性。

疗程:除军团菌疗程至少 2 周外,其他 CAP 治疗至少 5 日,热退后 2～3 日停药。阿奇霉素只用 5 天。

评价:无。

方案 2　注射用头孢曲松钠粉针 2g
0.9％氯化钠注射液 100ml ｝静脉滴注,1 次/日

或

注射用头孢曲松钠粉针 2g
0.9％氯化钠注射液 100ml ｝静脉滴注,1 次/日

＋

注射用阿奇霉素粉针 0.5g
5％葡萄糖注射液 500ml ｝静脉滴注,1 次/日

适应范围:需要住院但不必收住 ICU 患者。

注意事项:交叉过敏反应:对一种头孢菌素过敏者对其他头孢菌素也可能过敏。有青霉素过敏性休克或即刻反应者,不宜再选用头孢菌素类。有胃肠道疾病史者应慎用。头孢菌素类毒性低,慢性肝病患者不需调整剂量。严重肝、肾损害或肝硬化者应调整剂量。

疗程:除军团菌疗程至少 2 周外,其他 CAP 治疗至少 5 天,热退后 2～3 天停药。阿奇霉素只用 5 天。

评价:无。

方案 3　盐酸左氧氟沙星氯化钠注射液 200ml(0.2g),静脉滴注,2 次/日。

适应范围:需要住院但不必收住 ICU 患者。

注意事项:本品静滴时间为每 100ml 不得少于 60 分钟。肾功能减退者,需根据肾功调整给药剂量;避免过度暴露于阳光,如发生光敏反应或其他过敏症状需停药;肝功能减退时,可减少药物清除;原有中枢神经系统疾患者,如癫痫及癫痫病史者应避免应用。疗程:除军团菌疗程至少 2 周外,其他 CAP 治疗至少 5 天,热退后 2～3 天停药。

评价:强效方便。

4.重症需入住 ICU 患者

(1)A 组:无铜绿假单胞菌感染危险因素。

方案 1　注射用头孢曲松钠粉针 2g
　　　　0.9%氯化钠注射液 100ml ｝静脉滴注,1 次/日
　　　　＋
　　　　注射用阿奇霉素粉针 0.5g
　　　　5%葡萄糖注射液 500ml ｝静脉滴注,1 次/日

适应范围:重症需入住 ICU 患者,无铜绿假单胞菌感染危险因素。

注意事项:头孢曲松钠有交叉过敏反应:对一种头孢菌素过敏者对其他头孢菌素也可能过敏。对青霉素类、青霉素衍生物或青霉胺过敏者也可能对头孢菌素或头霉素过敏。严重肝肾损害或肝硬化者应调整剂量。血液透析清除本品的量不多,透析后无须增补剂量。

疗程:除军团菌疗程至少 2 周外,其他 CAP 治疗至少 5 天,热退后 2～3 天停药。

评价:强力高效。

方案 2　注射用阿莫西林克拉维酸钾粉针 1.2g
　　　　0.9%氯化钠注射液 100ml ｝静脉滴注,4 次/日
　　　　＋
　　　　注射用阿奇霉素粉针 0.5g
　　　　5%葡萄糖注射液 500ml ｝静脉滴注,1 次/日

适应范围:重症需入住 ICU 患者,无铜绿假单胞菌感染危险因素。

注意事项:阿莫西林克拉维酸钾应用注意事项:须先进行青霉素皮试;对头孢菌素类药物过敏者、严重肝功障碍者、中度或严重肾功能障碍者及有哮喘、湿疹、花粉症等过敏性疾病史者慎用;与其他青霉素类和头孢菌素类药物有交叉过敏性。

疗程:除军团菌疗程至少 2 周外,其他 CAP 治疗至少 5 天,热退后 2～3 天停药。阿奇霉

素只用 5 天。

评价:高效。

方案 3　注射用亚胺培南/西司他丁钠粉针 1g ⎫
　　　0.9%氯化钠注射液 100ml ⎭静脉滴注,4 次/日

　　　　　　＋

注射用阿奇霉素粉针 0.5g ⎫
5%葡萄糖注射液 500ml ⎭静脉滴注,1 次/日

适应范围:重症需入往 ICU 患者,无铜绿假单胞菌感染危险因素。

注意事项:亚胺培南/西司他丁应用注意事项:过敏体质者慎用;本品不可与含乳酸钠的输液或其他碱性药液相配伍;本品应在使用前溶解,用盐水溶解的药液只能在室温存放 10h,含葡萄糖的药液只能存放 4 小时。

疗程:除军团菌疗程至少二周外,其他 CAP 治疗至少 5 天,热退后 2～3 天停药。阿奇霉素只用 5 天。

评价:强力高效。

(2)B 组:有铜绿假单胞菌感染危险因素。

方案 1　注射用头孢哌酮钠舒巴坦钠粉针 2g ⎫
　　　0.9%氯化钠注射液 100ml ⎭静脉滴注,2 次/日

　　　　　　＋

注射用阿奇霉素粉针 0.5g ⎫
5%葡萄糖注射液 500ml ⎭静脉滴注,1 次/日

适应范围:重症需入住 ICU 患者,有铜绿假单胞菌感染危险因素。

注意事项:头孢哌酮/舒巴坦应用注意事项:对青霉素类抗生素过敏患者慎用;一旦发生过敏反应,需立即停药。肝、肾功能减退,需调整用药剂量,并应监测血药浓度;部分患者可引起维生素 K 缺乏和低凝血酶原血症,用药期间应进行出血时间、凝血酶原时间监测。应防止引起二重感染。

疗程:除军团菌疗程至少 2 周外,其他 CAP 治疗至少 5 天,热退后 2～3 天停药。阿奇霉素只用 5 天。

评价,高效。

方案 2　注射用亚胺培南/西司他丁钠粉针 1g ⎫
　　　0.9%氯化钠注射液 100ml ⎭静脉滴注,2 次/日

　　　　　　＋

注射用阿奇霉素粉针 0.5g ⎫
5%葡萄糖注射液 500ml ⎭静脉滴注,1 次/日

适应范围:重症需入住 ICU 患者,有铜绿假单胞菌感染危险因素。

注意事项:亚胺培南/西司他丁应用注意事项:过敏体质者慎用;不可与含乳酸钠的液体或其他碱性药液相配伍;本品应在使用前溶解,用盐水溶解的药液只能在室温存放 10 小时,含葡

萄糖的药液只能存放 4 小时。

疗程:除军团菌疗程至少 2 周外,其他 CAP 治疗至少 5 天,热退后 2～3 天停药。阿奇霉素只用 5 天。

评价:高效。

方案 3　莫西沙星注射液 0.4g,静脉滴注,1 次/日
　　　　　＋
注射用头孢哌酮钠舒巴坦钠 2g
0.9%氯化钠注射液 100ml } 静脉滴注,2 次/日

适应范围:重症需入往 ICU 患者,有铜绿假单胞菌感染危险因素。

注意事项:头孢哌酮/舒巴坦应用注意事项:对青霉素类抗生素过敏患者慎用;一旦发生过敏反应,需立即停药。肝、肾功能减退,需调整用药剂量,并应监测血药浓度;部分患者可引起维生素 K 缺乏和低凝血酶原血症,用药期间应进行出血时间、凝血酶原时间监测。

疗程:除军团菌疗程至少 2 周外,其他 CAP 治疗至少 5 天,热退后 2～3 天停药。

评价:强力高效。

四、疗效评价及随访

(一)治愈标准

出院标准:经有效治疗后,患者病情明显好转,同时满足以下 6 项标准时,可以出院(原有基础疾病可影响到以下标准判断者除外):体温正常超过 24 小时;平静时心率≤100 次/分钟;平静时呼吸≤24 次/分钟;收缩压≥90mmHg;不吸氧情况下,动脉血氧饱和度正常;可以接受口服药物治疗,无精神障碍等情况。

治愈标准:细菌性肺炎治愈后即可停止抗感染治疗,抗感染治疗一般可于热退和主要呼吸道症状明显改善后 3～5 天停药,但疗程视不同病原体、病情严重程度而异,不宜将肺部阴影完全吸收作为停用抗菌药物的指征。对于普通细菌性感染,如肺炎链球菌,用药至患者热退后 72 小时即可;对于金黄色葡萄球菌、铜绿假单胞菌、克雷伯菌属或厌氧菌等容易导致肺组织坏死的致病菌所致的感染,建议抗菌药物疗程≥2 周。对于非典型病原体,疗程应略长,如肺炎支原体、肺炎衣原体感染的建议疗程为 10～14 天,军团菌属感染的疗程建议为 10～21 天。

(二)好转标准

初始治疗后 48～72 天应对病情和诊断进行评价。有效治疗反应首先表现为体温下降,呼吸道症状亦可以有改善,白细胞恢复和 X 线胸片病灶吸收一般出现较迟。凡症状明显改善,不一定考虑痰病原学检查结果如何,仍可维持原有治疗。症状显著改善后,胃肠外给药者可改用同类或抗菌谱相近或对致病原敏感的制剂口服给药,采用序贯治疗。

(三)随访观察

1.病情监测

跟踪随访患者治疗情况,包括治疗地点(门诊或住院治疗)、抗生素治疗情况(抗生素种类、剂量、静脉输液时间、转换口服药时间)、病程(治疗时间或住院时间)、转归(存活或死亡)、诊治费用。随访至治疗结束,记录患者的病死率。

2.预防措施

(1)生活调理:提倡乐观生活态度和保持健康生活方式;体育锻炼、缓解精神压抑和紧张;戒烟、戒酒、遵医嘱服药。

(2)长期保持无再次上述病原体感染。

(3)医患互动:护理工作非常重要,每日详细记录体温变化,使患者体验到护理人员的亲切关怀和照顾;引导患者协助检查,打消其恐惧、紧张、害怕的心理、取得合作;做好呼吸道管理,根据病情需要,定期雾化拍背吸痰,保证呼吸道通畅;大环内酯类药物基本都有胃肠道反应,输液尽量在饭后1小时进行,并吃一些富含维生素的食物;作好口腔护理及皮肤护理;严格无菌操作,防止院内感染的发生。

CAP中肺炎链球菌肺炎的高发病率、病死率和高医疗资源消耗给社会经济发展带来沉重负担,对于感染性疾病唯一有效办法是预防。CAP预防一般性措施包括:加强体育锻炼,增强机体抵抗力,避免过度疲劳及突发受凉等诱发因素;戒烟;避免与感染人群发生密切接触;及时有效治疗各种上呼吸道感染。同时注意减轻环境污染,进行局部环境消毒。讲究良好的生活卫生习惯,预防肺炎链球菌肺炎的发生。各种病原体的减毒活性疫苗,如卡介苗、肺炎球菌疫苗、流感病毒疫苗、"百白破"三联疫苗及其他多价复合疫苗等,都能在一定程度上提高机体对这些病原体的抵抗力。虽然肺炎链球菌有84种抗原型(血清型),但与毒力、流行情况和耐药有关的抗原型只有20多种,它可以包括90%的肺炎链球菌感染。接受疫苗免疫接种的重点对象为老年人、幼儿和免疫功能低下者。此外,白细胞介素、转移因子、人体免疫球蛋白等生物制剂,对提高免疫和防御机制,预防CAP发生都有一定帮助。

3.并发症

注意CAP合并肺脓胸的治疗。

4.预后

老年、伴严重基础疾病、免疫功能抑制宿主的肺炎预后较差。抗菌药物广泛应用后,肺炎链球菌肺炎病死率已从过去的30%下降至6%左右,但革兰氏阴性杆菌、金黄色葡萄球菌特别是MRSA引起的肺炎,病死率仍较高。增强体质、避免上呼吸道感染、在高危患者选择性应用疫苗对预防肺炎有一定的意义。

第四节　肺血栓栓塞症

一、概述

肺栓塞(pulmonary embolism,PE)是以各种栓子阻塞肺动脉系统为其发病原因的一组疾病或临床综合征的总称,包括肺血栓栓塞症(pulmonary thromboembolism,PTE)、脂肪栓塞综合征、羊水栓塞,空气栓塞等。PTE为来自静脉系统或右心的血栓阻塞肺动脉或其分支所致疾病,以肺循环和呼吸功能障碍为其主要临床和病理生理特征。PTE为PE的最常见类型,占PE中的绝大多数,通常所称PE即指PTE。肺动脉发生栓塞后,若其支配区的肺组织因血流受阻或中断而发生坏死,称为肺梗死(pulmonary infarction,PI)。引起 PTE 的血栓主要来源于深静脉血栓形成(deep venous thrombosis,DVT)。PTE 常为 DVT 的并发症。PTE 与 DVT 共属于静脉血栓栓塞症(venous thromboembolism,VTE),为 VTE 的两种类别。

二、治疗

(一)康复措施

具体康复措施包括对肺栓塞患者进行症状限制运动试验,运动方式为踏车,运动前需对其做一个全面评估,包括 PE 部位、血栓栓塞肺动脉范围、平时运动量、心肺系统功能、有无运动禁忌证等,并给予运动指导,休息 3 分钟后,无负荷(OW)踏车热身 3 分钟,每 2 分钟增加 25W 的运动强度,踏车转速可保持在 50～80r/min,直到患者出现呼吸困难、疲劳症状后停止运动,运动时应预先准备好心肺复苏等急救设备。

(二)一般治疗

对高度疑诊或确诊 PTE 的患者,应进行严密监护,监测呼吸、心率、血压、静脉压、心电图及血气的变化,对大面积 PTE 可收入 ICU;为防止栓子再次脱落,要求绝对卧床,保持大便通畅,避免用力;对于有焦虑和惊恐症状的患者应予安慰并可适当使用镇静剂;胸痛者可予止痛剂;对于发热、咳嗽等症状可给予相应的对症治疗。

对有低氧血症的患者,采用经鼻导管或面罩吸氧。当合并严重的呼吸衰竭时,可使用经鼻(面)罩无创性机械通气或经气管插管行机械通气。应避免做气管切开,以免在抗凝或溶栓过程中局部大量出血。应用机械通气中需注意尽量减少正压通气对循环的不利影响。对于出现右心功能不全,心排血量下降,但血压尚正常的病例,可予具有一定肺血管扩张作用和正性肌力作用的多巴酚丁胺和多巴胺;若出现血压下降,可增大剂量或使用其他血管加压药物,如间羟胺、肾上腺素等。对于液体负荷疗法需持审慎态度,因过大的液体负荷可能会加重右室扩张并进而影响心排出量,一般所予负荷量限于 500ml 之内。

(三)外科治疗

肺动脉血栓摘除术:适用于经积极的保守治疗无效的紧急情况,要求医疗单位有施行手术的条件与经验。患者应符合以下标准:大面积 PTE,肺动脉主干或主要分支次全堵塞,不合并固定性肺动脉高压者(尽可能通过血管造影确诊);有溶栓禁忌证者;经溶栓和其他积极的内科治疗无效者。

肺血栓内膜摘除术(pulmonary thromboen-dart.erectomy,PTE):是对肺高血压为数不多的有效外科疗法之一。一般 PTE 的适应证是:PAm 在 30mmHg 以上,或肺血管抵抗(pulmonaryvascular resistance.PVR)在 300dyn sec/cm-5 以上的肺高压病者;呼吸困难等临床症状严重引起日常生活障碍(Hugh-Jones 功能分类Ⅲ级以上,NYHA 心功能分类Ⅲ级以上);手术可能实施部位上存在血栓(至少肺叶动脉附着血栓,或内膜肥厚);其他重要脏器未见障碍;患者及家属极力希望手术。对于轻度呼吸困难的病例(H2J 分类Ⅱ度以下,NYHA 分类Ⅱ级以下),则不必积极劝其作 PTE,先行抗凝疗法和在家氧疗法等内科保守疗法,进行观察。如临床症状加重,日常生活受限的病例,需要行 PTE。PTE 式式分为两种:一是仅行一侧肺血栓内膜剥离的开胸法,二是同时行两侧肺动脉血栓内膜剥离的正中胸部切开法。CTEPH 是可见两侧肺动脉附着血栓的两侧疾病,正中切开法为标准的术式,但对血栓偏重一侧的病例,开胸法也有效。

经静脉导管碎解和抽吸血栓:用导管碎解和抽吸肺动脉内巨大血栓或行球囊血管成型,同时还可进行局部小剂量溶栓。适应证:肺动脉主干或主要分支大面积 PTE 并存在以下情况者:溶栓和抗凝治疗禁忌;经溶栓或积极的内科治疗无效;缺乏手术条件。

静脉滤器:为防止下肢深静脉大块血栓再次脱落阻塞肺动脉,可于下腔静脉安装滤器。适用于:下肢近端静脉血栓,而抗凝治疗禁忌或有出血并发症;经充分抗凝而仍反复发生 PTE;伴血流动力学变化的大面积 PTE;近端大块血栓溶栓治疗前;伴有肺动脉高压的慢性反复性PTE;行肺动脉血栓切除术或肺动脉血栓内膜剥脱术的病例。对于上肢 DVT 病例还可应用上腔静脉滤器。置入滤器后,如无禁忌证,宜长期口服华法林抗凝;定期复查有无滤器上血栓形成。

安装静脉滤器的害处主要集中在滤器的移位造成相应器官的阻塞以及局部血管的穿破。另外,若没有足够的抗凝治疗,在滤器附近仍会有血栓形成。

(四)活动

肺栓塞关键在于预防,在患者做完下肢手术后要争取尽早下床活动,平时要尽量抬高患肢,在手术恢复期间一定要穿弹力袜,这些都能非常好地预防肺栓塞的发生。肺栓塞患者应在医护人员指导下进行 3～6 个月有氧运动能提高患者 11%～36% 摄氧高峰值,减慢亚级量运动时心率,降低收缩压,从而降低心肌氧耗,提高患者在日常生活中的运动耐受量,提高老年人独立生活能力。故无论是从个人还是社会角度出发,PE 患者运动康复治疗都有很大价值。

(五)饮食

提供低脂肪、清淡、易消化饮食,预防便秘是防止肺栓塞的重要措施。其他预防措施包括药物和器械两类。主要药物是低分子肝素、普通肝素和华法林。器械方法包括间歇充气压力泵(intermittent pneumtic compression,IPC)和梯度压力弹力袜(GCS),两者可联合应用。患者出院后必须定期随访,在监测血液的情况下服用一段时间的华法林,以防血栓栓塞的复发。二级预防的时间应根据患者的危险分层,如果 VTE 的发生具有明确诱因,如外伤和手术后发生的 DVT,华法林抗凝 4～6 周就可以了。如果存在其他危险因素,如严重疾病未愈、仍在卧床、患糖尿病等,需要抗凝 6 个月。反复发生 VTE、患易栓症或者不明原因的 VTE、恶性肿瘤伴 VTE 应该长期或者终身抗凝。

三、药物治疗

(一)药物治疗原则

1.溶栓治疗

原则溶栓治疗可迅速溶解部分或全部血栓,恢复肺组织再灌注,减小肺动脉阻力,降低肺动脉压,改善右室功能,减少严重 PTE 患者的病死率和复发率。溶栓治疗主要适用于大面积PTE 病例,即出现因栓塞所致休克和(或)低血压的病例;对于次大面积 PTE,即血压正常但超声心动图显示右室运动功能减退或临床上出现右心功能不全表现的病例,若无禁忌证可以进行溶栓;对于血压和右室运动均正常的病例不推荐进行溶栓。溶栓治疗宜高度个体化。溶栓的时间窗一般定为 14 日以内,但鉴于可能存在血栓的动态形成过程,对溶栓的时间窗不作严格规定。溶栓应尽可能在 PTE 确诊的前提下慎重进行。对有溶栓指征的病例宜尽早开始溶栓。溶栓治疗的主要并发症为出血。用药前应充分评估出血的危险性,必要时应配血,做好输血准备。溶栓前宜留置外周静脉套管针,以方便溶栓中取血监测,避免反复穿刺血管。

溶栓治疗的绝对禁忌证有:活动性内出血;近期自发性颅内出血。相对禁忌证有:2 周内的大手术、分娩、器官活检或不能以压迫止血部位的血管穿刺;2 个月内的缺血性脑卒中;10 日内的胃肠道出血;15 日内的严重创伤;1 个月内的神经外科或眼科手术;难于控制的重度高血压(收缩压>180mmHg,舒张压>110mmHg);近期曾行心肺复苏;血小板计数低于 $100×10^9$/L;妊娠;细菌性心内膜炎;严重肝肾功能不全;糖尿病出血性视网膜病变;出血性疾病等。对于大面积 PTE,因其对生命的威胁极大,上述绝对禁忌证亦应被视为相对禁忌证。

使用尿激酶(urokinase,UK)、链激酶(streptokiriase,SK)溶栓期间勿同用肝素。对以重组组织型纤溶酶原激活剂(reconstructive tissue plasminogen activator,rtPA)溶栓时是否需停用肝素无特殊要求。溶栓治疗结束后,应每 2～4 小时测定 1 次凝血酶原时间(PT)或活化部分凝血激酶时间(APTT),当其水平低于正常值的 2 倍,即应重新开始规范的肝素治疗。溶栓后应注意对临床及相关辅助检查情况进行动态观察,评估溶栓疗效。

常用的溶栓药物有尿激酶、链激酶和重组组织型纤溶酶原激活剂。三者溶栓效果相仿,临床上可根据条件选用。rtPA 可能对血栓有较快的溶解作用。

2.抗凝治疗原则

目前临床上应用的抗凝药物主要有普通肝素(以下简称肝素)、低分子肝素和华法林。一般认为,抗血小板药物的抗凝作用尚不能满足 PTE 或 DVT 的抗凝要求。

临床疑诊 PTE 时,即可安排使用肝素或低分子肝素进行有效的抗凝治疗。应用肝素/低分子肝素前应测定基础 APTT、PT 及血常规(含血小板计数,血红蛋白);注意是否存在抗凝的禁忌证,如活动性出血、凝血功能障碍、血小板减少,未予控制的严重高血压等。对于确诊的 PTE 病例,大部分禁忌证属相对禁忌证。

肝素治疗前常用的监测指标是 APTT。APTT 为一种普通凝血状况的检查,并不是总能可靠地反映血浆肝素水平或抗栓活性。对这一情况需加注意。若有条件测定血浆肝素水平,使之维持在 0.2～0.4U/ml(鱼精蛋白硫酸盐测定法)或 0.3～0.6U/ml(酰胺分解测定法),可能为一种更好的调整肝素治疗的方法。各单位实验室亦可预先测定在本实验室中与血浆肝素的上述治疗水平相对应的 APTT 值,作为调整肝素剂量的依据。

不同厂家制剂需参照其产品使用说明。由于不需要监测和出血的发生率较低,低分子肝素尚可用于在院外治疗 PTE 和 DVT。低分子肝素与普通肝素的抗凝作用相仿,但低分子肝素引起出血和 HIT 的发生率低。除无须常规监测 APTT 外,在应用低分子肝素的前 5～7 日内亦无须监测血小板数量。当疗程长于 7 日时,需开始每隔 2～3 日检查血小板计数。低分子肝素由肾脏清除,对于肾功能不全,特别是肌酐清除率低于 30ml/min 的病例须慎用。若应用需减量并监测血浆抗 Xa 因子活性。肝素或低分子肝素须至少应用 5 日,直到临床情况平稳。对大面积 PTE 或髂股静脉血栓,肝素约需用至 10 日或更长。

　　不同低分子肝素的剂量不同,详见下文,每日 1～2 次,皮下注射。根据体重给药(抗 Xa 因子,IU/kg 或 mg/kg)。对于大多数病例,按体重给药是有效的,不需监测 APTT 和调整剂量,但对过度肥胖者或孕妇宜监测血浆抗 Xa 因子活性(plasma anti-Xa activity)并据以调整剂量。

　　华法林可以在肝素/低分子肝素开始应用后的第 1～3 日加用口服抗凝剂华法林,初始剂量为 3～5mg/d。由于华法林需要数天才能发挥全部作用,因此与肝素/低分子肝素需至少重叠应用 4～5 日,当连续 2 天测定的 INR 达到 2.5(2.0～3.0)时,或 PrI1 延长至 1.5～2.5 倍时,即可停止使用肝素/低分子肝素,单独口服华法林治疗。应根据 INR 或 PT 调节华法林的剂量。在达到治疗水平前,应每日测定 INR,其后 2 周每周监测 2～3 次,以后根据 INR 的稳定情况每周监测 1 次或更少。若行长期治疗,约每 4 周测定 INR 并调整华法林剂量 1 次。

(二)药物选择

　　常用的溶栓药物有尿激酶、链激酶和重组组织型纤溶酶原激活剂。抗凝药物主要有肝素、低分子肝素、重组水蛭素和华法林。

(三)肺血栓栓塞症并发症治疗

　　肺栓塞主要并发症为急性肺动脉高压、急性右心衰竭和呼吸衰竭。对有低氧血症的患者,采用经鼻导管或面罩吸氧。当合并严重的呼吸衰竭时,可使用经(鼻面)罩无创性机械通气或经气管插管行机械通气。应避免做气管切开,以免在抗凝或溶栓过程中局部大量出血。应用机械通气中需注意尽量减少正压通气对循环的不利影响。对于出现右心功能不全,心排血量下降,但血压尚正常的病例,可予具有一定肺血管扩张作用和正性肌力作用的多巴酚丁胺和多巴胺;若出现血压下降,可增大剂量或使用其他血管加压药物,如间羟胺、肾上腺素等。对于液体负荷疗法需持审慎态度,因过大的液体负荷可能会加重右室扩张并进而影响心排出量,一般所予负荷量限于 500ml 之内。

(四)肺血栓栓塞及其并发症治疗处方举例

　　方案 1　注射用尿激酶粉针 4400U/kg ⎫
　　　　　　0.9%氯化钠注射液 20ml ⎭ 90ml/h 静脉滴注 10 分钟,随后

　　　　　　注射用尿激酶粉针 2200U/(kg·h) ⎫
　　　　　　0.9%氯化钠注射液 250ml ⎭ 连续静脉滴注 12 小时;

　　　　　　依诺肝素注射液 0.4ml(0.4m1:4000AxaIU),皮下注射,每日一次;

　　　　　　华法林片 3～5mg/d,口服,1～2 次/日。

　　适用范围:溶栓治疗主要适用于大面积肺栓塞病例;对于次大面积肺栓塞,若无禁忌证可以进行溶栓。

　　注意事项:溶栓和抗凝药物的不良反应主要为出血。应用前、治疗过程中应测定患者进行血细胞比容、血小板记数及凝血系列。急性内脏出血、急性颅内出血、陈旧性脑梗死、近两月内进行过颅内或脊髓内外科手术、颅内肿瘤、动静脉畸形或动脉瘤、出血体质、严重难控制的高血压患者禁止使用。

　　疗程:溶栓 1 日;低分子肝素抗凝 7～10 日;华法林疗程至少 3～6 个月。

评价:为一种常用高效治疗方案,且费用较低。

方案 2　依诺肝素注射液每次 100AxaIU/kg,皮下注射,1 次/12 小时;
　　　　华法林片 3～5mg/d,口服,1～2 次/日。

适用范围:次大面积肺栓塞。

注意事项:同方案 1。

疗程:低分子肝素抗凝 7～10 日;华法林疗程至少 3～6 个月。

评价:为一种常用高效治疗方案,且费用较低。

方案 3　华法林片 3～5mg/d,口服,1～2 次/日。

适用范围:慢性栓塞性肺动脉高压。

注意事项:同方案 1。

疗程:华法林疗程至少 3～6 个月,甚至终身抗凝。

评价:口服华法林可以防止肺动脉血栓再形成和抑制肺动脉高压进一步发展。为一种治疗慢性肺栓塞肺动脉高压和长期抗凝治疗方案,费用较低。

方案 4　波生坦片 62.5～125mg,口服,2 次/日;
　　　　西地那非片 20mg,口服,3 次/日;
　　　　吸入用伊洛前列腺素溶液 5ug,6-9 次/日;
　　　　华法林片 3.0～5.0mg,口服,1～2 次/日。

适用范围:急性肺动脉高压。

注意事项:在使用波生坦需检测肝脏氨基转移酶水平,随后最初 12 个月内每个月检测一次,以后 2 个月一次。在治疗后的第 1 和第 3 个月以及随后每隔 3 个月检查血红蛋白浓度。华法林过量易致各种出血。

疗程:视患者病情而定。

评价:是一种有效治疗方案。

方案 5　螺内酯片 20mg,口服,3 次/日;
　　　　去乙酰毛花苷注射液 0.2～0.4mg,静脉推注,1～2 次/日;
　　　　非洛地平缓释片 5mg,口服,1 次/日。

适用范围:急性右心衰竭。

注意事项:去乙酰毛花苷治疗安全范围小,易发生不同程度的毒性反应。

疗程:遵医嘱。

评价:是一种有效治疗方案。

方案 6　氨茶碱注射液 0.25g
　　　　尼可刹米注射液 0.375g×3 支 }静滴,1～2 次/日;
　　　　5%葡萄糖液 250ml
　　　　盐酸氨溴索片 30mg,口服,3 次/日;
　　　　沙丁胺醇气雾剂 200μg,吸入,3～4 次/日;
　　　　异丙托溴铵气雾剂 40μg,吸入,2～4 次/日。

适用范围:急性呼吸衰竭。

注意事项:尼可刹米剂量过大或反复应用过频可致惊厥。

疗程:遵医嘱。

评价:无。

四、疗效评价及随访

(一)治愈标准

(1)症状、体征基本消失。

(2)D-二聚体<500μg/L。

(3)静脉血管超声检查无明显异常。

(4)肺通气/灌注扫描结果正常或接近正常。

(5)螺旋CT检查未发现血栓形成。

(二)好转标准

(1)症状、体征基本好转。

(2)静脉血管超声检查提示血栓机化,未见有新的附壁血栓形成;或在长期抗凝的情况下静脉滤器未见血栓形成。

(3)肺通气/灌注扫描结果正常或接近正常。

(4)螺旋CT检查未发现血栓形成。

(三)随访观察

1.病情监测

对重点高危人群,包括普通外科、妇产科、泌尿外科、骨科(人工股骨头置换术,人工膝关节置换术,髋部骨折等)、神经外科、创伤、急性脊髓损伤、急性心肌梗死、缺血性脑卒中、肿瘤、长期卧床、严重肺部疾病(慢性阻塞性肺疾病、肺间质疾病、原发性肺动脉高压等)的患者,根据病情轻重、年龄、是否复合其他危险因素等来评估发生 DVT-PTE 的危险性,制订相应的预防方案。

2.预防措施

对存在发生 DVT-PTE 危险因素的病例,宜根据临床情况采用相应预防措施。采用的主要方法:

(1)机械预防措施:包括加压弹力袜、间歇序贯充气泵和下腔静脉滤器;

(2)药物预防措施:包括小剂量肝素皮下注射、低分子肝素和华法林。

3.并发症

肺栓塞造成急性肺动脉高压、急性右心衰竭和呼吸衰竭。

4.预后

首次发生血栓栓塞的病死率很不一致,取决于栓塞的范围和患者原来的心肺功能状态。有明显心肺功能障碍者严重栓塞后的死亡率高(可能>25%)。原来心肺功能正常者大多不致死亡,除非肺血管床的阻塞超过50%。首次发生的致命性栓塞常在1~2小时内死亡。未经治疗患者反复栓塞的机会约达50%,其中多达半数可能死亡。抗凝治疗可使复发率降至约

5%,其中约 20%可能死亡。

第四章 肾脏常见疾病用药

第一节 高血压性肾病

一、概述

高血压性肾病(hypertensive nephropathy)是指由于患者血压长期高出正常范围,没有得到很好控制,从而导致肾小动脉硬化、肾单位萎缩或消失等一系列肾脏功能和结构改变。本病患者往往合并有其他高血压靶器官损害,如动脉硬化性视网膜病变、左心室肥厚、冠心病、心力衰竭和脑动脉硬化等。影响本病发病的主要因素有:性别、年龄、种族以及是否合并糖尿病、高脂血症和高尿酸血症等。一般而言,本病多见于年龄＞40岁、高血压病史5～10年以上且血压长期得不到有效控制的患者,合并糖尿病、高脂血症和高尿酸血症者发病率高,男性发病率高于女性。本病治疗主要包括病因预防、饮食控制等非药物治疗和药物治疗措施,若在疾病早期就将血压控制在正常范围内,绝大多数患者病情进展缓慢,预后尚可。不过,当患者罹患恶性高血压并且血压得不到有效控制时,此时,心、脑、肾等重要脏器功能受损较为严重且病情进展迅速,预后不良,最终可导致患者死亡。

二、治疗

(一)康复措施

1.门诊治疗

患者临床症状轻,不影响生活与工作者,可采取门诊治疗。

2.住院治疗

恶性高血压、肾功能衰竭、伴发心衰等并发症者,可能危及患者生命安全或不能正常生活、工作者需住院治疗。

(二)一般治疗

减轻体重;保持健康生活方式;避免精神紧张、失眠等;戒烟、戒酒;避免长期服用对肾脏有损伤的药物,如吲哚美辛、阿司匹林、含马兜铃酸的中草药等药物。

(三)外科治疗

有嗜铬细胞瘤或夹层动脉瘤的继发性高血压患者可采取相应外科手术治疗。

(四)活动

适当运动,避免过度劳累。

(五)饮食

低盐、低脂、低蛋白饮食,控制食盐和蛋白质摄入,食盐摄入＜6g/d,蛋白质摄入＜0.8g/

（kg·d）。对肾功能不全、用碳酸氢钠预防代谢性酸中毒者,食盐摄入应限制在 2～3g/d 以内,蛋白质摄入＜0.6g/（kg·d）。避免进食富含嘌呤的事物,如动物内脏、海产品等。对合并糖尿病的高血压肾病患者,还应遵守糖尿病饮食,严格控制血糖。

三、药物治疗

（一）药物治疗原则

本病治疗的关键在于早期合理采用降压药物积极控制患者血压,进而防止病情进展以及其他并发症的发生。若患者已合并慢性肾功能不全或慢性肾功能衰竭,则除控制血压外,还需要积极处理贫血、钙磷代谢紊乱等并发症。高血压性肾病降压药物的使用应尽可能遵从以下原则:

（1）尽可能将患者血压控制在目标值（尿蛋白量＜1g/24h 者血压目标值为 130/80mmHg,蛋白量＞1g/24h 者血压目标值为 125/75mmHg）。

（2）尽可能保护肾脏功能,延缓肾病进展。

（3）尽可能降低心、脑血管等疾病发病风险。

（4）尽量选择不良反应少并对肾功能有保护作用的药物,尽可能减少尿蛋白,稳定或延缓高血压肾损害。

（5）为了使慢性肾脏病患者达到理想的血压,可联合应用多种降压药物。

（6）恶性肾小动脉硬化症患者短期内肾功能迅速恶化,在合并有高血压脑病、视力迅速下降、颅内出血等以及不能口服药物时,可静脉给药,如硝普钠,力争在 12～24 小时内控制血压。

（7）避免降压速度过急、过猛,以免造成肾脏、脑及心脏等重要脏器的缺血。

（8）对于已存在慢性肾功能不全或肾脏代偿能力下降的患者,在应用降压药物治疗时应注意调整药物的剂量和药物的不良反应。

（二）药物选择

1.血管紧张素转换酶抑制剂

适用于高血压、糖尿病或轻度肾功能减退患者。循证医学证实 ACEI 是目前公认的保护肾脏最有效的一类降压药物,对于高血压性肾病患者具有延缓肾损害的作用,也可用于只有蛋白尿而无高血压的患者。它扩张出球小动脉的作用强于其扩张入球小动脉的作用,一方面具有降低系统高血压、改善肾小球内"三高"延缓肾损害进展的"血压依赖性效应",另一方面还有减少细胞外基质蓄积作用的"非血压依赖性效应"。当患者血清肌酐＜3mg/dl 时,可较为安全的使用 ACEI 降血压以及保护肾功能,但应警惕高钾血症的发生和监测血清肌酐的变化,若患者血清肌酐升高超过用药前 30%～50%,应及时停用 ACEI。现阶段对于血清肌酐＞3mg/dl 患者应用 ACEI 仍有争议,过去认为血清肌酐＞3mg/dl 时,不宜使用 ACEI,但近年来我国学者侯凡凡教授研究证实血清肌酐在 3～5mg/dl 时使用 ACEI 不仅有效,而且依然是安全的。目前,ACEI 类药物有 10 余种,选药原则为:①尽可能应用对肾组织渗透力高的药物。②尽可能选择通过肾脏及肾外双通道排泄的药物。③尽可能从小剂量开始应用 ACEI,尤其老年人肾脏相对血流不足,肾动脉粥样硬化,对 ACEI 格外敏感,若用药不当可以发生急性肾功能衰竭。④对于双侧肾动脉狭窄、少尿、高钾血症、妊娠、未行血液透析的尿毒症患者应慎用或禁用

ACEI类药物。⑤单独应用 ACEI 时,如果能将患者血压控制至正常,则继续治疗;如不能控制,可将其剂量加倍或联合其他种类降压药物使用。ACEI 的主要不良反应为咳嗽、高钾血症、过敏、血管神经性水肿等。

2.血管紧张素Ⅱ受体拮抗剂

ARB 的治疗对象和禁忌证与 ACEI 基本相同,还可以适用于对 ACEI 不能耐受的高血压患者。ARB 对于降低患者收缩压和舒张压均有作用,具有长效、降压平稳、抑制左心室肥厚、肾脏保护和预防脑卒中的作用,并且某些种类 ARB 还能降低血尿酸、增加尿酸排泄。与 ACEI 相比尚有以下优点:不影响激肽代谢,无咳嗽等不良反应,有良好的耐受性;其疗效不受 ACE 基因多态性的影响;可抑制非 ACE 催化产生的血管紧张素Ⅱ(AngⅡ)的各种效应。

3.钙通道阻滞剂

CCB 包括二氢吡啶类和非二氢吡啶类两种亚型,同时可以按照药物剂型的不同分为长效制剂和短效制剂,主要适用于合并肾功能不全或糖尿病的高血压患者。短效制剂由于可引起患者血压较大波动,目前已不推荐长期使用。长效二氢吡啶类药物主要包括:非洛地平缓释片、氨氯地平、硝苯地平控释片等。二氢吡啶类 CCB 降低血压疗效肯定,但对肾脏的保护作用却存在争论。部分动物实验表明二氢吡啶类 CCB 扩张入球小动脉强于扩张出球小动脉,导致肾小球内“三高”状态加重,对保护肾脏不利。但近年来临床研究显示,肾小球疾病时使用 CCB 治疗高血压,只要把系统血压控制在目标值,亦可起到肾脏保护作用。非二氢吡啶类钙通道阻滞剂主要包括维拉帕米和地尔硫䓬,由于非二氢吡啶类钙通道阻滞剂对窦房结功能和房室传导有抑制作用,容易引起窦性心动过缓和房室传导阻滞。因此,非二氢吡啶类钙通道阻滞剂对心力衰竭、窦房结功能低下、心传导阻滞者禁用。相对于 ACEI 和 ARB 类降压药物而言,应用 CCB 禁忌证少,使用安全。

4.利尿剂

适用于高血压早期或轻型高血压患者,对盐敏性高血压有较强的降压效果。主要不良反应有低钾血症、高钙血症、高血糖和高脂血症等,故糖尿病、痛风和高脂血症患者应慎用。另外,对肾功能减退的患者也有不利影响,可引起血尿素氮和肌酐的增高。对于限制盐摄入困难的患者和容量依赖性高血压患者,应适当加用利尿剂。患者 GRF>30ml/mm 时,可使用噻嗪类药物。患者 GRF<30ml/min 时,可使用袢利尿剂,对于部分患者可联合使用两类利尿剂。保钾排钠类利尿剂不宜与 ACEI 合用,肾功能不全者严禁二者联合应用。

5.β-受体阻滞剂

适用于心率偏快,心功能良好伴冠心病心绞痛的轻中型高血压患者。通过大量的临床实践认为β-受体阻滞剂可有效地降低高血压,但其可导致心动过缓,诱发支气管哮喘、高血糖、高脂血症等。因此,对于合并哮喘、慢性阻塞性肺病和病态窦房节综合征的患者不宜使用,糖尿病患者也应慎用。

6.α-受体阻滞剂

适用于伴有肥胖、高脂血症及肾功能不良的高血压患者。α-受体阻滞剂对肾功能参数无明显影响,由于其可控制血压、调整血脂,所以对肾脏产生一定益处。常见不良反应为体位性低血压,尤其是首剂服药时容易发生,因此首次服药时应在临睡前药量减半服用,并注意尽量避免夜间起床。

7.联合使用多种降压药物

若患者初始血压较高或使用单一降压药物患者血压不达标,则可以考虑和其他种类降压药物联合使用,但并非任意降压药物均可以联合使用。一般推荐:二氢吡啶类钙通道阻滞剂联合噻嗪类利尿剂、二氢吡啶类钙通道阻滞剂联合 ACEI/ARB、二氢吡啶类钙通道阻滞剂联合 β-受体阻滞剂和 ACEI/ARB 联合噻嗪类利尿剂。ACEI 和 ARB 能否联合应用存在争议,目前一般不推荐 ACEI 和 ARB 联合应用于降压治疗,但在肾脏病学领域,仍有学者建议 ACEI 和 ARB 联合应用于减少尿蛋白和延缓肾功能进展。

常用的可联合应用的降压药:

1)氨氯地平(2.5～10mg,1 次/日)+氢氯噻嗪(12.5～50mg,1～3 次/日);

2)非洛地平(5～10mg,1～2 次/日)+氢氯噻嗪(12.5～50mg,1～3 次/日);

3)氨氯地平(2.5～10mg,1 次/日)+福辛普利(10～40mg,1 次/日);

4)非洛地平(5～10mg,1～2 次/日)+福辛普利(10～40mg,1 次/日);

5)氨氯地平(2.5～10mg,1 次/日)+美托洛尔(25～50mg,2～3 次/日);

6)非洛地平(5～10mg,1～2 次/日)+美托洛尔(25～50mg,2～3 次/日);

7)福辛普利(10～40mg,1 次/日)+氢氯噻嗪(12.5～50mg,1～3 次/日);

8)贝那普利(10～20mg,1 次/日)+氢氯噻嗪(12.5～50mg,1～3 次/日)。

8.高血压危象的处理措施

降压目标是通过静脉输注降压药,1 小时内使平均动脉血压迅速下降<25%,在以后的 2～6小时血压降至 160/100～110mmHg。若患者可以耐受且临床病情稳定,在以后 24～48 小时血压逐步降至正常水平。高血压危象常用降压药有硝普钠、尼卡地平、乌拉地尔、肼屈嗪、拉贝洛尔、酚妥拉明等。有些高血压急症患者,用口服短效降压药可能有益,如卡托普利、拉贝洛尔、可乐定等。

(三)高血压性肾病复发的预防与治疗

患者若自行停药,即失去对病情的控制。本病需终身服药,应尽可能告知患者停药风险、增加患者依从性,对于自行停药、血压难以控制的患者,只需再次按照降压药物使用原则将血压控制到目标值即可。

(四)高血压性肾病及其并发症治疗处方举例

方案1　卡托普利片剂 25mg,口服,3 次/日;

或:

依那普利片剂 10mg,口服,2 次/日。

适用范围:适用于 CKD1～4 期及透析、肾移植伴高血压患者。

注意事项:药物过敏者禁止使用。对于血肌酐>3mg/dl 患者使用时应注意监测尿量、血清钾以及血肌酐水平。

疗程:终身治疗。

评价：费用较少，但需每日多次服药，患者 24 小时血压波动大。

方案 2　贝那普利片 10mg，口服，1 次/日；

或：

福辛普利钠片 10mg，口服，1 次/日。

适用范围：适用于 CKD1～4 期及透析、肾移植伴高血压患者。

注意事项：药物过敏者禁止使用。对于血肌酐＞3mg/dl 患者使用时应注意监测尿量、血清钾以及血肌酐水平。

疗程：终身治疗。

评价：费用适中，患者依从性好，24 小时血压波动小。

方案 3　缬沙坦胶囊 80mg，口服，1 次/日；

或：

厄贝沙坦片 150mg，口服，1 次/日。

适用范围：适用于 CKD1～4 期及透析、肾移植伴高血压患者。

注意事项：药物过敏者禁止使用。对于血肌酐＞3mg/dl 患者使用时应注意监测尿量、血清钾以及血肌酐水平。

疗程：终身治疗。

评价：费用适中，患者依从性好，24 小时血压波动小。

方案 4　硝苯地平片 10mg，口服，3 次/日；

或：

尼群地平片 10mg，口服，3 次/日。

适用范围：适用于 CKD1～5 期及透析、肾移植伴高血压患者。

注意事项：药物过敏者禁止使用。

疗程：终身治疗。

评价：费用较少，但需每日多次服药，患者 24 小时血压波动大，不推荐长期使用。

方案 5　非洛地平控释片 10mg，口服，1 次/日；

或：

苯磺酸氨氯地平片 10mg，口服，1 次/日。

适用范围：适用于 CKD1～5 期及透析、肾移植伴高血压患者。

注意事项：药物过敏者禁止使用。

疗程：终身治疗。

评价：费用适中，患者依从性好，24 小时血压波动小。

方案 6　贝那普利片 10mg，口服，1 次/日＋氢氯噻嗪片 12.5mg，口服，1 次/日；

或：

福辛普利钠片 10mg，口服，1 次/日＋氢氯噻嗪片 12.5mg，口服，1 次/日。

适用范围：适用于 CKD1～4 期高血压伴容量负荷过多患者。

注意事项：药物过敏者禁止使用。对于血肌酐＞3mg/dl 患者使用时应注意监测尿量、血清钾以及血肌酐水平。

疗程:终身治疗。

评价:费用适中,患者依从性好,24小时血压波动小。

方案7　盐酸贝那普利片10mg,口服,1次/日+非洛地平控释片10mg,口服,1次/日;

或:

福辛普利钠片10mg,口服,1次/日+非洛地平控释片10mg,口服,1次/日。

适用范围:适用于CKD1～4期高血压患者,血压较高或单药难以控制。

注意事项:药物过敏者禁止使用。对于血肌酐＞3mg/dl患者使用时应注意监测尿量、血清钾以及血肌酐水平。

疗程:终身治疗。

评价:费用稍高,患者24小时血压波动小。

方案8　盐酸贝那普利片20mg,口服,1次/日+氢氯噻嗪片25mg 口服,2次/日
+非洛地平缓释片10mg,口服,1次/日+酒石酸美托洛尔片25mg,口服,2次/日;

或:

福辛普利钠片20mg,口服,1次/日+氢氯噻嗪片25mg,口服,2次/日
+苯磺酸氨氯地平片10mg,口服,1次/日+酒石酸美托洛尔片25mg,口服,2次/日。

适用范围:适用于CKD1～4期高血压患者,血压高且难以控制。

注意事项:药物过敏者禁止使用。对于血肌酐＞3mg/dl患者使用时应注意监测血清钾以及血肌酐水平。

疗程:终身治疗。

评价:费用高。

四、疗效评价及随访

(一)治愈标准

无治愈标准。本病需终身服药,积极控制高血压,进而防止高血压性肾病的发生。

(二)好转标准

(1)对于已发生高血压性肾病的患者,需将血压控制在＜130/80mmHg,对于尿蛋白＞1g/24h患者,血压应控制在＜125/75mmHg。

(2)对于有蛋白尿的患者,需尽量将尿蛋白量控制在＜1g/24h内。

(三)随访观察

1.病情监测

病情平稳后,至少每1～2个月复诊1次;门诊复诊了解患者血压、尿蛋白量、血肌酐、肾功能及药物不良反应发生情况;评估生活质量;至少每3个月检查1次血清肌酐、血红蛋白、尿蛋白量。

2.预防复发的措施

(1)生活调理:提倡乐观生活态度和保持健康生活方式;体育锻炼、缓解精神压抑和紧张;戒烟、戒酒、遵医嘱服药;饮食因素,避免辛辣食物、富含高尿酸、高血脂食物等;避免使用导致

肾功能损伤的药物,如果不能避免,需要在医师指导下。

(2)长期服用降压药物:患者罹患高血压时,即便没有出现明显肾脏损害,也需要长期服药把血压控制在正常范围内。

(四)并发症

高血压性肾病系有患者血压长期高出正常范围且得不到合理控制所致,当患者病情进展到一定阶段,患者可以出现慢性肾功能不全或慢性肾功能衰竭。此外,高血压性肾病患者往往合并有高血压其他靶器官的损害,如高血压性心脏病、脑出血、脑梗死等并发症。

(五)预后

在疾病早期,若能将血压严格控制在正常范围内,则本病进展缓慢,预后尚可。若患者血压控制不佳,则随着时间进展,部分患者可最终发展至尿毒症阶段。患者预后往往取决于是否伴有高血压性心脏病、脑出血、脑梗死等并发症。合并有上述并发症时,患者预后往往不佳。

第二节　终末期肾病

一、概述

终末期肾病(end-stage renal disease,ESRD),为自身的肾功能不可逆地下降,病情严重至必须进行透析或移植,否则足以致命。FJSRD 处在慢性肾脏病(chronic kidney disease,CKD)分期的第 5 期,此期主要指估计的肾小球滤过率(eGFR)低于每标准体表面积(1.73m²)15ml/min,或指那些需要透析的患者,不论肾小球滤过率高低。肾功能减退或丧失导致一系列调节紊乱,包括体液潴留(细胞外液容量负荷过量)、贫血、骨矿物质代谢紊乱、血脂异常及蛋白质能量营养不良。在 ESRD 患者中可以观察到的液体潴留会导致高血压、心室功能不全以及更多的心血管事件的发生。

二、治疗

(一)康复措施

1.门诊治疗

患者临床症状轻,不影响生活与工作者,可采取门诊治疗。

2.住院治疗

患者临床症状重,可存在有并发症,影响生活与工作者,可采取住院治疗。

(二)一般治疗

1.原发疾病和加重因素的治疗

有效治疗原发疾病和清除引起肾功能恶化的可逆因素。

2.终末期肾病的防治

是一个包含社会、心理、信息和生物医学的综合防治。一体化治疗是一个对患者进行终生监测、指导和治疗的系列过程,这一过程应是肾脏专科医师主导的多学科、多级别医院医师以及患者和其家属共同参与的过程。一体化治疗的目的在于减少并发症;提高生存率、生活质量,促进患者回归社会。

3.维持水、电解质平衡,纠正酸中毒

(1)脱水和低钠血症:尿毒症患者容易发生脱水和低钠血症,特别是长期食欲不振、呕吐和腹泻者,更是如此。一旦发生,应及时补充。但要注意对水钠耐受差的特点,补充不应过量,以免引起高钠血症和水中毒。

(2)低钾血症和高钾血症:尿毒症患者的血钾一般处在正常的低值,但使用利尿剂后,则极易发生低钾血症。这时应口服氯化钾或枸橼酸钾补充。只有在紧急情况下,才需要静脉补钾。无尿或使用保钾利尿剂后,则可引起高钾血症,其紧急处理可给予行血液透析治疗。

(3)纠正酸中毒:多数慢性肾衰患者,应经常口服碳酸氢钠,一般 3～10g/d,分 3 次服。严重酸中毒,需静脉补碱,并按血气分析予以调整剂量,同时根据病情考虑是否开始透析治疗。

4.肾性骨病治疗

(1)控制高磷血症:限制饮食中每日磷的摄入,应当小于 800～1000mg,若血磷仍不能达标,需使用磷结合剂,如碳酸钙、醋酸钙、司维拉姆,在进餐时同时口服,使用含钙的磷结合剂时,总的钙元素不要高于 2000mg/d。

(2)纠正低钙血症,防止高钙血症:当 CKD 患者校正血钙低于 8.4mg/d(2.1mmol/L)且伴有 PTH 高于靶目标值,或者有低钙血症的临床症状时,应当给予钙盐或者维生素 D 的治疗。CKD5 期的患者应当尽可能将血钙水平维持在正常范围的低限。

(3)补充维生素 D 或类似物:检测血清 25-OH-D 水平低于 30ng/ml 需要补充普通维生素 D 并在治疗过程中增加血钙磷水平的监测频率。

(4)应用治疗骨质疏松药物:如二磷酸盐或生长激素治疗骨病。

(5)纠正酸中毒:定期监测患者的血清 CO_2 水平,必要时补充碳酸氢盐,将其维持在 22mmol/L 以上。

(6)甲状旁腺切除术。

(7)及早发现血管钙化。

5.贫血的治疗

(1)肾性贫血的治疗目标:2007 年 K/DOQI 肾性贫血目标值为 Hbl1～12g/dl。

(2)肾性贫血的治疗:①红细胞生成刺激素:EPO 起始剂量为每周 80～120IU/kg。常用剂量为每周 6000～9000IU,分 2～3 次皮下注射;②铁剂:铁蛋白<200ng/ml 时,每次 100mg,连续 10 次,铁蛋白 200～600ng/ml 时,每 1～2 周 1 次。

6.控制高血压

降压目标为:尿蛋白>1.0g/d 者,血压<125/75mmHg;尿蛋白<1.0g/d 者,血压<130/80mmHg。治疗方法常用的有:低盐饮食,利尿剂的应用,血管紧张素转换酶抑制剂和(或)受体拮抗剂的应用和血管扩张剂(主要用钙离子通道阻滞剂)等。

7.高脂血症治疗

原则同其他高脂血症,包括:①低脂饮食;②适当运动;③药物治疗:常用他汀类降脂药。

8.吸附剂治疗

口服药用碳片,可使肠道中尿素与其结合,而排出体外。

9.肠道清除治疗

利用大量液体通过鼻饲或口服透析盐(15g/d)来达到腹泻的方法,即肠道清除治疗,缺点是患者不易耐受。

10.防止心血管并发症

有效控制血压,纠正贫血和酸中毒,保持水、电解质平衡是基础。可考虑使用强心剂及扩血管药,也可行透析治疗。

11.控制感染

选用抗菌效率高、肾毒性小的药物。

12.血液透析疗法

(1)目前评价最佳治疗的标准是:①治疗要个体化和能测定透析量;②能有效地清除小分子和中分子量尿毒症毒素;③能精确控制容量超滤;④适当的治疗时间;⑤不引起心血管不稳定的并发症;⑥减少或推迟透析骨病、贫血等慢性透析并发症的发生;⑦治疗过程中和治疗后患者的生理改变尽可能不影响患者的日常生活。

(2)适应证:限制蛋白摄入不能缓解的食欲减退、恶心等尿毒症症状;难以纠正的高钾,血症;难以控制的进展性代谢性酸中毒;保守治疗难以控制的水钠潴留,引起充血性心力衰竭、急性肺水肿;尿毒症性心包炎;尿毒症性脑病和进展性神经病变。除此之外,对保守治疗依从性差的患者应早期准备肾脏替代治疗,以免发生威胁生命的尿毒症并发症或电解质失衡。

(3)透析前处理:确定原发病;去除急性加重的可逆因素;治疗尿毒症的并发症;建立血管通路或腹腔通路。

(4)血液透析充分性的评价:大量关于血液透析预后的研究证明,血液透析的剂量与患者并发症的发病率和死亡率有相关性。终末期肾脏病(ESRD)患者接受充分的血液透析治疗可使死亡率下降。

透析充分性的基本指标:

1)尿素氮(BUN)及血肌酐(Scr):尿素氮和血肌酐是尿毒症毒性物质之一,可以大致表示尿毒症的严重程度。透析前尿素氮以 28.56mmol/L(80mg/dl)为宜,高于此值可能透析不充分或者蛋白质摄取过多,尿素氮透析后下降至透析前水平的 1/2 或 1/3 为佳,肌酐透析前为 442～884μmol/L(5～10mg/dl),它通常表明透析充分与否或活动量的多少,透析后下降至 176～265.2μmol/L(2～3mg/dl).

2)电解质、酸碱平衡:透析前低血钙、高血钙、高血磷、高血镁,透析后血钙、血磷、血镁近于正常,血钾偏低。透析前 pH7.3,碳酸氢盐浓度 10mmol/L,而透析后 1 小时 pH7.4,碳酸氢盐浓度 20mmol/L,透析后 3 小时 pH 及碳酸氢盐浓度出现偏碱现象。

3)干体重:干体重指患者在体液正常稳定状态下的体重,即在透析后既不存在水潴留,也没有脱水现象。判断干体重的有关因素包括:面容,没有眼睑及面部水肿;胸部 X 线片心影不扩大,肺野清晰,无胸水征;血压正常,除非伴有肾素依赖性高血压;在透析稳定超滤脱水的条件下,临下机前患者出现低血压,透析后起床头晕或出现虚脱表现,说明已到干体重。

（三）外科治疗

1.适应证

各种肾脏疾病进展至终末期阶段,经一般治疗无效或各种原因造成的不可逆肾衰竭,均可行肾移植。

2.术前准备

(1)受者的体格检查、病史评估及相关实验室检查;

(2)供者的评估及选择。

3.并发症

(1)外科并发症:出血、肾动静脉血栓形成、血管吻合口破裂肾动脉狭窄、尿瘘、输尿管梗阻、切口感染、淋巴囊肿、移植肾破裂。

(2)各种感染并发症:细菌性感染、结核菌感染、真菌感染、病毒感染。

(3)其他非感染性长期并发症:移植后高血压、移植后糖尿病、高脂血症、移植后肿瘤、无菌性骨坏死、移植物的再发性疾病、移植物肾小球病。

4.禁忌证

恶性肿瘤、活动性肝炎、严重血管性疾病、近期有心肌梗死发生者、活动性结核、艾滋病或HIV 携带者、预期寿命小于 5 年者、未治愈的消化道溃疡。

（四）活动

按有氧健身计划适当活动,避免过度劳累。

（五）饮食

(1)蛋白质的摄入量应根据患者的肾功能加以调整,采用低蛋白饮食,但以不产生负氮平衡为原则[一般 0.8g/（kg·d）],应给优质蛋白,如蛋类、乳类、鱼、瘦肉等,限制植物性蛋白质的摄入。

(2)保证足够能量摄入,以碳水化合物为主。

(3)补充维生素以 B 族和维生素 C 为主。

(4)饮水量应视具体情况而定,尿量每日在 1000ml 以上,无水肿者不必严格限水。

(5)钠盐不必过分限制,因储钠功能减退,尿中有钠盐丢失。

(6)少尿者应严格限制含磷含钾的食物。

(7)必须氨基酸疗法:口服或静滴必须氨基酸或仪-酮酸,如 α-酮酸每次 4～8 片,3～4 次/日,凡用该法应忌食含非必须氨基酸丰富的食物,并进食低量优质蛋白[一般 0.6g/（kg·d）],以促进机体利用尿素合成非必须氨基酸,继而与必须氨基酸合成人体蛋白质,从而达到降低血尿素氮的目的。

三、药物治疗

（一）药物治疗原则

针对不同的并发症选择合适的药物。

(二)药物选择

1.纠正水、电解质平衡

透析者加强超滤和限制钠水的摄入。高钾血症:应首先治疗引起高钾的原因和限制从饮食中摄入钾,首用 10%的葡萄糖酸钙 20ml,稀释后缓慢静脉注射,继之用 5%的碳酸氢钠 100ml 静脉推注,5 分钟注射完成后用 50%葡萄糖 50～100ml 加普通胰岛素 6～12U 静脉注射,经上述处理后,如血钾不降,应即做透析。

2.维持酸碱平衡类药

多数慢性肾衰患者,应经常口服碳酸氢钠,一般 3～10g/d,分 3 次服。HCO_3 低于 13.5mmol/L,尤以伴有昏迷或深大呼吸时,应静脉补碱,一般先将 HCO_3 提高到 17.1mmol/L。每提高 HCO_3 1mmol/L,需要 5%碳酸氢钠 0.5ml/kg,如因纠正酸中毒而引起低钙血症,可给予 10%葡萄糖酸钙 10ml 稀释后缓慢静脉注射。严重酸中毒,需静脉补碱,并按血气分析予以调整剂量,同时,根据病情,考虑是否开始透析治疗。

3.神经精神系统受累时用药

癫痫发作时予以地西泮注射(10～20mg)有效,但因其作用时间短需同时长效抗癫痫药物以防再发。在心电监测的情况下,每分钟不超过 50mg 的速度注入苯妥英钠 200mg,或缓慢滴注地西泮 100～150mg/24h。

4.高血压

对容量依赖型高血压应控制水、钠摄入,并配合利尿剂及降压药。利尿剂中以呋塞米及依他尼酸钠效果最好。对肾素依赖型血管紧张素转换酶抑制剂及血管紧张素Ⅱ受体拮抗剂,如赖诺普利、福辛普利、贝那普利、培哚普利、依那普利、卡托普利、氯沙坦、缬沙坦、替米沙坦、氯沙坦等,还可用钙离子拮抗剂及 β-受体阻滞剂,还有 α、β-受体阻滞剂等。可联合应用,使血压降到理想水平。

5.贫血治疗

详见肾性贫血。

6.肾性骨病

详见其治疗。

7.皮肤瘙痒

外用乳化剂,口服抗组胺药物,控制高磷血症及强化透析。

8.胃肠透析

药用炭片,尿毒清(1 包,3～5 次/日),口服透析盐(15mg,3 次/日)。

9.维持氮平衡

复方 α-酮酸片(4～8 片,3 次/日),配合低蛋白饮食。

(三)终末期肾病复发的预防与治疗

无。

(四)终末期肾病并发症治疗

常见的并发症:感染;心血管:是尿毒症患者死亡的首要因素;肾性贫血及营养不良;肾性

骨病;尿毒症性脑病;高钾血症、代谢性酸中毒等。其各自治疗措施详见各有关章节。

血液透析并发症的治疗:

1.即刻并发症

(1)失衡综合征(dialysis disequilibrium syndrome):是指在透析过程中或透析结束后不久出现的以神经、精神系统为主的症候,常持续数至 24 小时后逐渐消失。轻度失衡时只有头痛、焦虑不安或恶心、呕吐,严重时可有意识障碍,癫痫样发作,昏迷甚至死亡。原因有尿素氮代谢产物清除过速,脑组织反应性酸中毒,特发性渗透物质作用,低钠血症,透析中低血糖等。治疗:静脉注射 50% 高渗葡萄糖 40~60ml 或 3% 的盐水 40ml;症状明显者给予 20% 甘露醇 250ml 脱水,并给予其他减轻脑水肿的措施;发生抽搐时静脉注射地西泮 10~20mg;血压高及心律失常者给予相应对症处理。

(2)低血压:临床表现为无症状性低血压,但大部分患者有头晕、胸闷不适,面色苍白,出冷汗,眼前发黑、恶心、呕吐、心率加快和肌肉痛性痉挛,甚至一过性意识丧失。其发生的原因有有效血容量减少,自主神经病变和血管收缩降低,内分泌性因素,醋酸盐不耐受等,患者平卧,头低位,将负压、血流量调低,以减少超滤作用,快速静脉注入生理盐水 100~200ml 或 50% 葡萄糖 60ml。如有可能,给予输血、白蛋白、血浆。若输液 500ml 以上血压仍不回升,可用升压药并进一步检查原因,给予相应措施。

(3)低氧血症:原因有肺通气功能减退,肺内弥散障碍等。治疗:氧气吸入(2L/min,40% 的氧气)。预防:氧气吸入,过氧化氢内供氧,供给葡萄糖,使用碳酸氢盐透析液,提高透析膜生物相容性。

(4)心血管并发症:心律失常,原因有高钾血症,低钾血症,病毒感染,洋地黄类药物毒性反应,根据其病因给予相应的处理,并给予抗心律失常药。心包填塞,透析中发生多为出血性,常在原有尿毒症性心包炎基础上,由于肝素应用而引起心包腔出血,透析中发生者,及时停止透析,用鱼精蛋白中和肝素。颅内出血,仍采用血液透析治疗者至少在 7~10 天之内不用肝素抗凝。

(5)溶血:原因有透析液低渗,透析液温度过高,透析用水中氯、氯胺或硝酸盐含量过高,消毒剂残留,游离铜离子作用,异型输血,血泵或管道内表面对红细胞的机械性损伤。发生时应立即停止血泵,夹住血路导管,有贫血者立即补充新鲜血液并给予纯氧吸入,有高钾者给予对症处理。预防,定期检修机器,认真监测透析液成分,透析用水应使用反渗水。

(6)空气栓塞:有脑性抽搐时给予静脉注射地西泮 10~20mg,有脑水肿或昏迷者可给予地塞米松及脱水剂治疗,用肝素及低分子右旋糖酐增加微循环功能。

2.远期并发症

(1)心血管系统:高血压;左心室功能不全;冠状动脉疾病;心内膜炎;心律失常;脂质代谢紊乱。

(2)呼吸系统:肺水肿;胸腔积液;肺部感染;低氧血症;高钾、低磷血症或糖负荷过多引起的呼吸衰竭。

(3)消化系统:胃肠道疾病,如食管炎,胃炎及消化性溃疡,肠缺血和肠梗死,肠梗阻,憩室病,肠穿孔,淀粉样变,血管畸形,胃肠道出血;胰腺疾病;肝脏疾病,如肝损害,透析相关性腹水。

（4）血液系统：贫血,出血,白细胞异常,铁负荷过度。

（5）神经系统：中枢神经系统疾病,如透析脑病,Wernicke 脑病,尿毒症性脑萎缩,脑血管病变及周围神经病变、自主神经病变。

（6）继发性甲状旁腺功能亢进与肾性骨病。

（7）皮肤干燥、瘙痒。

（五）终末期肾病及其并发症的治疗处方举例

1.终末期肾病的治疗处方举例

方案　复方 α-酮酸片,4～8 片/次,口服,3 次/日。

适用范围:配合低蛋白饮食,预防和治疗因慢性肾功能不全而造成蛋白质代谢失调引起的损害,延缓肾脏病进展。对于 GFR<25ml 的慢性肾脏病患者可以长期服用。

注意事项:本品宜在用餐期间服用,使其充分吸收并转化为相应的氨基酸。应定期监测血钙水平,并保证摄入足够的热量。不要把药品存放在儿童接触得到的地方。请勿服用超过有效期的产品。

疗程:终身服用。

评价:复方 α-酮酸具有独特特性。由于氨基转移至酮基类似物利用了氮,故而抑制了尿素产生。尿素生成抑制能持续至停补酮基类似物后 8 天(滞留现象)。因此,疗效较为显著(临床证据 B 级)。

2.终末期肾病并发症(肾病贫血)的治疗方案

方案　①红细胞生成刺激素:EPO 常用剂量为每周 6000～9000IU,分 2～3 次皮下注射;②铁剂:铁蛋白<200ng/ml 时,每次 100mg,连续 10 次,铁蛋白 200～600ng/ml 时,每 1～2 周 1 次。

适用范围:合并有肾性贫血的患者。

注意事项:高血压、透析通路血栓、高钾血症、纯红细胞性再生障碍性贫血、ASA 低反应。

疗程:根据血红蛋白调整。

评价:HB,Hct 及 RBC、网织红细胞计数、血清铁、铁蛋白、总铁结合率、转铁蛋白饱和度。

四、疗效评价及随访

（一）治愈标准

无。

（二）好转标准

肌酐、尿素氮降低,各系统并发症有所改善。

（三）随访观察

1.病情监测

长期门诊随访,行肾功能、电解质、血常规、血磷、肝功能及 PTH 等各方面的检查,并给予长期透析治疗。肾移植患者需长期监测血药浓度。

2.预防复发的措施

无。

3.并发症

(1)感染。

(2)心血管并发症:是尿毒症患者死亡的首要因素。

(3)肾性贫血及营养不良。

(4)肾性骨病。

(5)尿毒症性脑病。

(6)高钾血症、代谢性酸中毒等。需预防和减少并发症的发生,随时监测病情变化。

(四)预后

个体差异较大。与综合治疗、遗传以及患者的社会、经济条件等有关,一般来说预后较差。

第三节　肾性骨病

一、概述

慢性肾脏病(chronic kidney disease,CKD)患者常存在着矿物质代谢紊乱,在 20 世纪 30 年代的个案报告中被称为肾性侏儒症或肾性佝偻病及肾性纤维囊性骨炎。中国内分泌专家刘士豪、朱宪彝,将该病统一命名为肾性骨营养不良(ROD),并一直沿用至今,目前一般简称肾性骨病(renal bone disease)。近年也有人提出"慢性肾病—矿物质和骨代谢病变"(CKD-MBD)的概念,即 CKD 患者体内矿物质和骨代谢异常引起的多系统病变(尤以骨骼外多系统钙化为突出)所组成的临床综合征。肾性骨病在 CKD 早期即可发生,透析阶段几乎均发生肾性骨病。CKD3 期就应该开始进行肾性骨病相关的钙、磷和全段甲状旁腺激素(IPTH)水平的监测和治疗。

肾性骨病可分为高转化性肾性骨病(high-turnover renal bone disease,又称继发性甲状旁腺功能亢进性骨病)、低转化性肾性骨病(10w～turnover renal bone disease)及混合性骨病(mixed bone diseases)。继发性甲状旁腺功能亢进(SHPT)是引起高转化性肾性骨病的主要原因,其不仅可引起骨骼的严重损害,而且可以加重钙、磷代谢异常,引起皮肤瘙痒、贫血、神经系统损害及心血管疾病等。合理应用活性维生素 D,严格监测血 IPTH、钙、磷和钙磷乘积等,是治疗 SHPT 的重要手段。

二、治疗

(一)康复措施

1.门诊治疗

患者临床症状轻,不影响生活与工作者,可采取门诊治疗。

2.住院治疗

伴有并发症的中重度肾性骨病患者,或不能正常生活与工作者需住院治疗。

（二）一般治疗

提倡乐观生活态度，保持健康生活方式。给予强化透析，即每周 3 次血液透析，eKt/V 应该＞1.2；高通透析和高生物相容性膜；血液透析滤过、血液滤过、每日短时透析、夜间透析；超纯透析液；血液透析或腹膜透析的透析液钙浓度应为 2.5mmol/L。部分患者需应用较高或较低钙浓度的透析液。透析液的钙浓度可能需要多次调整。

在低甲状旁腺激素伴随无动力性骨病发生时，应考虑更低透析液钙浓度（如 1.0～1.25mmol/L）。此时，甲状旁腺激素的分泌受刺激而增高、骨转运增加。IPTH 应至少达到100pg/ml 以避免无动力性骨病的发生。由于此种治疗可以导致显著的骨矿物质流失，因此不能长期应用。

如果 IPTH 水平超过 300pg/ml，透析液的钙浓度应再次调整。需注意防止低透析液钙浓度过度刺激甲状旁腺素分泌而导致高转运性肾性骨病，临床诊治的重点也应放在高钙血症原发病因的确定和治疗上。

在透析的早期阶段，由于患者的钙平衡和钙浓度无法维持，需应用高钙透析液（通常为1.75mmol/L）。

（三）外科治疗

1.适应证

（1）对于伴有高钙和（或）高磷血症，药物治疗无效的严重的甲状旁腺功能亢进症［血清IPTH 水平持续＞800pg/ml(88.0pmol/L)］，建议行甲状旁腺切除术。

（2）甲状旁腺次全切或全切后甲状旁腺组织自体移植，可使严重甲状旁腺功能亢进症获得有效的治疗。

评价：有些建议提出甲状旁腺体积已经增大的患者可能已不能应用药物治疗，因此认为，应用超声或放射性核素技术可以比较可靠地推断药物治疗的效果。但遗憾的是目前尚无足够的证据支持这种观点；甲状旁腺切除术的方法不一，次全切、全切、甲状旁腺组织移植或不移植都取得了很好的效果，对此没有对比研究，效果和复发率差异无显著性。有些意见提出甲状旁腺全切术不适合计划进行肾移植的患者，因为术后的血钙水平很难控制；有人提倡甲状旁腺探查术前应进行影像学检查，这对某些病例有帮助，有人认为没有必要。对于术前进行和不进行影像学检查尚无对比研究；与手术切除甲状旁腺不同，最近发明了一种在超声引导下将无水乙醇注入甲状旁腺组织使其硬化的方法。但尚无评价其远期效果的长期观察研究。由于没有严格的手术适应证、术式选择的不同、手术只选择在有限的患者进行，同时缺乏随访资料，以及所选研究对象的不同，因此对于这一 CKD 并发症目前尚难提供结论性的指南。

尽管甲状旁腺切除术目前尚无严格的手术适应证，也没有研究确定一个预测药物治疗无效必须手术治疗的生化指标，尽管手术切除的复发率很高，但当药物治疗无效时，选择手术的确能使亢进的甲状旁腺功能得到有效控制。需要重点强调的是，如果选择做甲状旁腺组织移植，应该取最少可能发生结节状增生的少许组织。计划进行肾移植的患者建议不要选择甲状旁腺全切术，因为术后血钙水平的控制将成为棘手的问题。

2.术前准备

测定血钙、尿钙、血磷和血中碱性磷酸酶含量；测定肾功能及系统检查有无尿路结石；拍 X 光片检查骨骼脱钙情况，如有骨质疏松和脱钙变化，应嘱患者卧床休息，避免发生病理骨折；行 B 超、CT 检查，必要时做上纵隔充气造影，排除肿瘤情况。

3.并发症

可发生伤口出血、呼吸道梗阻、感染、喉上与喉返神经损伤、甲状旁腺暂时性或永久性功能减退。

4.禁忌证

合并甲状旁腺癌已发生肺、肝、骨等远处转移者；病情已发展到晚期，合并有肾衰竭，颈、胸、腰椎发生病理性骨折者。

（四）活动

避免高强度活动。

（五）饮食

1.饮食磷控制

当 CKD3 期和 4 期患者的血磷水平升高［＞4.6mg/dl（1.49mmol/L）］或肾衰竭患者（5 期）血磷＞5.5mg/dl（1.8mmol/L）时，需把饮食磷控制在 800～1000mg/d 的水平（根据每日蛋白质需要量调整）。在开始饮食限磷后每周要监测血磷水平。

2.饮食钙的摄入

CKD 患者应摄入适当的钙以防止负钙平衡，而这些患者饮食中的钙又是受到限制的，因此需要额外补充钙剂。CKD 患者饮食钙的摄入是低的，建议 CKD 患者的适宜钙摄入量（饮食加药物补充）应该是 2.0g/d。对于进展性的 CKD 患者，钙的摄入应为 300～700mg/d；而血液透析的患者平均为 549mg/d。当 CKD 患者饮食钙摄入低于 20mg/（kg·d）时就会出现肠道的负钙平衡；但钙摄入在 30mg/（kg·d）左右时就可以达到中性平衡。

三、药物治疗

（一）药物治疗原则

肾性骨病的一般治疗以控制饮食和药物治疗为主，辅以透析液钙离子浓度的合理应用。继发性甲状旁腺功能亢进的药物治疗原则是降低血磷、调整血钙和合理应用活性维生素 D，严格监测血 IPTH、钙、磷和钙磷乘积，根据 CKD 的不同分期，要求血 IPTH 及钙、磷水平和钙磷乘积维持在目标值范围。

（二）药物选择

（1）降低血磷：含钙的磷结合剂（碳酸钙、醋酸钙）；不含钙的磷结合剂（盐酸司维拉姆）；含铝的磷结合剂（氢氧化铝）。

（2）调整血钙：碳酸钙、醋酸钙。

（3）活性维生素 D：骨化三醇、阿法骨化醇。

（三）肾性骨病复发的预防与治疗

CKD 早期就出现矿物质代谢紊乱和骨病，并贯穿于肾功能进行性丢失的全过程中，而且受治疗的影响可以使其减缓恶化。因此,从 CKD 早期就应开始采取措施防治矿物质和骨代谢紊乱,这对延长 CKD 患者的生存尤为重要。在 GFR20～60ml/(min·1.73m²) 的 CKD 患者中,可以通过补充维生素 D_2(钙化醇)或维生素 D_3(骨化三醇)来防止营养性的维生素 D 缺乏或不足。如果有明确的维生素 D 缺乏的证据则需要治疗,最好的治疗方法是应用维生素 D,尽管所需要的剂量要大于治疗维生素 D 不足的剂量。对于维生素 D 缺乏的预防,推荐的维生素 D 每日剂量为 60 岁以上者 800IU,60 岁以下的成年人 400IU。

(四)肾性骨病并发症治疗

并发症包括骨折和骨质疏松等。CKD 第 5 期患者髋骨骨折的发生率高。透析人群髋部骨折危险性比正常人群增加 4 倍。年龄、进入透析的时间、女性和糖尿病等因素会增加骨折危险性。一项研究发现,IPTH 水平较低的透析患者发生骨折的危险性增加。而椎骨粉碎性骨折危险性的增加也与 DEXA 测量骨密度的减少和 IPTH 水平降低有关。透析人群的老龄化使其骨质疏松的危险性增加。对于已经开始治疗的肾性骨病患者,定期门诊随访和监测相关指标尤为重要,以便随时调整治疗方案,从而避免由于治疗过度而带来的相应并发症发生。

(五)肾性骨病及其并发症治疗处方举例

1.调整钙磷的治疗方案

方案 1 碳酸钙片 1～6g/d,3 次/日,口服。

适用范围:在 CKD 第 3 期和第 4 期如果限制饮食中磷的摄入仍不能将血磷和 IPTH 水平控制在目标范围内的患者。

注意事项:当校正的血清钙超过 2.54mmol/L 时,如果患者使用含钙的磷结合剂治疗,其剂量应该减少或改用非钙、非铝、非镁的磷结合剂(Ⅰ类,D 级),含钙的磷结合剂所提供的元素钙不应超过 1500mg/d,而总的元素钙摄入(包括饮食钙)不应超过 2000mg/d。含钙的磷结合剂不应用于有高钙血症的透析患者(校正钙＞2.54mmol/L)或连续 2 次血浆 IPTH 水平＜150pg/ml 的患者。关于服用磷结合剂的理想时间,目前还缺乏相应的研究,但一致认为应该在餐前 10～15 分钟或餐中服用。

疗程:遵医嘱。

评价:该方案为Ⅰ类,C 级,含钙的磷结合剂对降低血磷水平是有效的,它可以应用于初始的磷结合治疗。目前还没有关于 CKD 第 3 期和第 4 期的评估磷结合剂的前瞻对照研究。

方案 2 盐酸司维拉姆 800～1600mg/d,2～3 次/日,口服。

适用范围:在 CKD 第 5 期,有高钙血症的透析患者(校正钙＞2.54mmol/L)或连续 2 次血浆 IPTH 水平＜150pg/ml 的患者,或者有严重的血管钙化或其他软组织钙化的透析患者,推荐使用非钙、非铝、非镁的磷结合剂(Ⅰ类,B 级)。

注意事项:对于那些接受含钙的磷结合剂治疗而每日元素钙摄入量超过 2g 的患者,NKF-DOQI工作组强烈推荐使用非钙、非铝、非镁的磷结合剂以减少总钙的摄入。在透析患者中,如果在使用了含钙的磷结合剂或其他不含钙、铝、镁的磷结合剂后,血磷仍然偏高[大于 5.5mg/dl(1.78mmol/L)],则需要联合用药。

疗程:遵医嘱。

评价:在 CKD 的第 3 期和第 4 期,血钙水平经常是低的,导致继发性甲状旁腺功能亢进。在 CKD 的第 5 期,目前的证据认为磷结合剂的选择应该根据患者的偏好、依从性、并发症、不良反应、价格、控制钙磷乘积(理想范围为<55mg/dl)和限制总钙摄入时对血磷的控制能力等方面综合考虑。盐酸司维拉姆是目前可以使用的药物,它还有一个额外的好处就是降低血清 LDL 胆固醇的水平。

方案 3　氢氧化铝片 0.6~0.9g,3 次/日,口服。

适用范围:对于经过上述措施及充分透析后仍血磷>2.26mmol/L 的患者,只能短期使用一个疗程含铝的磷结合剂(4 周),然后改用其他的磷结合剂。对这类患者应该考虑增加透析频度(Ⅰ类,B 级)。

注意事项:接受铝剂治疗的患者应避免使用枸橼酸钙,这是由于枸橼酸可以增加铝从肠道的吸收从而容易导致急性铝中毒。然而 NKF-DOQI 工作组承认,虽然长期服用可能增加急性铝中毒的发病率,但是血磷水平高于 6.5~7.0mg/dl(2.10~2.20mmol/L)所引起的死亡率也在增加;所以这两个问题应该权衡考虑。

疗程:连续使用不得超过 7 天;症状未缓解,请咨询医师或药师,最长不超过 4 周。

评价:无。

2.活性维生素 D 合理应用的方案

方案 1　骨化三醇胶囊 0.25μg,1 次/日,口服。

适用范围:主要适用于轻度继发性甲状旁腺功能亢进患者或中重度继发性甲状旁腺功能亢进患者维持治疗阶段。CKD3~4 期的患者,在发现血清 IPTH 超过相应目标范围时(CKD3 期>70pg/ml,CKD4 期>110pg/ml,血清 25-OH-VitD 水平低于 30ng/ml),给予活性维生素 D 治疗。

注意事项:在应用维生素 D 治疗前,患者血清校正总钙水平低于 9.5mg/dl,血清磷水平低于 4.6mg/dl,使钙磷乘积<55mg/dl。对于肾功能快速恶化的患者和依从性差以及不能随访的患者不应给予维生素 D 治疗。血清校正总钙水平大于 9.5mg/dl(2.38mmol/L)和(或)血磷水平大于 4.6mg/dl(1.49mmol/L)则停用活性维生素 D 的治疗。在开始治疗后的前 3 个月内至少每月检查 1 次血清钙、磷水平,之后每 3 个月复查 1 次;血浆 IPTH 水平应至少每 3 个月复查 1 次,持续 6 个月,之后每 3 个月复查 1 次。

疗程:若能使 IPTH 降低至目标范围,可减少原剂量的 25%~50%,甚至隔日服用。并根据 IPTH 水平,不断逐渐调整剂量,避免 IPTH 水平的过度下降及反跳,直至以最小剂量维持 IPTH 在目标值范围。如果 IPTH 水平没有明显下降,则增加原来剂量的 50%,治疗 4~8 周后 IPTH 仍无下降或达到目标范围,可试用大剂量间歇疗法。

评价:该方案为Ⅰ类,A 级,在 CKD 的早期可以应用活性维生素 D 治疗继发性甲状旁腺功能亢进和高转运性肾性骨病。该方案使得 CKD 患者的这种并发症在进一步发展恶化之前有了很好的治疗手段。

方案 2　当 IPTH 为 300~500pg/ml 时:骨化三醇胶囊 1μg,每周 2 次,口服 4~8 周
　　　　　　　IPTH 未达标

骨化三醇胶囊 1.25μg,每周 2 次,口服

当 1PTH500～1000pg/ml 时:骨化三醇胶囊 2μg,每周 2 次,口服 4～8 周 IPTH 未达标

骨化三醇胶囊 2.5μg,每周 2 次,口服

当 IPTH＞1000pg/ml 时:骨化三醇胶囊 4μg,每周 2 次,口服 4～8 周 IPTH 未达标

骨化三醇胶囊 5μg,每周 2 次,口服

适用范围:适用于中重度患者;限制磷摄入,应用钙剂/磷结合剂;根据 IPTH 水平,合理应用活性维生素 D;严格监测血 IPTH、钙、磷和钙磷乘积,调整药物剂量。

注意事项:血清校正总钙水平大于 9.5mg/dl(2.37mmol/L)则停用活性维生素 D 的治疗,直至血钙水平降至 9.5mg/dl(2.37mmol/L)以下再重新开始活性维生素 D 的治疗,此时的剂量应减半。如果原先应用的是每日最低剂量,则改为隔日服用;血磷水平大于 4.6mg/dl(1.49mmol/L)则停用活性维生素 D 的治疗,直至血磷水平≤4.6mg/dl(1.49mmol/L)再重新开始活性维生素 D 的治疗,剂量不变。

疗程:如果经治疗 4～8 周后,IPTH 水平没有明显下降,则每周 1,25-(OH)$_2$-VitD,的剂量增加 25%～50%。一旦 IPTH 降到目标范围,1,25-(OH)$_2$-VitD3 剂量减少 25%～50%,并根据 IPTH 水平,不断调整剂量。最终选择最小的 1,25-(OH)$_2$-VitD3 剂量间断或持续给药,维持 IPTH 在目标范围。

评价:无。

四、疗效评价及随访

(一)治愈标准

矫正钙=血清总钙(mg/dl)+0.8×[4-人血白蛋白浓度(g/dl)]=血清总钙(mmol/L)+0.2×[4-血白清蛋白浓度(g/L)/10]。

1.CKD3 期

IPTH35～70pg/ml(3.85～7.7pmol/L),矫正血钙浓度 2.10～2.38mmol/L(8.4～9.5mg/dl),血磷 0.87～1.49mmol/L(2.7～4.6mg/dl)。

2.CKD4 期

IPTH 70～110pg/ml(7.7～12.lpmol/L),矫正血钙浓度 2.10～2.38mmol/L(8.4～9.5mg/dl),血磷 0.87～1.49mmol/L(2.7～4.6mg/dl)。

3.CKD5 期

IPTH150～300pg/ml(16.5～33.0pmol/L),矫正血钙浓度 2.10～2.54mmol/L(8.4～10.2mg/dl),血磷 1.13～1.78mmol/L(3.5～5.5mg/dl)。

血钙、血磷浓度应尽量接近目标值低限为佳。钙磷乘积应尽可能维持较低钙磷乘积,使 CaxP＜55mg/dl(4.52mmol/L),达到这一目标的最好办法是将血磷控制在靶目标范围内。

(二)好转标准

经治疗后血钙、血磷、IPTH 水平基本接近或达到其相对应 CKD 分期的靶目标值。

（三）随访观察

1.病情监测

（1）所有 GFR<60ml/（min.1.73m²）的 CKD 患者均应测定血钙、磷和 IPTH 水平。检查频率应根据 CKD 的分期制订：

3 期：IPTH 的测定，每 12 个月；血钙/磷的测定，每 12 个月；

4 期：IPTH 的测定，每 3 个月；血钙/磷的测定，每 3 个月；

5 期：IPTH 的测定，每 3 个月；血钙/磷的测定，每 1 个月。

（2）应用活性维生素 D 治疗时，血 IPTH、钙、磷水平的监测，检查频率应根据 CKD 的分期制订：

3～4 期：IPTH 的测定，在最初治疗的 6 个月内至少每月测定 1 次，以后可改为每 3 个月测定 1 次；血钙/磷的测定，在最初治疗的 3 个月内至少每月测定 1 次，以后可改为每 3 个月测定 1 次。

5 期：IPTH 的测定，在最初治疗的 3 个月内至少每月测定 1 次（最好每 2 周测定 1 次），当达到目标范围后，以后可改为每 3 个月测定 1 次；血钙/磷的测定，在最初治疗的 1～3 个月内至少每 2 周测定 1 次，以后可改为每月测定 1 次。

2.预防复发的措施

提倡乐观生活态度和保持健康生活方式；体育锻炼、缓解精神压抑和紧张；戒烟、戒酒；遵医嘱服药；从 CKD 早期就应开始采取措施防治矿物质和骨代谢紊乱，这对延长 CKD 患者的生存尤为重要。在 GFR20～60ml/（min · 1.73m²）的 CKD 患者中，可以通过补充维生素 D₂（钙化醇）或维生素 D₃（骨化三醇）来防止营养性的维生素 D 缺乏或不足。如果有明确的维生素 D 缺乏的证据则需要治疗，最好的治疗方法是应用维生素 D，尽管所需要的剂量要大于治疗维生素 D 不足的剂量。对于维生素 D 缺乏的预防，推荐的维生素 D 每日剂量为 60 岁以上者800IU，60 岁以下的成年人 400IU。

3.并发症

CKD 第 5 期患者髋骨骨折的发生率高。透析人群的老龄化使其骨质疏松的危险性增加。对于已经开始治疗的肾性骨病患者，定期门诊随访和监测相关指标尤为重要，以便随时调整治疗方案，从而避免由于治疗过度而带来的相应并发症发生。

（四）预后

长期的矿物质和骨代谢紊乱会导致软组织钙化等不良后果，但经早期的防治可明显改善患者的生存质量和延长寿命。

第四节　肾性贫血

一、概述

肾性贫血（anemia in chronic kidney disease）是慢性肾脏病（chronic kidney disease，CKD）

的重要临床表现,常有正细胞正色素性贫血及其所引起的一系列生理异常,影响了 CKD 患者的生活质量。肾性贫血是 CKD 患者合并心血管并发症的独立危险因素。CKD 患者肾脏产生促红细胞生成素的能力下降是肾性贫血的主要原因。其他可能造成贫血的因素包括铁缺乏、严重甲状旁腺功能亢进、急性或慢性炎症状态、铝中毒、叶酸缺乏等等。肾性贫血可发生在血肌酐>176.8nmol/L 甚至更高时,占慢性病性贫血的 23%～50%。虽然肾功能损害越重发生贫血的可能及严重程度越大,但成人肾功能受损程度与血红蛋白及血细胞比容并不完全平行。

有效治疗肾性贫血是 CKD 一体化治疗的重要组成部分。重组人促红细胞生成素(rHuEPO)是临床上治疗肾性贫血的主要药物,不仅应用于血液净化患者,而且也应用于非透析的 CKD 患者。rHuEPO 可以改善慢性肾衰患者的生存率,降低并发症发病率,提高生活质量。

二、治疗

(一)康复措施

1.门诊治疗

轻、中度肾性贫血患者症状轻,不影响生活与工作,可采取门诊治疗。

2.住院治疗

重度肾性贫血,或伴有严重离子和酸碱平衡紊乱、急性左心衰等并发症者,不能正常生活工作者需住院治疗。但是,我们没有找到随机对照研究证明是否住院治疗对治疗结局有益或有害。

(二)一般治疗

(1)提倡乐观生活态度。

(2)保持健康生活方式。

(3)避免精神紧张、失眠等。

(4)输血治疗一般不主张输血。当出现下述情况时可以输血:贫血程度重并已有因贫血而导致的明显症状和体征,如患者因急性失血而导致的血流动力学不稳定;存在慢性失血的促红细胞生成素抵抗的患者。

对于肾性贫血,不推荐长期输血疗法,因为长期输血有相关危险,如输血相关性感染、骨髓红系受抑制、存在铁超负荷的患者,可能在接受肾移植前发生 HLA 抗原致敏等。但对于无条件使用 rHuEPO 者,如果血红蛋白<60g/L,则应小量多次输洗涤红细胞。以下关于红细胞的输注原则是由美国内科医师学会公布的。在决定患者是否需要输血时应当判断贫血的性质及是否存在可逆因素,以便对可逆因素给予治疗。判断目前的症状或体征是否经输血后得以逆转,如果不能,就不输血。

(5)优化透析:每周 3 次血液透析,eKt/V 应该>1.2;高通透和高生物相容性膜;血液透析滤过、血液滤过、每日短时透析、夜间透析;超纯透析液。

(三)外科治疗

无。

(四)活动

按有氧健身计划适当活动,避免过度劳累。

（五）饮食

改善营养不良，避免进食高磷、影响铁剂吸收的饮食，如橙汁、饮酒、可乐、咖啡和浓茶等。

三、药物治疗

研究证实，贫血可加速缺血、缺氧和氧化应激引起的肾小球和间质纤维化、肾小管萎缩，加速 CKD 的进展。而 rHuEPO、铁剂可能会延缓 CKD 的进展。因此，提倡只要存在肾性贫血，无论是否透析，均需要开始 rHuEPO 治疗，并按需要补充铁剂等，以达到血红蛋白、血细胞比容靶目标值。

（一）药物治疗原则

（1）铁和 rHuEPO 对于红细胞的生成都是必须的。

（2）在使用铁剂时，应权衡避免（或减少）输血及使用 rHuEPO 的潜在获益与预防贫血相关症状发生两者之间的关系。

（3）早期应用 rHuEPO。无论透析还是非透析的 CKD 患者，若间隔 2 周或者以上连续两次 Hb 检测值均低于 11g/dl，并除外铁缺乏等其他贫血病因，应开始实施 rHuEPO 治疗。rHuEPO 通过缓慢、稳定血红蛋白/血细胞比容水平，在 2～4 个月达到目标值。对血透及腹透患者，最有效的给药途径是皮下注射；血液透析患者最方便的给药途径是静脉注射；对腹膜透析患者，由于生物利用度的因素，不推荐腹腔给药。

（4）开始 rHuEPO 治疗之前，首先应除外有无影响贫血的其他因素如失血、原料（铁、叶酸等）的不足等，并先处理所有可纠正的贫血原因（包括铁缺乏和炎症状态）。在起始和维持 rHuEPO 治疗时，应权衡减少输血所致潜在获益与贫血相关症状所致可能风险（如卒中、高血压等）两者关系。对于有恶性肿瘤史的 CKD 患者，推荐应慎用 rHuEPO 治疗。对于 Hb≥100g/L 的 CKD 不透析患者，不建议使用 rHuEPO 治疗（2007 及 2012 年美国 K/DOQI）。

1）部分患者特别是贫血程度较轻且严格执行低蛋白饮食者，常常通过补充铁剂、叶酸使血红蛋白/血细胞比容水平有所升高，而不必急于给予 rHuEPO。在纠正了影响贫血的其他因素后，血红蛋白/血细胞比容水平仍低于上述值，可在做好准备工作（包括铁储备评价、血压的控制）基础上给予 rHuEPO 治疗，并使铁贮备在使用 rHuEPO 时达到合适水平。

2）转铁蛋白饱和度≥20％和血清铁蛋白≥100ng/ml 时仍存在功能性铁缺乏，如果血细胞比容＜33％和（或）rHuEPO 用量超过预计用量的患者，应给予额外的铁剂补充，并使转铁蛋白饱和度＞50％和血清铁蛋白＞500μg/L。

3）对于 Hb＜100g/L 的 CKD ND 患者，建议基于 Hb 下降率、需要输血的风险、rHuEPO 治疗相关的风险以及贫血所致症状出现等情况，个体化决定是否开始应用 rHuEPO 治疗。一般情况下，建议使用 rHuEPO 维持 Hb 浓度不应超过 115g/L。

4）对所有儿童 CKD 患者，应权衡 rHuEPO 治疗的潜在获益（如改善生活质量等）与不利两者的关系，而后决定在何时开始 rHuEPO 的治疗。接受 rHuEPO 治疗的儿童 CKD 患者，建议 Hb 的靶目标定为 110～120g/L。对于所有未接受铁剂或者 rHuEPO 治疗的儿童 CKD 贫血患者，当铁蛋白≤100ng/ml 时，推荐使用口服铁剂治疗，在 CKD 血液透析（HD）可使用静脉铁剂治疗。对所有单纯接受 rHuEPO 治疗而未补充铁剂的儿童 CKD 患者，推荐口服铁剂治疗(在 CKD HD 中,或可使用静脉铁剂治疗)以维持铁蛋白[男性 80～130μg/L(80～130ng/ml),女性 35～55μg/L(35～55ng/ml)]。

5)对于 rHuEPO 反应低下的患者,建议避免反复增加剂量并超过原本以体重为基础的起始治疗剂量的 2 倍。对于 rHuEPO 不反应的患者建议避免增加剂量并超过原维持稳定治疗剂量的 2 倍。不推荐用雄激素做辅助治疗药物。不建议使用维生素 C、维生素 D、维生素 E、叶酸、L-肉碱和己酮可可碱作为 rHuEPO 的辅助治疗。

6)接受 rHuEPO 治疗的患者,无论是非透析还是透析状态均应补充铁剂达到治疗目标值。血液透析患者比非血液透析患者需要更大的铁补充量,静脉补铁是最佳的补铁途径。补充静脉铁剂需要做过敏试验,尤其是右旋糖酐铁。

(5)当治疗慢性贫血时,在允许的情况下,推荐避免输注红细胞,以减少输血相关的一般风险。对于适宜器官移植的患者,情况允许下,特别推荐避免输入红细胞,以减少发生致敏反应的风险。对于 rHuEPO 治疗无效或风险过大的患者,输入红细胞的获益可能超过可能发生的风险。当需要快速纠正贫血以稳定患者病情时,进行红细胞输入其获益可能大于其可能出现的风险。

(二)药物选择

(1)口服补铁(Ⅰ类,A 级)葡萄糖酸亚铁、硫酸亚铁、富马酸亚铁、多糖铁复合物胶囊。

(2)静脉使用的铁制剂(Ⅰ类,A 级)蔗糖铁、右旋糖酐铁。

(3)rHuEPO 的应用(Ⅰ类,A 级)阿法依泊汀。

(4)其他辅助治疗(Ⅰ类,D 级)叶酸、维生素 B_{12}。

(三)肾性贫血复发的预防与治疗

1.铁剂治疗的监测

(1)评估指标及靶目标值:①血液透析患者:血清铁蛋白＞200ng/ml、血清转铁蛋白饱和度＞20%、有条件者采用网织红细胞血红蛋白量(CHr)＞29pg/个。②非透析患者或腹膜透析患者:血清铁蛋白＞100ng/ml,血清转铁蛋白饱和度＞20%。③未接受 rHuEPO 治疗患者:血清转铁蛋白饱和度≥20%,TF≥100ng/ml,每 3～6 个月监测一次。④接受 rHuEPO 治疗,但未达血红蛋白目标,未接受静脉铁剂者:每月监测一次。⑤接受 rHuEPO 治疗,未达 Hb 目标但已接受静脉铁剂者:每 1～3 个月监测一次。⑥血红蛋白/血细胞比容达到目标或未用 rHuEPO 治疗的血液透析患者:每 3 个月监测一次。⑦在末次用药后,依所用剂量确定检测转铁蛋白饱和度和血清铁蛋白的时间:a.接受静脉铁剂治疗的患者如果剂量每次≤100～125mg,进行铁指标的测量不需要停用铁剂;b.如果一次静脉铁剂的剂量≥1000mg,铁指标的测定应该在停用铁剂 2 周后进行;c.如果一次静脉铁剂的剂量为每次 200～500mg,铁指标的测定应该在停用铁剂至少 7 天后进行。

(2)应用促红素时的监测:监测患者对 rHuEPO 的反应

1)治疗初始阶段:每 2～4 周监测一次血红蛋白、血细胞比容,直到血红蛋白/血细胞比容达到稳定的目标值。

血红蛋白每月增加 1～2g/dl:rHuEPO 剂量不变,4 个月达到血红蛋白靶目标值;

血红蛋白每月增加<1g/dl:促红素剂量以 25% 的阶梯式上调;

血红蛋白每月增加>2g/dl:应减少 rHuEPO 使用剂量 25%~50%,但不得停用。

2)维持治疗阶段:每 1~2 个月监测一次。rHuEPO 的使用剂量约为初始治疗期的 2/3。血红蛋白变化>1g/dl:每周 25% 的阶梯式上/下调或(和)调整使用频率。

2.预防与 rHuEPO 治疗

相关的可能的不良反应有:高血压、癫痫、血管通路血栓、高钾血症。但没有必要担心新的癫痫发作或癫痫发作频率的改变而限制患者的活动,有癫痫病史的人不是应用 rHuEPO 的禁忌证。对于使用 rHuEPO 的血液透析患者,没有必要增加对血管通路及血钾的监测。

(四)肾性贫血并发症治疗:rHuEPO 治疗的低反应性(EPO 抵抗)

1.定义

皮下注射 rHuEPO 达到 300U/(kg·w)(20000U/w)或静脉注射 rHuEPO 达到 500U/(kg·w)(30000U/w)治疗 4 个月后,Hb 仍不能达到或维持靶目标值,称为促红细胞生成素抵抗。促红细胞生成素抵抗最常见的原因是铁缺乏,其他原因包括:炎症性疾病、慢性失血、甲状旁腺功能亢进、纤维性骨炎、铝中毒、血红蛋白病、维生素缺乏、多发性骨髓瘤、恶性肿瘤、营养不良、溶血、透析不充分、ACEI/ARB 和免疫抑制剂等药物的使用、脾功能亢进、促红细胞生成素抗体介导的纯红细胞再生障碍性贫血(PRCA)。

2.纯红细胞再生障碍性贫血的诊断

rHuEPO 治疗超过 4 周并出现:血红蛋白 0.5~1.0g/(dl·w)的速度快速下降,或需要输红细胞维持血红蛋白水平;血小板和白细胞计数正常,且网织红细胞绝对计数小于 10000/μl,则应该怀疑纯红细胞再生障碍性贫血。但确诊必须存在 rHuEPO 抗体检查阳性;并有骨髓象检查结果支持。

3.纯红细胞再生障碍性贫血的处理

在疑诊或确诊的患者中停用任何 rHuEPO 制剂。患者可能需要输血支持,免疫抑制治疗可能有效,肾脏移植是有效治疗方法。

4.纯红细胞再生障碍性贫血的预防

rHuEPO 制剂需要低温保存。静脉注射可能较皮下注射减少发生率。

(五)肾性贫血及其并发症治疗处方举例

方案 1　元素铁剂量应为 200mg/d,分 2~3 次日服

具体药物为:①葡萄糖酸亚铁胶囊[剂量(mg)/元素铁(mg)]:325/35;②硫酸亚铁缓释片[剂量(mg)/元素铁(mg)]:325/65;③富马酸亚铁咀嚼片[剂量(mg)/元素铁(mg)]:325/108;④多糖铁复合物胶囊[剂量(mg)/元素铁(mg)]:0/150。

+叶酸片:5~10mg,口服,3 次/日

+维生素 B$_{12}$ 注射液:100μg,肌内注射,1 次/日,或 500μg,肌内注射,2~3 次/周。

或:

元素铁剂量应为 200mg/d,分 2~3 次,口服 4 个月 Hb 未达标

重组人红细胞生成素注射液:初始剂量:皮下给药 100～120U/（kg・w），每周2～3 次

＋叶酸片 5～10mg，口服，3 次/日

＋维生素 B_{12} 注射液 $100\mu g$，肌肉注射，1 次/日，或 $500\mu g$，肌内注射，2～3 次/周。

适用范围（Ⅰ类，A 级）:部分贫血程度较轻且严格执行低蛋白饮食的患者，在使用 rHuEPO 前先使铁贮备达到合适水平。rHuEPO 通过缓慢、稳定提高血红蛋白/血细胞比容水平，在 2～4 个月达到目标值。

注意事项:如每月血红蛋白增长速度<1g/dl，除外其他贫血原因，应增加 rHuEPO 使用剂量 25％。

如每月血红蛋白增长速度>2g/dl，应减少 rHuEPO 使用剂量 25％～50％，但不得停用。

如血红蛋白变化>1g/dl，每周 25％ 的阶梯式上/下调或（和）调整使用频率。

疗程:4 个月 Hb 达到靶目标值。

评价:适用于初治的门诊患者。费用既便宜又能提供可知数量的元素铁。

方案 2   元素铁剂量应为 200mg/d，分 2～3 次，口服;

葡萄糖酸亚铁胶囊[剂量（mg）/元素铁（mg）]:325/35;

硫酸亚铁缓释片[剂量（mg）/元素铁（mg）]:325/65;

富马酸亚铁咀嚼片[剂量（mg）/元素铁（mg）]:325/108;

多糖铁复合物胶囊[剂量（mg）/元素铁（mg）]:0/150。

＋重组人红细胞生成素注射液，皮下给药 100～120U/（kg@w），每周 2～3 次

＋叶酸片 5～10mg，口服，3 次/日

＋维生素 B_{12} 注射液 $100\mu g$，肌内注射，1 次/日，或 $500\mu g$，肌内注射，2～3 次/周。

适用范围:排除影响贫血的其他因素如失血、原料（铁、叶酸等）缺乏，联合应用铁和 rHuEPO;rHuEPO 通过缓慢、稳定提高血红蛋白/血细胞比容水平，在 2～4 个月达到目标值。

注意事项:rHuEPO 维持剂量约为诱导治疗期的 2/3。对于血红蛋白<7g/dl 的患者，应适当增加初始剂量。对于非透析患者或残存肾功能较好的透析患者，可适当减少初始剂量。对于血压偏高、伴有严重心血管事件、糖尿病的患者，应尽可能从小剂量开始使用。口服的铁剂在空腹及不与其他药物同服时吸收最好。分多次注射（小剂量注射可以减少痛苦）对于每周使用小剂量的患者给予单剂量治疗在上臂、股和腹壁变换不同的注射部位。

疗程:如每月血红蛋白增长速度<1g/dl，除外其他贫血原因，应增加 rHuEPO 使用剂量 25％。

如每月血红蛋白增长速度>2g/dl，应减少 rHuEPO 使用剂量 25％～50％，但不得停用。

如血红蛋白变化>1g/dl，每周 25％ 的阶梯式上/下调或（和）调整使用频率。

评价:CKD 及腹膜透析患者应采用皮下注射 rHuEPO 的方式。血液透析患者应首选皮下注射的方式。

方案 3   右旋糖酐铁注射液:初始治疗，补铁 100～125mg/w，连续 8～10 周（每次透析时静脉注射）

＋转铁蛋白饱和度≥20％,血清铁蛋白≥100ng/ml 时

右旋糖酐铁注射液:维持静脉铁剂治疗(功能性铁缺乏的治疗及预防),补铁 25～100mg/w,共 10 周,静脉注射

＋rHuEPO,120～150U/(kg.w),每周 3 次,静脉注射

＋叶酸片 5～10mg,口服,3 次/日

＋维生素 B$_{12}$注射液 100μg,肌内注射,1 次/日,或 500μg,肌内注射,2～3 次/周。

或:

蔗糖铁注射液:初始治疗,补铁 100～125mg/w,连续 8～10 周

转铁蛋白饱和度≥20％,血清铁蛋白≥100ng/ml 时

蔗糖铁注射液:维持静脉铁剂治疗(功能性铁缺乏的治疗及预防),补铁 25～125mg/w,共 8 周,静脉注射

＋rHuEPO,120～150U/(kg.w),每周 3 次,静脉注射

＋叶酸片 5～10mg,口服,3 次/日

＋维生素 B$_{12}$注射液 100μg,肌内注射,1 次/日,或 500μg,肌内注射,2～3 次/周。

适用范围:适用于血液透析患者。排除影响贫血的其他因素如失血、原料(铁、叶酸等)缺乏,联合应用铁和 rHuEPO;rHuEPO 通过缓慢、稳定提高血红蛋白/血细胞比容水平,在 2～4 个月达到目标值。绝对铁缺乏的成年血液透析患者[TSAT＜20％和(或)血清铁蛋白＜100ng/ml]。

注意事项:rHuEPO 维持剂量约为诱导治疗期的 2/3。对于血红蛋白＜7g/dl 的患者,应适当增加初始剂量。对于非透析患者或残存肾功能较好的透析患者,可适当减少初始剂量。对于血压偏高、伴有严重心血管事件、糖尿病的患者,应尽可能从小剂量开始使用;初始治疗血红蛋白增长速度应控制在每月 1～2g/dl 范围内稳定提高,4 个月达到血红蛋白靶目标值。

疗程:排除影响贫血的其他因素如失血、原料(铁、叶酸等)缺乏,联合应用铁和 rHuEPO。rHuEPO 通过缓慢、稳定提高血红蛋白/血细胞比容水平,在 2～4 个月达到目标值。

评价:患者没有痛苦。当血液透析患者不能耐受皮下注射 rHuEPO 时,应该采用静脉注射的方式。

四、疗效评价及随访

(一)治愈标准

1.建议 rHuEPO 治疗

血红蛋白(血细胞比容)的靶目标值范围应该是 110～120g/L(血细胞比容 33％～36％),这一目标值是 rHuEPO 治疗的目标而不是输血的指征。

2.目标值

应在开始治疗后 4 个月内达到。但不推荐血红蛋白维持在 13g/dl 以上。对血液透析患者,应在透析前采取标本检测血红蛋白浓度。

3.靶目标值

应依据患者年龄、种族、性别、生理需求以及是否合并其他疾病情况进行个体化调整:伴有

缺血性心脏病、充血性心力衰竭等心血管疾病的患者不推荐血红蛋白<1.2g/dl;糖尿病患者,特别是并发外周血管病变的患者,需在监测下谨慎增加血红蛋白水平至12g/dl;合并慢性缺氧性肺疾病患者推荐维持较高的血红蛋白水平。

(二)好转标准

经治疗后血红蛋白增加速度每月1~2g/dl,应视为好转。

(三)随访观察

1.病情监测

(1)铁剂治疗的监测:评估指标及靶目标值:血液透析患者血清铁蛋白>200ng/ml、血清转铁蛋白饱和度>20%、有条件者采用网织红细胞血红蛋白量(CHr)>29pg/个。非透析患者或腹膜透析患者:血清铁蛋白>100ng/ml,血清转铁蛋白饱和度>20%。

1)未接受rHuEPO治疗:血清转铁蛋白饱和度≥20%,TF≥100ng/ml,每3~6个月监测一次。

2)接受rHuEPO治疗而未达血红蛋白目标、未接受静脉铁剂:每月监测一次。

3)接受rHuEPO治疗而未达Hb目标、已接受静脉铁剂:每1~3个月监测一次。

4)血红蛋白/血细胞比容达到目标或未用rHuEPO治疗的血液透析患者,每3个月监测一次。

5)在末次用药后,依所用剂量确定检测转铁蛋白饱和度和血清铁蛋白的时间:接受静脉铁剂治疗的患者如果每周剂量≤100~125mg,进行铁指标的测量不需要停用铁剂;如果一次静脉铁剂的剂量≥1000mg,铁指标的测定应该在停用铁剂2周后进行;如果一次静脉铁剂的剂量为200~500mg,铁指标的测定应该在停用铁剂至少7天后进行。

(2)应用促红素时的监测:监测患者对rHuEPO的反应

1)治疗初始阶段:每2~4周监测一次血红蛋白、血细胞比容,直到血红蛋白/血细胞比容达到稳定的目标值。血红蛋白每月增加1~2g/dl,rHuEPO剂量不变,4个月达到血红蛋白靶目标值;血红蛋白每月增加<1g/dl,促红素剂量以25%的阶梯式上调;Hb每月增加>2g/dl,应减少rHuEPO使用剂量25%~50%,但不得停用。

2)维持治疗阶段:每1~2个月监测一次。rHuEPO的使用剂量约为初始治疗期的2/3;血红蛋白变化>1g/dl,每周25%的阶梯式上/下调或(和)调整使用频率。

2.预防

复发的措施与rHuEPO治疗相关的可能的不良反应有:高血压、癫痫、血管通路血栓、高钾血症。但没有必要担心新的癫痫发作或癫痫发作频率的改变而限制患者的活动,有癫痫病史的人不是应用rHuEPO的禁忌证。对于使用rHuEPO的血液透析患者,没有必要增加对血管通路及血钾的监测。

3.并发症

参照"贫血"并发症。

(四)预后

(1)如果不予以治疗肾性贫血可引起的一系列生理异常,包括组织氧供给和利用下降、心排出量增加、心脏增大、心室肥厚、心绞痛、充血性心力衰竭、认知与精神敏锐度下降、月经周期改变、夜间阴茎勃起减少,并可损害免疫反应,在儿童患者可使其生长发育延迟。这些异常影响了 CKD 患者的生活质量,减少了康复的机会和生存率。

（2）应用 rHuEPO 有效治疗肾性贫血可以改善慢性肾衰患者的生存率,降低并发症发病率,提高生活质量。

第五节　糖尿病肾脏疾病

一、概述

糖尿病肾病（diabetic nephropathy,DN）是指由糖尿病导致的临床上以微量白蛋白尿乃至大量蛋白尿以及不同程度肾功能损害,病理上以肾小球结节性硬化、弥漫性硬化或渗出性改变为特征的疾病。随着人们的生活方式从传统到现代的改变,糖尿病无论是在发达国家还是发展中国家都在快速增长。在发达国家,由于 2 型糖尿病和肥胖的快速增加,糖尿病已成为慢性肾脏病（chronic kidney disease,CKD）的首要发病原因,而在发展中国家糖尿病在慢性肾脏病的发病中也占有越来越重要的地位。

糖尿病肾病这个名词是以肾脏病理为基础的,然而只要仔细分析糖尿病患者的发病时间、微量白蛋白尿的出现以及糖尿病导致的肾外系统损害等临床特征,大多数糖尿病肾病无须做肾脏活检即可诊断,因此 2007 年 2 月,美国国立肾脏病基金（National KidneyFoundation）发表的《糖尿病及慢性肾脏病临床实践指南及专家建议》将以往临床常用的"糖尿病肾病"（diabetic nephropathy,DN）这一专业术语用"糖尿病肾脏疾病"（diabetic kidneydisease,DKD）替代。DKD 是指临床考虑由糖尿病引起的肾脏病变,如经肾穿刺病理检查证实则称为糖尿病肾小球病变（diabetic glomerulopathy）。

二、治疗

（一）康复措施

1.门诊治疗

患者临床症状轻,不影响生活与工作者,可采取门诊治疗。

2.住院治疗

出现大量蛋白尿、高度水肿、心衰及终末期肾衰者需住院治疗。

（二）一般治疗

1.保持健康生活方式

包括各层次各阶段的健康教育及适宜的运动等;戒烟;多参加户外活动。

2.肥胖者应减肥

患糖尿病的 CKD 患者的目标体质指数应处于正常范围内（18.5～24.9kg/m²）;

3.特殊情况

特殊对待对于青少年、老年、孕产妇等特殊人群,应采取特殊治疗方案。

（三）外科治疗

胰肾联合移植：随着新型强效免疫抑制剂的临床应用，器官保存技术的改进和手术方式的日趋成熟，胰肾联合移植已成为治疗 1 型糖尿病、部分 2 型糖尿病合并尿毒症的有效方法之一。

（四）活动

按有氧健身计划适当活动，避免过度劳累。

（五）饮食

饮食对 DKD 及 DKD 导致的 CKD 的进展起着十分重要的作用。DKD 患者除了要通过饮食控制血糖外，应控制蛋白的摄入，研究证明限制蛋白的摄入可以明显延缓 DKD 导致的 CKD 及其肾功能不全的进展。处于 CKD1～4 期的 DKD 患者推荐的蛋白摄入量为 0.8g/(kg·d)。另外应多吃蔬菜等富含维生素的食物。

三、药物治疗

（一）药物治疗原则

1.严格控制血糖

达到糖化血红蛋白(HbAlc)<7.0%（循证医学证据：A 级）；血糖水平应控制在空腹 5.0～7.2mmol/L，餐后 1～2 小时<10.0mmol/L。

2.积极控制血压

CKD1～4 期糖尿病患者的血压控制目标是低于 130/80mmHg（循证医学证据：B 级），尿蛋白<1g/d 者目标值<130/80mmHg，尿蛋白>1g/d 者目标值<125/75mmHg，一般用血管紧张素转换酶抑制剂(ACEI)或血管紧张素 Ⅱ 受体 Ⅰ 阻滞剂(ARB)（循证医学证据：A 级），为减少心血管事件和使血压达到靶目标，可加用利尿剂和钙离子拮抗剂（循证医学证据：A 级）、β-受体阻滞剂（循证医学证据：A 级）。

3.适当调脂

当 DKD 导致的 CKD1～4 期的患者低密度脂蛋白≥2.6mmol/L 时应予治疗，治疗的靶目标为<2.6mmol/L（循证医学证据：B 级）；HDL-C>1.1mmol/L；TG<1.5mmol/L。推荐使用他汀类药物（循证医学证据：B 级）。

4.降低尿蛋白

无论血压正常与否，对于微量白蛋白尿或大量蛋白尿患者，均应使用 ACEI 和（或）ARB 类降压药来控制蛋白尿（循证医学证据：C 级），CKD5 期可用氯沙坦（循证医学证据：C 级）。对于血肌酐水平>350μmol/L 的慢性肾脏病患者是否可以继续应用 RAS 阻滞剂，目前尚存在争议。

（二）药物选择

1.降糖药物

格列吡嗪(glipizide)，格列齐特(gliclazide)，瑞格列奈(repaglinide)，吡格列酮(pioglitazone)，中性可溶性人胰岛素（诺和林 R）。

2.降压药物

(1)ACE Ⅰ 类降压药：依那普利(enalapril)，贝那普利(benazepril)。

（2）ARB 类降压药：氯沙坦（10sartan），缬沙坦（valsartan），厄贝沙坦（irbesartan），替米沙坦（telmisartan）。

（3）利尿剂：氢氯噻嗪（hydroch10rothiazide），呋塞米（frusemide）。

（4）钙离子拮抗剂：非洛地平（fe10dipine），氨氯地平（am10dipine），硝苯地平（nifedipine）。

（5）β-受体阻滞剂：美托洛尔（metoprolol）。

（6）α、β-受体阻滞剂：卡维地络（carvedilol）。

3.调脂药物

阿托伐他汀（Atorvastatin），瑞舒伐他汀（rosuvastatin），氟伐地汀（fluvasta-tin），普伐他汀（pravastatin），辛伐他汀（simvastatin），非诺贝特（fenofibrate）。

4.降低尿蛋白药物

ACEI 和 ARB 类。

（三）糖尿病肾脏疾病及其并发症治疗处方举例

1.糖尿病肾脏疾病的治疗方案

（1）降糖治疗方案

方案　格列吡嗪片 5mg，口服，1 次／日；

　　　或：

　　　格列齐特缓释片 30mg，口服，1 次／日；

　　　或：

　　　瑞格列奈片 1mg，口服，3 次／日；

　　　或：

　　　罗格列酮片 4mg，口服，1 次／日；

　　　或：

　　　注射用胰岛素，根据血糖选择剂量。

适用范围：适用于 CKD 各期及透析、肾移植患者。

注意事项：药物过敏者禁止使用。

疗程：终身治疗。

评价：为一组常用高效治疗方案，且费用合适。

（2）降压治疗方案

方案 1　盐酸贝那普利片 10mg，口服，1 次／日；

　　　或：

　　　氯沙坦片 50mg，口服，1 次／日。

适用范围：适用于 CKD1～4 期及透析、肾移植伴高血压患者。

注意事项：药物过敏者禁止使用。双侧肾血管病变或孤立肾/移植肾伴肾动脉狭窄禁用。注意治疗过程中的高钾血症的发生。血肌酐水平＞350μmol/L 的慢性肾脏病患者应监测血肌酐。

疗程：终身治疗。

评价:为一常用高效治疗方案,且费用合适。

方案 2　福辛普利钠片 10mg,口服,1 次/日;

　　　　　＋氢氯噻嗪片 12.5mg,口服,1 次/日;

　　　　　或:

　　　　　厄贝沙坦片 150mg,口服,1 次/日;

　　　　　＋氢氯噻嗪片 12.5mg,口服,1 次/日。

适用范围:适用于 CKD1～4 期伴高血压患者。

注意事项:药物过敏者禁止使用。双侧肾血管病变或孤立肾/移植肾伴肾动脉狭窄禁用。血肌酐水平＞350μmol/L 的慢性肾脏病患者应监测血肌酐。疗程:终身治疗。

评价:为一组常用高效治疗方案,且费用合适。

方案 3　盐酸贝那普利片 10mg,口服,1 次/日;

　　　　　＋氢氯噻嗪片 12.5mg,口服,1 次/日;

　　　　　＋非洛地平缓释片 5mg,口服,1 次/日;

　　　　　＋酒石酸美托洛尔片 25mg,口服,2 次/日。

适用范围:适用于 CKD1～4 期伴高血压患者。

注意事项:药物过敏者禁止使用。双侧肾血管病变或孤立肾/移植肾伴肾动脉狭窄禁用。血肌酐水平＞350μmol/L 的慢性肾脏病患者应监测血肌酐。

疗程:终身治疗。

评价:为一组常用高效治疗方案,且费用合适。

方案 4　盐酸贝那普利片 10mg,口服,1 次/日;

　　　　　＋非洛地平缓释片 5mg,口服,1 次/日;

　　　　　＋酒石酸美托洛尔片 25mg,口服,2 次/日。

适用范围:适用于 CKD1～4 期及透析、肾移植伴高血压患者。

注意事项:药物过敏者禁止使用。双侧肾血管病变或孤立肾/移植肾伴肾动脉狭窄禁用。血肌酐水平＞350μmol/L 的慢性肾脏病患者应监测血肌酐。

疗程:终身治疗。

评价:为一组常用高效治疗方案,且费用合适。

(3)调脂治疗方案

方案 1　普伐他汀片 20mg,口服,1 次/日。

适用范围:适用于 CKD 各期及肾移植伴高血脂患者。维持性血透患者,无特殊心血管适应证者,不推荐使用他汀类药物。

注意事项:药物过敏者禁止使用。

疗程:血脂水平达标后可停药。

评价:为一组常用高效治疗方案,且费用合适。

方案 2　阿托伐他汀片 10mg,口服,1 次/日。

适用范围:适用于 CKD 各期及肾移植伴高血脂患者。维持性血透患者,无特殊心血管适应证者,不推荐使用他汀类药物。

注意事项:药物过敏者禁止使用。

疗程:血脂水平达标后可停药。

评价:为一组常用高效治疗方案,且费用合适。

(4)控制蛋白尿的治疗方案

方案 1　依那普利片 5mg,口服,2 次/日。

适用范围:适用于 CKD1～4 期及肾移植、透析伴蛋白尿患者。

注意事项:药物过敏者禁止使用。

疗程:视尿蛋白水平而定。

评价:为一组常用高效治疗方案,且费用合适。

方案 2　厄贝沙坦分散片 300mg,口服,1 次/日。

适用范围:适用于 CKD1～4 期及肾移植、透析伴蛋白尿患者。

注意事项:药物过敏者禁止使用。

疗程:视尿蛋白水平而定。

评价:为一组常用高效治疗方案,且费用合适。

方案 3　氯沙坦片 100mg,口服,1 次/日。

适用范围:适用于 CKD1～5 期及肾移植、透析伴蛋白尿患者。

注意事项:药物过敏者禁止使用。

疗程:视尿蛋白水平而定。

评价:为一组常用高效治疗方案,且费用合适。

2.糖尿病肾脏疾病并发症的治疗方案

无。

四、随访观察

(1)病情监测,每 3 个月监测尿液分析和肾功能。

(2)预防复发的措施无。

(3)并发症无。

(4)预后:DKD 发生肾衰竭无论透析与肾移植与否,死亡的最常见原因是心血管并发症。整体预后较原发性肾小球疾病差。

第五章　肿瘤常见疾病用药

第一节　非小细胞肺癌

一、概述

原发性支气管肺癌简称为肺癌,系指原发于支气管黏膜和肺泡的恶性肿瘤,是当今世界范围内最常见的恶性肿瘤之一,也是全世界目前发病率和死亡率最高的癌症。非小细胞肺癌(non-small cell lung cancer,NSCLC)是两种基本肺癌类型中的一种,85%以上的肺癌患者属于这种类型,80%左右的 NSCLC 患者在确诊时已属中晚期。

二、治疗

(一)康复措施

1.住院治疗

肺癌患者在确诊后(有时在进行检查诊断之时)都必须入院治疗。

2.门诊复查

在临床治疗间歇期或告一段落后,应回家休息调理,同时门诊定期复查。

(二)一般治疗

一般治疗以综合治疗为主。

1.综合治疗的一般原则

对 NSCLC 患者有计划、科学而合理的综合治疗应慎重考虑几个问题:根据患者的具体分期情况,选择局部或区域性治疗,还是全身治疗;局部与全身治疗是序贯进行,还是同时进行;是抗肿瘤治疗为主,还是姑息治疗为主等。

2.肺癌综合治疗的模式

手术能为身体状况良好可耐受手术的Ⅰ、Ⅱ期患者提供治愈的可能;即使肿瘤完全切除(包括Ⅰb期)者,术后辅助化疗有益于生存的改善;对于肿瘤不能切除的Ⅲ期患者,同步放化疗可能优于序贯放化疗;对于体力状况良好Ⅲb期和Ⅳ期患者,采用含铂的化疗方案将受益;4～6周期化疗后肿瘤缓解或病情稳定的患者可给予维持治疗;靶向治疗单独应用或与其他治疗的联合,具有毒副作用小,在特定人群中疗效较好的优越性;支持治疗如止痛、抗贫血、提高患者的生活质量等应贯穿始终。

3.肺癌个体化治疗

即针对某一个肺癌患者制订适宜的治疗策略,这必须依赖临床因素,如肺癌分期、行为状态(performance status,PS 或 Karnofsky performance status,KPS)和体重减轻指数、性别、年龄等制订治疗方案。其次应根据肺癌的组织学类型进行个体化治疗,不同的组织类型对不同的化疗方案或靶向治疗具有不同的反应,如肺腺癌与大细胞癌对含培美曲赛的化疗方案(无论一线或二线)效果较理想、贝伐单抗联合化疗治疗肺鳞癌时要警惕出血的发生。基于功能基因组学和蛋白组学的肺癌个体化治疗日益受到重视,如表皮生长因子受体(epidermalgrowth factor receptor,EGFR)突变与否是判断疗效的预后预测因素。因此,晚期 NSCLC 患者检测 EGFR 基因突变情况,有助于选择适当的药物并对疗效进行分子预测。

(三)外科治疗

1.适应证

临床分期为Ⅰ期、Ⅱa 期、Ⅱb 期(T2,N1)患者,应积极考虑外科治疗。手术切除的原则是彻底切除原发灶和胸腔内有可能转移的淋巴结,且尽可能保留正常的肺组织,手术方式包括:肺部分切除术(包括肺楔形切除和肺段切除);肺叶切除术(包括复合肺叶切除和支气管、肺动脉袖状切除术);全肺切除术。上述术式均应行系统性淋巴结清扫,其清扫的范围应至少包括 3 组 N2 淋巴结。

2.手术后的再分类

根据手术的彻底程度和性质,又可分为以下几类:

(1)完全性切除:必须同时满足以下四个条件,即所有切缘包括支气管、动脉、静脉、支气管周围组织和肿瘤附近的组织为阴性;进行系统性或叶系统性淋巴结清扫;分别切除的纵隔淋巴结或切除肺叶的边缘淋巴结不能有结外侵犯;最高淋巴结必须切除而且是镜下阴性。

(2)不完全性切除:也有四点要求:切缘肿瘤残留;纵隔淋巴结或切除肺叶的边缘淋巴结结外侵犯;淋巴结阳性但不能切除;胸膜腔或心包腔积液癌细胞阳性。

(3)不确定切除:所有切缘镜下阴性,但出现下述 4 种情况之一者:淋巴结清扫没有达到完全性切除;最高纵隔淋巴结阳性但已切除;支气管切缘为原位癌;胸膜腔冲洗液细胞学阳性。

3 术前准备及术后观察

(1)必须的检查项目:血常规、尿常规、大便常规;凝血功能、血型、肝肾功能、电解质、感染性疾病筛查(乙肝、丙肝、艾滋病、梅毒等);肺功能、动脉血气分析、心电图、超声心动图或 24 小时动态心电图;心脑血管疾病相关检查等。

(2)禁忌证:严重心肺功能低下或近期内心绞痛发作者,重症肝、肾疾患及严重糖尿病者。

(3)术后并发症:出血、感染、术后残腔、支气管胸膜瘘、心律失常、心衰、肺栓塞、肺不张等,术后应严密观察生命体征变化,及时采取预防及治疗措施,如抗感染、止血、吸氧、保持呼吸道通畅、促进肺复张,必要时二次手术止血等。

(四)活动

适当的活动可使肺癌患者减轻痛苦,提高心、肺等脏器的功能,减轻患者胃肠道的反应,改善生活状况,但要避免过度劳累。当出现中到大量咯血、胸腔和心包积液,或骨转移时,应制动。

(五)饮食

在消化吸收能力允许的条件下应抓紧时间尽可能补充各种营养素,如优质的蛋白质、碳水化合物、脂肪、无机盐和多种维生素,保持健康的体重。但要忌辛辣和烟、酒等刺激性食物。

三、药物治疗

(一)药物治疗原则

根据癌细胞具有不断增殖,无限生长,分化障碍,以及代谢旺盛的特点,采用化疗药物阻止癌细胞的增殖、浸润、转移,直至最终杀灭癌组织;或选择肺癌细胞特异的分子靶点,应用针对该靶点的药物进行治疗,在取得明显疗效的同时,又避免对正常细胞的伤害;或采用生物反应调节剂与常规疗法配合使用,以减轻手术、化疗及放疗的毒副作用、控制残存的微小病灶,而达到抑制肿瘤的复发和转移,以有效延长患者的生存期,提高生存质量。

化疗药适用于各期、各种病理类型、手术与否的 NSCLC 患者治疗,但不适于 PS 大于 3(或 KPS 评分小于 60 分)的患者。根据 EGFR 突变情况选择酪氨酸激酶抑制剂(tyrosine ki-nase inhibitor,TKI)吉非替尼或厄洛替尼治疗有望个体化治疗得以实施。使用单克隆抗体如西妥昔单抗与化疗结合可使疗效得以提高。

NSCLC 的药物治疗包括:一线治疗——化疗、靶向治疗或化疗+靶向治疗;二线治疗——化疗或靶向治疗;三线或以上治疗——化疗或靶向治疗。其他辅助治疗,如止吐、止痛以及最佳的支持治疗也十分重要。

(二)药物选择

化疗药物:目前国际国内临床上化疗药种类繁多,可归结为以铂类药(顺铂或卡铂)为代表的基础用药,以及包括紫杉醇、多西他赛、吉西他滨、长春瑞滨、培美曲塞、伊立替康等的第三代化疗药。常用分子靶向药物包括吉非替尼、厄洛替尼、埃克替尼、西妥昔单抗、贝伐单抗以及重组人血管内皮抑制素注射液(恩度)。以参一胶囊为代表中成药,以托烷司琼、帕洛诺司琼为代表的止吐药,以吗啡、羟考酮及芬太尼为代表的止痛药,以及重组人粒细胞刺激因子、重组人血小板刺激因子、重组人红细胞生成素等等,在辅助治疗中具有重要的作用。

(三)非小细胞肺癌复发的预防与治疗

维持治疗与单纯支持治疗比较不仅可有效延缓疾病进展时间,还可延缓症状恶化时间,这包括化疗药物或靶向药物的同药或换药维持治疗,但要注意药物的毒副作用。治疗期间或告一段落后应定期复查,如有不适及时与医师联系。一旦出现复发或转移,可采用二线治疗、放疗或必要的手术治疗等手段。

(四)非小细胞肺癌并发症治疗

1.上腔静脉综合征

由于上腔静脉或两侧无名静脉受压发生狭窄和阻塞,导致静脉血回流受阻引起的急性或亚急性肿瘤危象,其中以支气管肺癌为最常见(约占 75%)。表现为头面、颈、上肢水肿,上胸部静脉曲张并水肿,伴头晕、胸闷、气急等症状。

治疗:卧床,头抬高,吸氧,止痛、镇静、限制液体及钠盐的摄入,加上糖皮质激素及利尿剂的使用均能帮助改善症状,如疑有血栓存在时可应用抗凝剂及纤溶药物,如低分子肝素,70～80IU/kg,皮下注射,1～3 次/日;在身体能耐受的前提下给予放疗、化疗,可见到快速解除压迫的效果。以上方法均不满意的病例可考虑手术治疗,但难度较大,并发症多,死亡率高。

2.恶性浆膜腔积液

常见有心包积液、胸腔积液,转移到腹腔也可出现腹腔积液,不同部位症状不同,如胸痛、气急发绀、水肿或腹胀等。其中以心包积液最为紧急。

治疗:除全身治疗外,可考虑浆膜腔内局部治疗,首先在 B 超引导下进行心包穿刺术、胸腔穿刺术或腹腔穿刺术,放尽液体后向浆膜腔内注入化疗药,如顺铂 40～60mg,卡铂 300～500mg,博莱霉素 30～60mg,丝裂霉素 15mg;生物免疫制剂包括白细胞介素 II 200～400WU/次,干扰素 600WU/次,其他药物包括四环素、红霉素、香菇多糖、榄香烯乳等。中等量至大量心包或胸腔积液患者,为避免反复抽液所导致的低蛋白血症、感染、脓胸、气胸等并发症,可行心包导管引流术或胸腔闭式引流术,以持续进行引流,将浆膜腔内积液尽量引流干净。对胸腔积液患者还可进行胸膜腔闭锁术:即将硬化剂如滑石粉注入胸膜腔,以引起胸膜腔广泛而快速的纤维化并粘连,继而胸膜腔闭塞。还可进行胸膜部分或全部剥脱术,或采用高频电热烧灼、胸腔镜下手术等方法,切除局部的原发灶或胸膜转移结节而迅速缓解患者的呼吸困难,但具有创伤大或生活质量下降,死亡率高等风险。

3.颅内高压

肺癌最易发生脑转移,肿瘤的占位使颅骨与脑之间空隙变小或病变周围脑组织水肿,脑血管受压致大脑血循环和脑脊液循环障碍,而出现颅内高压的症状,表现为头痛、呕吐、视盘神经水肿、嗜睡甚至昏迷等症状。

治疗:限制补液量和钠的摄入量。地塞米松 10～20mg 静注或静滴,6 小时后根据病情可减量或改为口服;20％甘露醇 250ml,快速静滴,2～4 次/日;或呋塞米 20～40mg,2 次/日,可二者交替使用;必要时还可冬眠低温疗法。病因治疗首选放疗,采用全脑放疗结合局部加强照射,或立体定向聚焦大剂量放疗(γ 刀或 X 刀)。化疗采用能透过血-脑脊液屏障的药物,如替莫唑胺、鬼臼噻吩甙,有时配合应用长春新碱、顺铂等药物,除静脉或口服外,还可经颈动脉注射、鞘内注射。手术能迅速改善症状,减轻肿瘤负荷,清除坏死及缺氧组织,并为其他疗法创造条件,但风险较大。

4.脊髓压迫症

肺癌极易发生骨转移,当脊椎转移时可导致椎体的压缩性骨折,脊髓、脊神经根受压后引起躯体感觉、运动和自主神经功能障碍。

治疗:制动,注意营养,维持水电解质平衡;选用必要的抗生素,预防和控制感染;注意止痛、镇静,给予神经营养药以助于脊髓功能的恢复。放射治疗是首选的治疗手段,照射范围包括整个病变椎体、上下缘再各加半个椎体。手术可迅速缓解脊髓压迫症状,但无论放疗或手术后,或对失去手术减压机会以及对较小病灶早期治疗不必手术者可应用化疗,除常规的肺癌化疗方案外,还可选用能通过血-脑脊液屏障的药物。双磷酸盐治疗必不可少,常用的药物为唑来膦酸 4mg,静脉滴注,1 次/月。止痛治疗十分重要,要遵循三阶梯止痛原则,如中度至重度疼痛,可待因 30～60mg,口服,2～3 次/日,吗啡缓释片与羟考酮缓释片,2 次/日,或外用的芬太尼透皮贴剂,1 次/3 日。其他治疗包括给予神经营养药以助于脊髓功能的恢复,应用甘露醇和地塞米松以减轻水肿。

5.咯血

咯血是肺癌患者常见的症状之一,中心型肺癌尤其鳞癌患者更易发生。临床上小量咯血多见,大量咯血少见但较危险。肿瘤合并咯血的原因主要包括:肿瘤侵蚀邻近血管,且并发感染时;或化放疗引起骨髓造血功能低下,导致继发性血小板减少,凝血功能障碍而致咯血不止,出现危及生命的征象。

治疗:出血量较大时,应及时住院治疗,严格卧床休息,严密监测生命体征。若伴有呕血时,应禁食,烦躁不安者可给予镇静剂。常用的止血药物包括:垂体后叶素 5~20U+5％葡萄糖液 100~200ml 静滴,必要时 6 小时后可重复;此外还可选择促进血液凝固的药物,如立止血、安络血、止血敏、6-氨基乙酸、维生素 K 等。注意抗休克治疗:输液、输血浆代用品、必要时输血,并根据患者血压、脉搏、尿量、心肺功能、血红蛋白测定,随时调整输液速度。血小板低于 $50\times10^9/L$ 的患者,每日皮下注射重组人血小板生成素 300U/kg,或重组人白细胞介素-11 1.5~3mg/d,或粒细胞,巨噬细胞集落刺激因子 150~300μg/d。当血小板低于 $20\times10^9/L$,可输注血小板。必要时内镜下止血治疗,或经股动脉穿刺插管进行栓塞治疗,还可考虑手术治疗。

(五)非小细胞肺癌及其并发症治疗处方举例

1.NSCLC 常用的化疗方案

在 NSCLC 的治疗中一线方案极少单药化疗,而是采取联合化疗的方案。联合化疗中一般应用作用机制不同的两类药物,如细胞周期特异药与细胞周期非特异药配合,还要尽量避免各药毒性的累加,以提高正常组织的耐受性。二线及以上治疗多为单药方案。

方案 1 长春瑞滨/顺铂方案。

长春瑞滨粉针　　　　25mg/m² ⎫ 静脉注射 6~10 分钟,1 次/周×2 次(即第 1,8 天)
0.9％氯化钠注射液　60~100ml ⎭

＋ 顺铂　　　　　　75mg/m² ⎫ 静脉滴注,第 1 天,或总量分 3 天给予
0.9％氯化钠注射液　250~500ml ⎭

适用范围:Ⅰb 期以上非小细胞肺癌术后的辅助化疗;新辅助化疗;不能手术的Ⅲb~Ⅳ期非小细胞肺癌患者。

注意事项:注意毒副作用的预防与治疗。注射长春瑞滨时必须在短时间(6~10 分钟)内经静脉注射,然后用 0.9％氯化钠注射液 250~500ml 冲洗静脉;因药物渗出静脉外将引起局部强烈刺激反应,必须确认针头在静脉内方可开始静注,一旦药液外漏应立即停止注药,余药另换静脉注入。

疗程:术后辅助化疗 4~6 周期;新辅助化疗 2~3 周期;中晚期患者 4~6 周期。每 3 周重复用药 1 次。

评价:为一种常用的治疗方案,费用较低。为 NSCLC 的一线方案。

方案 2 紫杉醇/顺铂方案。

紫杉醇注射液　　　　175~200mg/m² ⎫ 静脉滴注 3 小时,第 1 天
0.9％氯化钠注射液　500ml ⎭

$$\left.\begin{array}{ll} \quad+\quad 顺铂 & 75\mathrm{mg/m^2} \\ 0.9\%氯化钠注射液 & 250\sim500\mathrm{ml} \end{array}\right\}静脉滴注,第1天,或总量分3天给予$$

适用范围:Ⅰb期以上非小细胞肺癌术后的辅助化疗;新辅助化疗;不能手术的Ⅲb~Ⅳ期非小细胞肺癌患者,适当剂量调整后与放疗结合进行。

注意事项:注意毒副作用的预防与治疗。特别为了预防过敏反应的发生,在紫杉醇治疗前12小时和6小时服用地塞米松15~20mg,治疗前30~60分钟肌内注射苯海拉明50mg、静脉注射西咪替丁300mg。

疗程:术后辅助化疗4~6周期;新辅助化疗2~3周期;中晚期患者4~6周期。每3周重复用药1次。

评价:为治疗NSCLC的一线方案,费用稍偏高。

方案3　多西他赛/顺铂方案。

$$\left.\begin{array}{ll} 多西他赛注射液 & 75\mathrm{mg/m^2} \\ 0.9\%氯化钠注射液 & 250\mathrm{ml} \end{array}\right\}静脉滴注1小时,第1天$$

$$\left.\begin{array}{ll} \quad+\quad 顺铂 & 75\mathrm{mg/m^2} \\ 0.9\%氯化钠注射液 & 250\sim500\mathrm{ml} \end{array}\right\}静脉滴注,第1天或总量分3天给予$$

适用范围:Ⅰb期以上非小细胞肺癌术后的辅助化疗;新辅助化疗;不能手术的Ⅲb~Ⅳ期非小细胞肺癌患者。

注意事项:注意毒副作用的预防与治疗,应用地塞米松可预防或减轻多西他赛导致的过敏和水肿发生。

疗程:术后辅助化疗4~6周期;新辅助化疗2~3周期;中晚期患者4~6周期。每3周重复用药1次。

评价:为治疗NSCLC的一线方案,费用偏高。

方案4　吉西他滨/顺铂方案。

$$\left.\begin{array}{ll} 吉西他滨粉针 & 1000\mathrm{mg/m^2} \\ 0.9\%氯化钠注射液 & 100\mathrm{ml} \end{array}\right\}静脉滴注30分钟,1次/周2次(即第1,8天)$$

$$\left.\begin{array}{ll} \quad+\quad 顺铂 & 75\mathrm{mg/m^2} \\ 0.9\%氯化钠注射液 & 250\sim500\mathrm{ml} \end{array}\right\}静脉滴注,第1天,或总量分3天给予$$

适用范围:Ⅰb期以上非小细胞肺癌术后的辅助化疗;新辅助化疗;不能手术的Ⅲb~Ⅳ期非小细胞肺癌患者。

注意事项:注意毒副作用的预防与治疗。

疗程:术后辅助化疗4~6周期;新辅助化疗2~3周期;中晚期患者4~6周期。每3周重复用药1次。

评价:为治疗NSCLC的一线方案,费用偏高。

方案5　培美曲赛/顺铂方案。

$$\left.\begin{array}{ll} 注射用培美曲赛二钠粉针 & 500\mathrm{mg/m^2} \\ 0.9\%氯化钠注射液 & 100\mathrm{ml} \end{array}\right\}静脉滴注10分钟,第1天$$

$$\left.\begin{array}{ll}+\quad 顺铂 & 75\mathrm{mg/m^2}\\ 0.9\%氯化钠注射液 & 250\sim500\mathrm{ml}\end{array}\right\}静脉滴注,第 1 天,或总量分 3 天给予$$

适用范围:Ⅰb 期以上非鳞癌非小细胞肺癌术后的辅助化疗;不能手术的Ⅲb~Ⅳ期非鳞癌肺癌患者。

注意事项:注意毒副作用的预防与治疗。在注射培美曲赛前必须用维生素 B_{12}、叶酸和地塞米松预处理。

疗程:术后辅助化疗 4~6 周期;中晚期患者 4~6 周期。每 3 周重复用药 1 次。

评价:为治疗 NSCLC 的一线方案,费用昂贵。

方案 6　多西他赛单药方案。

$$\left.\begin{array}{ll}多西他赛注射液 & 75\mathrm{mg/m^2}\\ 0.9\%氯化钠注射液 & 250\mathrm{ml}\end{array}\right\}静脉滴注 1 小时,第 1 天$$

适用范围:用于 NSCLC 患者的二线或二线以上治疗,或维持治疗。注意事项:注意毒副作用的预防与治疗。疗程:不定,每 3 周重复用药,直至病情进展。评价:单药仅用于 NSCLC 患者的二线或二线以上治疗,或维持治疗,费用偏高。

方案 7　培美曲赛单药方案。

$$\left.\begin{array}{ll}注射用培美曲赛二钠粉针 & 500\mathrm{ng/m^2}\\ 0.9\%氯化钠注射液 & 100\mathrm{ml}\end{array}\right\}静脉滴注,10 分钟,第 1 天$$

适用范围:用于非鳞癌 NSCLC 患者的二线或二线以上治疗,或维持治疗。

注意事项:注意毒副作用的预防与治疗。

疗程:不定,每 3 周重复用药,直至病情进展。

评价:单药仅用于非鳞癌 NSCLC 患者的二线或二线以上治疗,或维持治疗,费用昂贵。

方案 8　吉非替尼、厄洛替尼或埃克替尼单药方案。

吉非替尼片 250mg,口服,1 次/日,连续服用,

或厄洛替尼片 150mg.口服,1 次/日,连续服用,

或埃克替尼 125mg,口服,3 次/日,连续服用。

适用范围:EGFR 检测突变 NSCLC 患者的一线治疗,或二线及二线以上治疗。吉非替尼、厄洛替尼还可用于维持治疗。

注意事项:注意毒副作用的预防与治疗。

疗程:不定,直至病情进展。

评价:EGFR 突变的 NSCLC 患者一线及二线治疗的疗效优于化疗,EGFR 未突变或未测定 EGFR 的 NSCLC 患者二线或以上治疗的疗效不劣于化疗,也可用于维持治疗。费用昂贵。

方案 9　西妥昔单抗,贝伐单抗或重组人血管内皮抑制素与化疗的联合应用。

$$\left.\begin{array}{lll}西妥昔单抗注射液 & 初始 & 400\mathrm{mg/m^2}\\ & 而后 & 250\mathrm{mg/m^2}\\ 0.9\%氯化钠注射液 & & 250\sim500\mathrm{ml}\end{array}\right\}静脉滴注 1\sim2 小时,第 1 天,1 次/周$$

$$\left.\begin{array}{ll}或贝伐珠单抗注射液 & 7.5\sim15\mathrm{mg/kg}\\ 0.9\%氯化钠注射液 & 100\sim250\mathrm{ml}\end{array}\right\}\begin{array}{l}静脉滴注 30\sim90 分钟,第 1 天,\\ 21 天重复\end{array}$$

或重组人血管内皮抑制素注射液　7.5mg/m² ⎱静脉滴注 3～4 小时,1 次/日,
0.9%氯化钠注射液　　　　　　250～500ml ⎰连续 14 天,21 天重复

适用范围:一线化疗的非小细胞肺癌患者。

注意事项:三种靶向药均不宜单独使用。应用抗 EGFR 西妥昔单抗时,第一周静滴时间应超过 120 分钟,该次静滴耐受性好,以后的静滴时间不少于 60 分钟;贝伐珠单抗的第一次静滴应在化疗后,时间应超过 90 分钟;第二次静滴时间应超过 60 分钟,以后滴注时间超过 30 分钟即可,但不主张用于鳞癌、咯血、脑转移、肺栓塞等患者。重组人血管内皮抑制素注射液输注时间不宜过快。

疗程:与化疗周期相配合进行。

评价:化疗＋靶向药物,有望提高 NSCLC 治疗的疗效,但费用昂贵。

方案 10　伊托泊甙/顺铂方案。

伊托泊甙注射液　　　50mg/m² ⎱静脉滴注,1 次/日,连续 5 天,28 天重复
0.9%氯化钠注射液　　500ml ⎰(即第 1～5 天和第 29～33 天)
＋　顺铂注射液　　　100mg/m² ⎱静脉滴注,1 次/周 x2 次,28 天重复
0.9%氯化钠注射液　300～500ml ⎰(即第 1,8,29,36 天)

适用范围:多与放疗结合进行。

注意事项:注意毒副作用的预防与治疗。

疗程:与放疗结合进行。

评价:是局部晚期 NSCLC 较为有效的治疗方案,且费用较低,患者的耐受性较好。

为减轻胃肠道副作用,有的化疗方案中可用卡铂代替顺铂,其他药物如伊立替康、环磷酰胺、异环磷酰胺、丝裂霉素、阿霉素、长春地辛等仅作为多次化疗者、腔内注射化疗药者,或其他药物的替代用药,较少应用,不再一一介绍。

2.化疗后的并发症

化疗后的并发症包括如血液系统毒性如白细胞减少、血小板减少、贫血,以及非血液系统毒性如胃肠道毒性、肝肾功能异常、神经毒性等。

四、疗效评价及随访

(一)治愈标准

不适用于肺癌患者。

(二)好转标准

恶性肿瘤疗效判断不同于其他疾病,治疗效果评定有其特殊的标准。

1.目标病灶的评价

按 RECIST(response evaluation criteria in solid tumors)标准,疗效判定标准如下:

(1)完全缓解(CR):所有目标病灶消失,且最少维持 4 周。

(2)部分缓解(PR):基线病灶长径总和缩小 30%以上,且最少维持 4 周。

(3)稳定(SD):基线病灶长径总和有缩小但未达 PR 或有增加但未达 PD,且最少维持

(4)进展(PD):基线病灶长径总和增加 20%以上,或出现新病灶。

2.非目标病灶的评价

(1)完全缓解:所有非目标病灶消失和肿瘤标志物水平正常。

(2)稳定(非完全缓解):一个或多个非目标病灶和(或)肿瘤标志物高于正常持续存在。

(3)进展:出现一个或多个新病灶和(或)存在非目标病灶进展。

3.远期疗效评价

以治疗后生存时间为判断疗效的标准,治疗后患者生存期的长短反映了治疗的最终效果。

4.生活质量的评价

以 KPS 评分为基础的评价标准是:KPS 评分增加≥10 分,并维持 4 周以上为好转;KPS 评分无明显变化为稳定;KPS 评分减少≥10 分则为恶化。

以体重为基础的评价标准是:体重增加>2kg,并维持 4 周以上为好转;体重增加或减少 2kg 为稳定;体重减少>2kg 则为恶化。

(三)随访观察

1.病情监测

开始 2~5 年内每 4~6 个月进行病史和体格检查,并影像学检查,胸部行增强 CT 扫描,之后每年进行一次上述检查,胸部可行非增强 CT 扫描。

2.预防复发的措施

提倡乐观生活态度和保持健康生活方式,适当体育锻炼,戒烟,限酒,保持健康的体重。定期复查,仔细观察病情变化,如有不适及时与医师联系。建议行流感疫苗、肺炎球菌疫苗接种和复种。

3.并发症

化疗相关副反应,以及肺癌复发或转移的相关症状。

(四)预后

非小细胞肺癌的预后直接与临床分期、身体状况、治疗效果相关。

第二节　结肠癌术后化疗

一、概述

结肠癌(colon cancer)是胃肠道常见的恶性肿瘤,其发病与社会环境、生活方式、遗传因素有关。年龄、家族性大肠息肉史、溃疡性结肠炎及胆囊切除史是结直肠癌的高危因素。结肠癌患者 5 年生存率约为 50%,超过 80% 的患者有机会接受根治性手术,但仍有 50% 的患者术后出现复发。结肠癌术后的治疗以辅助化疗为主,结合饮食、生活习惯的正确引导。术后辅助化疗能明显降低 Dukes A、B、C 期患者的死亡率。对于晚期或复发转移的患者,姑息性化疗能够延长患者生存期,改善生活质量。

二、治疗

（一）康复措施

1.门诊治疗

复查和随访期间可门诊进行。

2.住院治疗

化疗需住院治疗。

（二）一般治疗

提倡乐观生活态度,保持健康生活方式。

三、药物治疗

（一）药物治疗原则

1.非转移性结肠癌患者术后辅助治疗的选择应根据分期而定

(1)Ⅰ期患者术后不需要任何辅助治疗。

(2)低危Ⅱ期患者可参加临床试验,不予化疗单纯观察,或考虑使用卡培他滨或 5-氟尿嘧啶(5-FU)/甲酰四氢叶酸(LV)。FOLFOX 方案不适用于无高危因素的Ⅱ期患者辅助治疗。

(3)高危Ⅱ期(T3-T4,N0,M0)患者,定义为存在不良预后因素,包括肿瘤分化差(3/4 级分化,比如低分化、印戒细胞癌、黏液腺癌等)、脉管(血管/淋巴管)浸润、神经周围浸润、T4(穿透肠壁全层或浸润周围脏器/结构)、梗阻、穿孔、切缘阳性或不确定以及送检淋巴结＜12 枚,把具有上述任一因素的患者列为"高危Ⅱ期结肠癌",不但推荐术后辅助化疗,而且还推荐含奥沙利铂的联合化疗。此外Ⅱ期结肠癌术后是否化疗还推荐检测 dMMR。dMMR 又称 MSI-H(微卫星高度不稳定性),因为 MMR 基因突变,DNA 重复单元的插入或缺失而导致 MSI 高度不稳定及 MMR 蛋白缺失。病理学界发现 MSI.H 结肠癌具有相类似的临床病理特征,称之为 MSI-H 样病理特征。具体包括:肿瘤内淋巴细胞浸润(每个高倍视野超过 3 个淋巴细胞)、瘤周 Crohn 样淋巴细胞浸润(肿瘤边缘淋巴组织/滤泡形成)、黏液腺癌/印戒细胞癌分化(高级别组织学分化)、髓样生长方式(预后好)、右侧结肠多见等。MSI-H 肿瘤总体预后良好,单纯手术后其 5 年生存率高达 80％,其次是发现 dMMR 的Ⅱ期结肠癌不但不能从 5-FU 的辅助化疗中获益,可能还有相反的作用。因此,从 2％年以来,指南推荐拟行氟脲嘧啶类化疗的Ⅱ期结肠患者均应接受 MMR 检测,如属于 dMMR,则无需化疗,单纯观察即可。

(4)Ⅲ期患者(Tl-4,N1-2,MO)术后应进行 6 个月的辅助化疗。可选的方案:5-FU/LV/奥沙利铂作为标准治疗或 5-FU/奥沙利铂或卡培他滨/奥沙利铂。对不能使用奥沙利铂的患者可选单药卡培他滨或 5-FU/LV。

(5)不支持在Ⅱ期或Ⅲ期结肠癌的辅助化疗中使用含伊立替康的方案。

(6)目前,尚无证据支持贝伐珠单抗可用于Ⅱ/Ⅲ期患者术后辅助治疗。

2.晚期或复发转移一线化疗原则

(1)FOLFOX、CapeOx 以及 FOLFIRI＋贝伐单抗或西妥昔单抗/帕尼单抗是转移性结肠癌标准一线化疗方案。对于无法耐受强化疗的患者,可采用卡培他滨、5-FU/LV±贝伐单抗或西妥昔单抗/帕尼单抗单药作为一线化疗方案。含奥沙利铂的方案,奥沙利铂不能连用超过

3个月。

（2）一线治疗不支持单用贝伐单抗，西妥昔单抗/帕尼单抗只适用于 KRAS 野生型者，不推荐联合使用靶向治疗药物。

（3）包含转移瘤（例如肝、肺）在内可以完全切除（R0）的Ⅳ期疾病，R0 切除后的术后化疗应该按照Ⅲ期术后辅助化疗来执行。

（4）在制订一线方案时应事先计划好在出现或未出现病情进展情况下的更替治疗方案、制订对发生特定毒性反应的患者调整治疗方案的计划。

3.晚期或复发转移一线化疗后进展的治疗原则

（1）对于初始治疗采用 FOLFOX 或 CapeOx 为基础的化疗方案者，推荐使用 FOLFIRI±西妥昔单抗/帕尼单抗（仅限于 KRAS 野生型）、伊立替康联合西妥昔单抗（仅限于 KRAS 野生型）或伊立替康单药。

（2）对于初始治疗采用 FOLFIRI 为基础的化疗方案者，推荐方案如下：FOLFOX 或 CapeOx、西妥昔单抗＋伊立替康、西妥昔单抗或帕尼单抗单药（不适于与伊立替康联合的患者）。

（3）对于初始治疗采用 5-FU/LV 或卡培他滨不加奥沙利铂、伊立替康的患者，第一次进展后的推荐方案包括 FOLFOX、CapeOx、FOLFIRI、伊立替康单药或伊立替康＋奥沙利铂（IROX）。

（4）对于初始治疗采用 FOLFOXIRI 方案者，推荐使用西妥昔单抗＋伊立替康或西妥昔单抗或帕尼替尼单药（仅 KRAS 野生型）。

（二）药物选择

目前结肠癌治疗中有效药物包括：5-FU/LV、卡培他滨、伊立替康、奥沙利铂、贝伐单抗、西妥昔单抗和帕尼单抗。治疗药物的选择基于治疗目的，需根据以前使用过药物的类型和时限，以及各种药物毒性反应谱的不同。在治疗初期应该考虑的原则包括：事先计划好在患者治疗后病情出现好转、稳定或进展情况下的更替治疗方案；还应制订好发生特定毒性反应时的调整治疗方案。此外，评价这些方案对个体患者的效果和安全性不仅必须考虑方案的组成，还需包括剂量、给药计划和途径以及患者的体力状况。

（三）结肠癌术后复发的预防与治疗

术后辅助化疗能够降低术后复发风险，特别是Ⅲ期患者。此外，一项前瞻性非随机临床研究结果：阿司匹林治疗Ⅲ期结肠癌的疗效与单用手术和标准化疗的疗效相当，塞来昔布和罗非昔布也表现出与阿司匹林相似的疗效。初步研究表明，该类药物可能使结肠癌复发危险和死亡率降低 50%。临床试验也显示，非甾体类消炎药物或 COX-2 选择性抑制剂对家族性腺瘤样息肉具有抑制作用。

（四）结肠癌术后化疗并发症治疗

1.骨髓抑制

多数化疗药物有骨髓抑制作用，表现为外周血中性粒细胞、血小板下降，一般在 10～14 天降至最低点，3 周后血常规恢复。骨髓抑制期间应重点做好室内环境消毒，加强患者口腔、肛周皮肤护理，预防感染和出血。如出现感染，应根据病原学培养结果有针对性行抗感染治疗。

化疗期间应严密观察血常规变化,必要时给予集落刺激因子治疗。

2.胃肠道毒性

胃肠道毒性是最常见并发症,化疗药物直接刺激胃肠道并激活肠腔中 5-HT 受体,刺激延髓中枢引起恶心、呕吐。应在化疗前给予 5-HT 受体拮抗剂,阻断外周神经元的兴奋和迷走神经的活动而止吐。如出现呕吐反应,应加强止吐治疗、保护胃黏膜。在化疗期间给予高热量、高蛋白、高维生素、低脂肪软食,避免油腻性食物。如出现腹泻反应,应给予止泻治疗,注意水、电解质平衡。

3.泌尿系毒性

大部分化疗药物有一定的泌尿系毒性,导致少尿、蛋白尿及管型尿,重者致中毒性膀胱炎及急性肾小管坏死。化疗期间应鼓励患者多饮水并适当增加输液量,以利于化疗药物的排泄,并可防止高浓度尿酸析出诱发肾结石。

4.神经系统毒性

奥沙利铂最常见的毒副反应就是神经毒性,其发生率几乎 100%,表现为肢端麻木、针刺样疼痛、肌肉痉挛,沿输注静脉区域症状尤甚,重致喉痉挛,危及生命。注意保暖,用药后 3 天内避免寒冷刺激,勿进冷食,勿用冷水刷牙、洗脸。症状轻者经热敷后可逐渐缓解,症状重者可适当应用地塞米松和阿司匹林。用药前应备好气管切开包置于患者床头以便发生喉痉挛时备用。

5.静脉炎

由于药物刺激或外漏所致,按病情轻重归为红肿型、硬结型、坏死型和闭锁型四类。红肿型:沿静脉走行皮肤红肿、疼痛、触痛。硬结型:沿给药静脉局部疼痛、触痛、静脉变硬触之有条索感。坏死型:沿血管周围有较大范围肿胀,形成瘀斑至皮肤层。闭锁型:静脉不通并机化。防治措施:选择四肢较粗直静脉,避免反复静脉穿刺。一旦药物外漏即应停止用药,局部用 0.25% 普鲁卡因 1ml 局部环形封闭;轻度静脉炎经短期热敷即可消退;重度静脉炎可用 50% 硫酸镁局部湿敷。治疗过程要有选择性的使用和保护静脉,接受静脉输液侧的肢体不宜过多活动,以防穿刺针头移位造成药物外渗,引起局部组织坏死。

6.心脏毒性

表现为一过性窦性心动过速、ST 段低下、T 波低平及室性期前收缩,为可逆性。用药期间及用药后应密切观察,注意患者有无心慌、气短、胸闷、喘憋等症状,随时监测心率、心电图等的变化,及时发现心脏毒性。

(五)结肠癌术后化疗及其并发症治疗处方举例

1.术后辅助化疗方案

方案 1 5-FU/LV。

$\left.\begin{array}{l}\text{0.9\%氯化钠溶液 250ml}\\\text{LV 注射液 500mg/m}^2\end{array}\right\}$静脉滴注 2 小时,1 次/日,1 周×6

$\left.\begin{array}{l}\text{5\%葡萄糖注射液 20ml}\\\text{5-FU 注射液 500mg/m}^2\end{array}\right\}$LV 滴注 1 小时后静脉推注,1 次/日,1 周×6

每 8 周重复

或　简化的双周静脉用 5-FU/LV 方案(sLV5 FU2)

0.9％氯化钠溶液 250ml
LV 注射液 400mg/m²　}静脉滴注 2 小时,1 次/日,第 1 天

5％葡萄糖注射液 20ml
5-FU 注射液 400mg/m²　}静脉推注,1 次/日,然后

5％葡萄糖注射液 500ml
5-FU 注射液 2400mg/m²　}持续静脉滴注 46～48 小时,1 次/日

每 2 周重复。

适用范围:Ⅱ期无高危因素、Ⅱ期有高危因素以及Ⅲ期结肠癌术后患者辅助化疗。

注意事项:注意血液学和非血液学毒性反应,根据具体情况调整药物剂量和周期。

疗程:见具体方案。

评价:费用低,有效率高。毒副反应轻微,主要为恶心、呕吐和黏膜炎。为Ⅱ期无高危因素、要求化疗者,首先考虑的方案。Ⅲ期 5 年 PFS 低于奥沙利铂/5-FU/LV 方案,适用于Ⅲ期经济较差或不能耐受强化疗患者。

方案 2　卡培他滨。

卡培他滨 1250mg/m²,口服,2 次/日,第 1～14 天。

适用范围:Ⅱ期无高危因素、Ⅱ期有高危因素以及Ⅲ期结肠癌术后辅助化疗。

注意事项:注意血液学和非血液学毒性反应,根据具体情况调整药物剂量和周期。

疗程:每 3 周重复,共 24 周。

评价:在Ⅲ期患者中,卡培他滨与 5-FU/LV 的疗效相当。给药方式简单,无需住院,手足综合征发生率较高,但总体毒副作用较少,耐受性良好,适用于老年、体质较差患者或不愿意静脉化疗患者。

方案 3　FOLFOX。

mFOLFOX6

5％葡萄糖注射液 250ml
注射用奥沙利铂粉针 85mg/m²　}静脉滴注 2 小时,1 次/日,第 1 天

0.9％氯化钠溶液 250ml
LV 注射液 400mg/m²　}静脉滴注 2 小时,1 次/日,第 1 天

5％葡萄糖注射液 20ml
5-FU 注射液 400mg/m²　}静脉推注,1 次/日,然后

5％葡萄糖注射液 500ml
5-FU 注射液 2400mg/m²　}持续静脉滴注 46～48 小时,1 次/日

适用范围:Ⅱ期有高危因素及Ⅲ期结肠癌术后辅助化疗。

注意事项:注意血液学和非血液学毒性反应,根据具体情况调整药物剂量和周期。

疗程:每 2 周重复,共 12 个周期(半年内)。

评价：Ⅲ期患者中FOLFOX疗效优于氟尿嘧啶类单药。最常见的毒副反应为血小板减少和感觉障碍,腹泻、神经毒性较卡培他滨和5-FU/LV高。为Ⅱ期有高危因素、要求化疗者以及Ⅲ期首选辅助化疗方案,但不适用于预后良好或低危的Ⅱ期患者。

方案4　FLOX。

5％葡萄糖注射液 250ml
注射用奥沙利铂粉针 85mg/m^2 } 静脉滴注2小时,1次/日,第1,3,5周

0.9％氯化钠溶液 250ml
LV注射液 500mg/m^2 } 静脉滴注2小时,每周1次×6

5％葡萄糖注射液 20ml
5-FU注射液 500mg/m^2 } 静脉推注,每周1次×6

适用范围:Ⅱ期有高危因素及Ⅲ期结肠癌术后。

注意事项:注意血液学和非血液学毒性反应,根据具体情况调整药物剂量和周期。

疗程:每8周重复,共3次。

评价:有效率高,PFS略低于FOLFOX。3～4度腹泻发生率较FOLFOX高,是FOLFOX的替代方案。

方案5　CapeOX。

5％葡萄糖注射液 250ml
注射用奥沙利铂粉针 130mg/m^2 } 静脉滴注2小时,1次/日,第1天

卡培他滨 1000mg/m^2 口服,2次/日,第1～14天

适用范围:Ⅱ期有高危因素及Ⅲ期结肠癌术后。

注意事项:注意血液学和非血液学毒性反应,根据具体情况调整药物剂量和周期。

疗程:每3周重复,共8次。

评价:CapeOX方案是Ⅱ期有高危因素及Ⅲ期结肠癌术后可选方案之一,住院时间短,但手足综合征发生率相对较高,但毒性可以耐受。

2.晚期或复发转移治疗方案一线化疗方案

方案1　FOLFOX±贝伐单抗或±帕尼单抗。

FOLFOX(同前)

贝伐单抗:

0.9％氯化钠溶液 100ml
贝伐单抗注射液 5mg/kg } 静脉滴注90分钟,1次/日

帕尼单抗:

0.9％氯化钠溶液 100ml
帕尼单抗注射液 6mg/kg } 静脉滴注60分钟,1次/日

适用范围:晚期或复发转移结肠癌一线化疗。

注意事项:注意血液学和非血液学毒性反应,根据具体情况调整药物剂量和周期。

疗程:每2周重复。

评价:FOLFOX 是一线化疗有效率最高的方案,FOLFOX 联合西妥昔单抗或帕尼单抗能增加客观有效率和 PFS。贝伐单抗最常见毒副作用包括高血压、肠穿孔、伤口愈合慢,但总体耐受性良好。帕尼单抗的主要毒副作用为过敏反应,仅适用于 KRAS 野生型晚期或复发转移患者。FOLFOX±贝伐单抗或帕尼单抗是晚期或复发转移首选化疗方案。

方案 2　CapeOx±贝伐单抗。

5%葡萄糖注射液 250ml
注射用奥沙利铂粉针 130mg/m² } 静脉滴注 2 小时,1 次/日,第 1 天

卡培他滨片 850~1000mg/m² 口服,2 次/日,第 1~14 天

贝伐单抗:

0.9%氯化钠溶液 100ml
贝伐单抗注射液 7.5mg/kg } 静脉滴注 90 分钟,1 次/日

适用范围:晚期或复发转移结肠癌一线化疗。

注意事项:该方案治疗 3 个月后或更早(如出现无法接受的神经毒性)停用奥沙利铂,而该方案中的其他药物可继续使用直到肿瘤进展。

疗程:每 3、周重复。

评价:CapeOX 和 FOLFOX 有效率(PFS)和毒副反应相当,CapeOx 手足综合征发生率增高。CapeOX 联合贝伐单抗能够提高 PFS,是晚期或复发转移患者可选择的化疗方案。

方案 3　FOLFIRI±贝伐单抗或±西妥昔单抗或±帕尼单抗。

FOLFIRI:

0.9%氯化钠溶液 250ml
盐酸伊立替康注射液 180mg/m² } 静脉滴注 2 小时,1 次/日,第 1 天

0.9%氯化钠溶液 250ml
LV 注射液 400mg/m² } 静脉滴注 2 小时,1 次/日,第 1~2 天

5%葡萄糖注射液 20ml
5-FU 注射液 400mg/m² } 静脉推注,1 次/日,然后

5%葡萄糖注射液 500ml
5-FU 注射液 600mg/m² } 持续静脉滴注 22 小时,1 次/日,第 1~2 天

或

0.9%氯化钠溶液 250ml
盐酸伊立替康注射液 180mg/m² } 静脉滴注 120 分钟,1 次/日,第 1 天

0.9%氯化钠溶液 250ml
LV 注射液 400mg/m2 } 静脉滴注 2 小时,1 次/日,第 1~2 天

5%葡萄糖注射液 20ml
5-FU 注射液 400mg/m² } 静脉推注,1 次/日,然后

5%葡萄糖注射液 500ml
5-FU 注射液 2400mg/m² } 持续静脉滴注 46~48 小时,1 次/日

每2周重复

贝伐单抗(同上 5mg/kg 用法)。

西妥昔单抗:

0.9%氯化钠溶液 50ml
西妥昔单抗注射液 400mg/m² } 静脉滴注 2 小时,首剂,1 次/日

0.9%氯化钠溶液 50ml
西妥昔单抗注射液 250mg/m² } 静脉滴注 2 小时,1 次/日,1 次/周

或

0.9%氯化钠溶液 50ml
西妥昔单抗注射液 5400mg/m² } 静脉滴注 2 小时,1 次/日,每 2 周重复

帕尼单抗(同上)

适用范围:晚期或复发转移结肠癌一线化疗。

注意事项:注意血液学和非血液学毒性反应,根据具体情况调整药物剂量和周期。

疗程:具体见各方案。

评价:FOLFIRI 客观有效率、PFS 和 OS 与 FOLFOX 相当,FOLFIRI 毒副作用为严重骨髓抑制、腹泻及腹泻相关的脱水等,是晚期或复发转移患者可选择的化疗方案。应用 FOLFIRI＋贝伐珠单抗一线治疗转移性结直肠癌患者,其疗效和良好的耐受性均与贝伐珠单抗联合其他含 5-FU 的化疗方案相当。因此,推荐 FOLFIRI 作为初始治疗时可以加用贝伐珠单抗,也可加用西妥昔单抗或帕尼单抗(仅限 KRAS 野生型)。

方案4　5-FU/LV±贝伐单抗。

5-FU/LV:

①Roswell-Park 方案

0.9%氯化钠溶液 250ml
LV 注射液 500mg/m² } 静脉滴注 2 小时,1 次/日,第 1、8、15、22、29、36 天

5%葡萄糖注射液 20ml
5-FU 注射液 500mg/m² } LV 滴注开始 1 小时后静脉推注,1 次/日,第 1、8、15、22、29、36 天

每8周重复

②简化的双周静脉用 5-FU/LV 方案(sLV5 FU2)(同前)

③单周方案

0.9%氯化钠溶液 250ml
LV 注射液 20mg/m² } 静脉滴注 2 小时,1 次/日

5%葡萄糖注射液 20ml
5-FU 注射液 500mg/m² } LV 滴注开始 1 小时后静脉推注,1 次/日

或

0.9％氯化钠溶液 250ml ┐
LV 注射液 400mg/m² ┘ 静脉滴注 2 小时,1 次/日

5％葡萄糖注射液 500ml ┐
5-FU 注射液 2600mg/m² ┘ LV 滴注开始 1 小时后静脉滴注,1 次/日,24 小时

每周重复

贝伐单抗(同上)。

适用范围:晚期或复发转移结肠癌一线化疗。

注意事项:注意血液学和非血液学毒性反应,根据具体情况调整药物剂量和周期。

疗程:具体见各方案。

评价:当患者对积极的初始治疗方案不能耐受时,建议可选择静脉滴注 5-FU/LV 加或不加贝伐单抗。将 5-FU/LV 加贝伐单抗作为一线化疗方案,能够延长转移性结直肠癌不可切除患者的总生存期。

方案 5　FOLFOXIRI。

0.9％氯化钠溶液 250ml ┐
盐酸伊立替康注射液 165mg/m² ┘ 静脉滴注 2 小时,1 次/日,第 1 天

5％葡萄糖注射液 250ml ┐
注射用奥沙利铂粉针 85mg/m² ┘ 静脉滴注 2 小时,1 次/日,第 1 天

0.9％氯化钠溶液 250ml ┐
LV 注射液 200mg/m² ┘ 静脉滴注 2 小时,1 次/日,第 1 天

5％葡萄糖注射液 500ml ┐
5-FU 注射液 3200mg/m² ┘ LV 滴注开始 1 小时后静脉滴注 48 小时,1 次/日

适用范围:晚期或复发转移结肠癌一线化疗。

注意事项:注意血液学和非血液学毒性反应,根据具体情况调整药物剂量和周期。

疗程:每 2 周重复。

评价:FOLFOXIRI 是晚期或复发转移患者可选化疗方案之一,但并非首选。与 FOLFIRI 相比,有效性是否更优越尚有争议,但 FOLFOXIRI 某些毒性反应增加(如神经毒性和中性粒细胞减少,腹泻、脱发和神经毒性均显著增加。应用 FOLFOXIRI 方案时,并不推荐联合使用靶向药物,因为有关该联合方案的安全性及有效性的数据还不成熟。

方案 6　卡培他滨±贝伐单抗。

卡培他滨 850～1250mg/m²,2 次/日,第 1～14 天

贝伐单抗(同上 7.5mg/kg 用法)。

适用范围:晚期或复发转移结肠癌一线化疗。

注意事项:注意血液学和非血液学毒性反应,根据具体情况调整药物剂量和周期。

疗程:每 3 周重复。

评价:卡培他滨±贝伐单抗是晚期或复发转移患者可选择的化疗方案,适用于不能耐受强化疗患者。

方案 7　西妥昔单抗单药(用法同上)。

适用范围:晚期或复发转移结肠癌一线化疗。

注意事项:注意血液学和非血液学毒性反应,根据具体情况调整药物剂量和周期。

疗程:每 3 周重复。

评价:单药西妥昔较最佳支持治疗仍有效,主要毒副作用为过敏反应,费用昂贵,是 KRAS 无突变的晚期或复发转移患者可选方案之一,适用于不能耐受强化疗患者。

3.进展后化疗方案

方案 1　FOLFOX(同上)。

适用范围:结肠癌进展后化疗。

注意事项:注意血液学和非血液学毒性反应,根据具体情况调整药物剂量和周期。

疗程:每 2 周重复。

评价:以伊立替康为主的化疗方案或未用过奥沙利铂方案者,疾病进展后用此方案仍有效,是晚期或复发转移患者一线治疗进展后可选方案之一。

方案 2　CapeOx(同上)。

适用范围:结肠癌进展后化疗。

注意事项:注意血液学和非血液学毒性反应,根据具体情况调整药物剂量和周期。

疗程:每 3 周重复。

评价:以伊立替康为主的化疗方案或未用过奥沙利铂方案者,疾病进展后用此方案仍有效。但手足综合征发生率增高。是晚期或复发转移患者一线治疗进展后可选方案之一。

方案 3　FOLFIRI±西妥昔单抗或±帕尼单抗(方案同上)。

适用范围:结肠癌进展后化疗。

注意事项:注意血液学和非血液学毒性反应,根据具体情况调整药物剂量和周期。

疗程:每 2 周重复。

评价:以奥沙利铂为主的化疗方案或未用过伊立替康方案者,疾病进展后用此方案仍有效。有效率与 FOLFOX 相当。毒副作用为严重骨髓抑制、腹泻及腹泻相关的脱水等。是晚期或复发转移患者一线治疗进展后可选方案之一。西妥昔单抗或帕尼单抗仅适用于 KRAS 野生型患者。

方案 4　单药伊立替康。

0.9%氯化钠溶液 250ml
盐酸伊立替康注射液 125mg/m² } 静脉滴注 30～90 分钟,1 次/日,第 1、8 天

或

0.9%氯化钠溶液 250ml
盐酸伊立替康注射液 300～350mg/m² } 静脉滴注 30～90 分钟,1 次/日,第 1 天

适用范围:结肠癌进展后化疗。

注意事项:注意血液学和非血液学毒性反应,根据具体情况调整药物剂量和周期。

疗程:每 3 周重复。

评价:进展后单药伊立替康与 FOLFOX 方案在 OS 上无差异。毒副作用为严重骨髓抑制、腹泻及腹泻相关的脱水等。是晚期或复发转移患者一线治疗进展后可选方案之一。

方案 5　西妥昔单抗或帕尼单抗(仅 KRAS 野生型)±伊立替康。

西妥昔单抗(用法同前);

帕尼单抗(用法同前);

伊立替康:

0.9％氯化钠溶液 250ml
盐酸伊立替康注射液 300～350mg/m²　}静脉滴注 30～90 分钟,1 次/日,每 3 周重复

或

0.9％氯化钠溶液 250ml
盐酸伊立替康注射液 180mg/m²　}静脉滴注 30～90 分钟,1 次/日,每 2 周重复

或

0.9％氯化钠溶液 250ml
盐酸伊立替康注射液 125mg/m²　}静脉滴注 30～90 分钟,1 次/日,第 1、8 天,每 3 周重复

适用范围:结肠癌进展后化疗。

注意事项:注意血液学和非血液学毒性反应,根据具体情况调整药物剂量和周期。

疗程:具体见各方案。

评价:西妥昔单抗联合伊立替康缓解率是单药西妥昔的 2 倍。毒副作用为严重骨髓抑制、腹泻及腹泻相关的脱水等,是 KRAS 野生型晚期或复发转移患者一线治疗进展后可选方案之一。患者不能耐受上述联合时可考虑单药西妥昔单抗或帕尼单抗(仅 KRAS 野生型)。

方案 6　IROX 方案。

5％葡萄糖注射液 250ml
注射用奥沙利铂粉针 85mg/m²　}静脉滴注 2 小时,1 次/日,第 1 天

0.9％氯化钠溶液 250ml
盐酸伊立替康注射液 200mg/m²　}静脉滴注 30～90 分钟,第 1 天

适用范围:结肠癌进展后化疗。

注意事项:注意血液学和非血液学毒性反应,根据具体情况调整药物剂量和周期。

疗程:每 3 周重复。

评价:是晚期或复发转移患者一线治疗进展后可选方案之一。

四、疗效评价及随访

(一)治愈标准

术后 5 年不复发定义为临床治愈。

(二)好转标准

根治性术后无病灶者,不复发即为疗效,主要衡量指标为无病生存时间(disease free survival,DFS)。而对于复发转移患者或晚期姑息性手术后患者,主要评估指标包括病灶缓解情况、肿瘤进展时间(Time to progression,rITrp)、无进展生存期(progressionfree survival,

PFS)、总生存时间(overall survival,OS)等。病灶缓解情况采用国际通用实体瘤疗效评估标准即 RECIST 标准(response evaluation criteria in solid tumors)来进行评估。肿瘤重新评价的频率决定于治疗方案,每 2 周期(6～8 周)的重新评价是合理的,在特殊的情况下应调整为更短或更长的时间。达到客观疗效(完全缓解或部分缓解),必须在首次评价至少 4 周后复核确认,由试验方案决定的更长时间的确认同样也是合适的。稳定的患者在治疗后最少间隔 6～8 周,病灶测量至少有一次稳定。

(三)随访观察

1.病情监测

根治性手术和辅助化疗之后,就应该对结直肠癌患者进行治疗后的监测,监测的目的有:评估可能发生的治疗相关并发症,发现可根治性切除的复发灶,在新的异时性肿瘤未发生浸润时将其诊断出来。80%的肿瘤复发发生在原发灶切除后的最初 3 年内;结直肠癌患者中接受对局部复发和远处转移的治疗者手术切除率和生存率升高,因此对这类患者进行更密切的治疗后随访。然而,对接受过结直肠癌根治手术的患者来说,如何选择最佳随访策略仍然存在争议。

专家组对治疗后监测的下列建议适合Ⅰ～Ⅲ期治疗成功的患者(即没有残留病灶)使用:每 3～6 个月进行一次病史采集和体检,连续 2 年,然后每 6 个月进行 1 次上述检查,总共 5 年;检测 CEA 基线水平,并每 3～6 个月检测一次,持续 2 年,在随后 5 年里对 T2 期或更高级别患者可继续每 6 个月检测 1 次,如果医师认为该患者仍可接受积极的根治性手术;术后 1 年内进行结肠镜检查(若术前因为肠梗阻而未做结肠镜,术后 3～6 个月内进行检查),如果结肠镜监测时未发现晚期腺瘤(绒毛状腺瘤、直径＞1cm 或有高级别不典型增生),则 3 年重复一次,之后每 5 年复查一次;如果第一次随访结肠镜检查时发现异常,1 年后复查。50 岁以下的结肠癌患者的结肠镜检查应该更为频繁。建议Ⅱ～Ⅲ期患者在治疗后 3～5 年内每年进行一次胸部、腹部和盆腔 CT 扫描;不推荐 PET-CT 扫描用于常规监测。Ⅰ期患者可每 6 个月随访。结肠镜监测的主要目的在于发现和切除异时性息肉,因为有资料显示,有结直肠癌病史的患者发生第二肿瘤的风险升高,特别在手术后的头 2 年。此外,治疗后结肠镜监测无法通过早期发现结直肠癌复发而提高生存率。对 HNPCC 患者,建议治疗后结肠镜监测的频率更高,即每年 1 次。CT 扫描建议用于监测有切除可能的转移灶,主要是肺和肝转移。因此,对于不适合对肝脏或肺转移灶进行根治手术的无症状患者,不推荐常规进行 CT 扫描。PET-CT 扫描不建议常规用于早期结直肠癌术后复发的监测。此外,在没有转移灶证据的情况下,也不建议将 PET-CT 扫描常规用于发现转移灶。

治疗后监测还包括生存者照护计划,具体涉及疾病预防措施,例如按规定时间进行预防流感及肺炎的免疫接种,定期行口腔保健,通过定期筛查来早期发现第二原发肿瘤(如乳腺、宫颈及前列腺癌),常规健康体检来筛查伴发疾患,包括因结肠癌及其治疗所带来的社会心理压力。其他建议包括监测结肠癌及其治疗带来的远期后遗症,例如,慢性腹泻或失禁,持久的神经病变等。

2.预防措施

(1)生活调理:有证据表明结肠癌治疗后某些生活方式特征,比如戒烟、保持健康的体重指数(BMI)、定期锻炼身体或者某些饮食选择,能改善预后。研究发现,DFS与运动量直接相关。此外,多食用水果、蔬菜、禽类和鱼类,少食用红色肉类,以及多食用全粮而少食用细粮和高糖会降低肿瘤的复发及死亡风险。此外,近期一项对Ⅰ～Ⅲ期结直肠癌患者的研究表明,体育运动的增加与结直肠癌特异性死亡率和总死亡率的下降相关。讨论与结肠癌复发风险下降相关的生活方式特征还为促进群体健康提供了"一个可教育的时刻",也是鼓励患者面对与健康生活方式格格不入的生活习惯做出选择与改变的良机。

(2)药物预防:一项前瞻性非随机临床研究结果:阿司匹林治疗Ⅲ期结肠癌的疗效与单用手术和标准化疗的疗效相当,塞来昔布和罗非昔布也表现出与阿司匹林相似的疗效。初步研究表明,该类药物可能使结肠癌复发危险和死亡率降低50%。临床试验也显示,非甾体类消炎药物或COX-2选择性抑制剂对家族性腺瘤样息肉具有抑制作用。

2.并发症

(1)肠梗阻:肿瘤复发或术后肠腔狭窄可致肠内容物通过障碍,而导致机械性肠梗阻。但在临床上肿瘤性急性肠梗阻并非是因肿瘤增生完全阻塞肠腔所致,在很多情况下是在肿瘤造成严重狭窄的基础上,局部发生炎性水肿、食物堵塞或肠道准备给予甘露醇等诱发。主要表现为腹痛,腹胀,肛门停止排气排便,呕吐等。除了内科保守治疗外,可根据情况行外科手术治疗。

(2)出血:急性大出血是结肠癌较少见的并发症。临床短时间内一次或反复多次大量鲜或暗红色血便,出血量往往超过1000ml以上,导致心率增快、血压下降、肝冷、尿量减少甚至休克等一系列症状,常危及生命。治疗原则包括两个方面,其一为出血的控制,其二为病因肿瘤本身治疗。应根据失血的类型,患者一般情况及肿瘤等方面的情况综合考虑,酌情单独实施或两者同时兼顾。

(3)切口种植复发:手术过程中要严格执行不接触技术,最大限度地减少术中肿瘤细胞医源性播散。腹壁切开后,要保护好腹壁手术切口,防止癌肿切口接种;用纱布条先结扎肿瘤近远侧肠管,防止肿瘤细胞脱落,接种吻合,肿瘤远近侧肠腔内注射抗癌药物,如5-FU。如出现切口种植复发应主要依靠静脉化疗,病灶局限时可考虑二次手术。

(四)预后

结肠癌术后主要依据分期决定预后和治疗。循证医学资料显示:结肠癌5年生存率分别为Ⅰ期为93.2%,ⅡA期为84.7%,ⅡB期为72.2%,ⅢA期为83.4%,ⅢB期为64.1%,ⅢC期为44.3%,Ⅳ期为8.1%。ⅢA期患者的生存率比ⅡB期患者高,这可能与ⅢA期患者更多接受辅助治疗等多项因素有关。

第三节　乳腺癌术后化疗

一、概述

乳腺癌(breast cancer)起源于乳腺组织,是女性最常见的恶性肿瘤之一。在我国许多大城市,乳腺癌发病率已经上升为女性恶性肿瘤的第一或第二位,死亡率占第四或第五位,成为妇女健康的最大威胁。在乳腺癌的治疗上,新的治疗理念和方法正在动摇和代替传统的,治疗方法。在手术方面,保乳手术正逐渐代替全乳切除术,腋窝淋巴结清扫仅限于淋巴结阳性患者;在放疗方面,放射野越来越小,部分乳房照射有可能代替全乳照射,靶向放疗代替大野放疗;在内科治疗方面,芳香化酶抑制剂用于绝经后乳腺癌显示其疗效优于他莫昔芬;蒽环类、紫杉类药物用于乳腺癌的辅助化疗取得了比传统的 CMF 方案更好的结果、密集方案动摇了传统的 3 周期方案。而规范化、个体化以及靶向药物联合化疗则有可能成为未来乳腺癌辅助治疗的方向。晚期乳腺癌的治疗也取得了令人瞩目的进步。由于新的化疗、内分泌治疗和靶向治疗药物的问世,新的治疗方法的应用,大大改善了患者的生存质量,并显著延长了许多患者的生存期,部分患者甚至能够长期生存。

二、治疗

(一)康复措施

1.门诊治疗

患者临床症状轻,拟接受口服化疗或内分泌治疗,不影响生活与工作者,可采取门诊治疗。

2.住院治疗

需接受静脉化疗、创伤性操作、创伤性诊断等治疗的患者,不能正常生活与工作者需住院治疗。

(二)一般治疗

控制饮食、体格锻炼、减少酒精摄入、不滥用激素替代治疗、高危患者预防性治疗及接受乳腺定期筛查。

(三)外科治疗

对于病变局限于乳房局部及区域淋巴结的乳腺癌,手术治疗是主要治疗手段。手术的目的是获得最大限度的局部控制以防止局部复发,同时能得到必要的病理资料供判断预后及选择术后辅助治疗方案。

1.适应证

乳腺癌全乳切除的适应证为符合 TNM 分期 0、Ⅰ、Ⅱ 期以及部分 Ⅲ 期而无手术禁忌证的患者。

2.术前准备

3.并发症

4.禁忌证

全身性禁忌证包括肿瘤已有远处转移;一般情况差、恶病质患者;重要脏器有严重疾病、不能耐受手术者;年老体弱、不适合手术者。

(四)活动

步行、慢跑、骑自行车等常规有氧运动以及穿衣、梳头、爬楼等日常生活活动的锻炼。

(五)饮食

低脂、清淡、易消化饮食。多吃优质蛋白、新鲜蔬菜水果,选择一些对防治乳腺癌有益的食物。

三、药物治疗

(一)药物治疗原则

乳腺癌的治疗原则应在明确了肿瘤的分期和生物学特性后,根据患者年龄和意愿,充分告知患者每种治疗手段的获益程度和风险程度后,由医师和患者共同制订。大多数患乳腺癌的妇女都要历经或多或少的外科手术。手术常和化疗、放疗、内分泌治疗及单克隆抗体治疗联合起来。在临床工作中,应遵循中国版 NCCN 乳腺癌治疗指南、St Gallen 共识以及 ASCO 不断更新的治疗指南。

1.单纯非浸润性癌(0 期)

(1)小叶原位癌(LCIS):美国国家外科辅助乳腺癌和肠癌计划(NSABP)乳腺癌预防试验的最新数据显示,他莫昔芬治疗 5 年可使 LCIS 患者浸润性乳腺癌的发病风险降低大约 46%。NSABP 他莫昔芬和雷洛昔芬研究(STAR)的结果显示,雷洛昔芬作为降低绝经后 LCIS 患者发生浸润性乳腺癌风险的措施,其效果与他莫昔芬相同。因此,对于选择随访观察的 LCIS 患者,绝经前妇女可考虑选用他莫昔芬、绝经后妇女可考虑选用他莫昔芬/雷洛昔芬以降低发生浸润性乳腺癌的风险(1 类)。

(2)导管原位癌(DCIS):对于接受了保乳手术的 DCIS 患者,尤其是 ER 阳性 DCIS 患者,可考虑将他莫昔芬作为降低同侧乳腺癌复发风险的手段之一(对于接受保乳手术＋放疗的患者为 I 类共识;对仅接受肿块切除的患者为 2A 类)。对于接受肿块切除(不论是否接受放疗)或全乳切除术的 DCIS 患者,他莫昔芬也可考虑作为降低对侧乳腺癌复发风险的手段(2B 类)。

2.I、IIA、IIB 或 IIIA(仅 T3N1M0)期的浸润性乳腺癌

(1)辅助内分泌治疗:ER 或 PR 阳性的浸润性乳腺癌患者,不论其年龄、淋巴结状况或是否应用辅助化疗,都应考虑辅助内分泌治疗。可能的例外情形包括那些淋巴结阴性、直径≤0.5cm,或直径在 0.6～1.0cm 但具有较好预后因素的患者,因为这些患者预后很好,从内分泌治疗中的获益非常有限。

作用最为肯定的辅助内分泌治疗是他莫昔芬用于绝经前和绝经后的乳腺癌患者。对 ER 阳性乳腺癌患者,他莫昔芬辅助治疗可使年复发率降低 39%,年死亡率降低 31%,且不依赖于化疗以及患者年龄、绝经状况和腋窝淋巴结状况。前瞻性、随机试验显示,他莫昔芬治疗的最佳持续时间是 5 年。对于他莫昔芬和化疗都需应用的患者,应当先进行化疗,后应用他莫昔芬。

目前,各种研究结果均证实,对绝经后激素受体阳性的乳腺癌患者应用第三代芳香化酶抑制剂,无论是作为初始辅助治疗、序贯治疗,或后续强化治疗,与单独应用他莫昔芬相比能进一步降低复发风险,包括同侧复发、对侧乳腺癌和远处转移的风险。因此,2011 版 NCCN 指南建议绝经后早期乳腺癌患者在需要应用内分泌治疗的情况下,可以将芳香化酶抑制剂作为初始治疗、他莫昔芬后的序贯治疗或后续强化治疗。专家组未发现确切的证据证实阿那曲唑、来曲唑和依西美坦在疗效和毒性方面存有统计学意义的差异。对于绝经后患者,单用他莫昔芬治疗 5 年仅限于拒绝芳香化酶抑制剂或对芳香化酶抑制剂有禁忌的患者。

(2)辅助细胞毒化疗:应用辅助细胞毒化疗时,有多个联合化疗方案可供考虑。这些优选的化疗方案包括:多西他赛、多柔比星和环磷酰胺方案(TAC);多柔比星和环磷酰胺方案(AC);剂量密集的 AC 序贯紫杉醇方案;AC 序贯每周紫杉醇方案;以及多西他赛联合环磷酰胺方案(TC)。其他方案包括:氟尿嘧啶、多柔比星和环磷酰胺方案(FAC/CAF)或环磷酰胺、表柔比星和氟尿嘧啶方案(FEC/CEF);表柔比星和环磷酰胺方案(EC);环磷酰胺、甲氨蝶呤和氟尿嘧啶方案(CMF);AC 序贯每 3 周的多西他赛方案;多柔比星、紫杉醇、环磷酰胺单药序贯治疗各 4 个周期,均为每 2 周给药 1 次(剂量密集的 A-T-C);FEC 序贯多西他赛方案;以及FEC 序贯每周紫杉醇方案。

数项回顾性研究评估了化疗受益与雌激素受体状态之间的相互关系。这些研究评估了化疗对接受内分泌辅助治疗的 ER 阳性患者相对于未接受内分泌辅助治疗的 ER 阴性患者在乳腺癌复发风险方面的作用。这些分析表明,ER 阴性患者可从化疗中获益更多。例如,Berry等人的研究结果证实 ER 阴性患者接受化疗后 5 年无病生存率提高了 22.8%,而 ER 阳性接受化疗组仅提高 7%;因此,2011 版 NCCN 指南对淋巴结阴性、ER 阳性、肿瘤直径>1cm 且HER-2 阴性的患者,或肿瘤直径在 0.6~1.0cm、肿瘤分级 2 至 3 级或伴有预后不良特征的患者推荐内分泌治疗,并考虑化疗。

(3)曲妥珠单抗辅助治疗:曲妥珠单抗的疗效与 ER 状态无关。2011 版 NCCN 乳腺癌指南中国版专家组将含曲妥珠单抗的化疗列为 HER-2 阳性、肿瘤>1cm 患者的 1 类推荐。专家组推荐 AC 序贯紫杉醇+曲妥珠单抗治疗 1 年(与紫杉醇一起开始应用)方案作为含曲妥珠单抗辅助治疗方案的首选,因为该方案已经被 2 项随机临床试验所证实,且能够明显改善总生存率。鉴于 BCIRG 006 研究显示 TCH 或 AC 序贯多西他赛联合曲妥珠单抗方案均较只用 AC序贯多西他赛有更长的无病生存期,TCH 方案也被推荐为优先方案,特别是对那些有心脏毒性风险因素的患者。专家组同时建议肿瘤大小 0.6~1.0cm、淋巴结阴性的患者也可考虑曲妥珠单抗辅助治疗(2A 类)。

3.Ⅲ期浸润性乳腺癌

(1)可手术的局部晚期乳腺癌(临床分期 T3N1M0):对于术前未接受新辅助治疗的ⅢA期乳腺癌患者,术后全身辅助治疗方案与Ⅱ期乳腺癌术后辅助治疗方案相似。

(2)不可手术的局部晚期乳腺癌[临床Ⅲ A(T3N1M0 除外)、Ⅲ B 或Ⅲ C 期]:对于肿瘤无法手术的非炎性乳腺癌的局部晚期乳腺癌患者,标准治疗为以基于蒽环类药物±紫杉类化疗方案作为术前初始治疗。HER-2 阳性局部晚期乳腺癌患者的初始化疗方案应包括含有曲妥珠单抗的术前化疗。辅助治疗措施包括完成计划的化疗方案(如果术前未能完成),对激素受体阳性患者应继以内分泌治疗。如果肿瘤为 HER-2 阳性,应完成至多 1 年的曲妥珠单抗治疗(1 类)。若有指征,内分泌治疗和曲妥珠单抗治疗可与放疗同时使用。

不可手术的Ⅲ期乳腺癌患者在术前化疗期间如果病情进展,可采用姑息性乳腺放疗以加强局部控制。对于这类患者的所有亚组,标准治疗方案应为局部治疗后进一步采用全身辅助化疗。激素受体阳性的乳腺癌患者应加用他莫昔芬(绝经后患者还可考虑芳香化酶抑制剂),HER-2 阳性的肿瘤患者应使用曲妥珠单抗。Ⅲ期乳腺癌患者治疗后的随访与早期浸润性乳腺癌患者相同。

（二）药物选择

乳腺癌术后辅助化疗的常用药物包括：环磷酰胺、甲氨蝶呤、氟尿嘧啶、表柔比星、多柔比星、多西他赛、紫杉醇。

（三）乳腺癌复发的预防与治疗

1.乳腺癌复发的预防

预防措施包括控制饮食、适当的体格锻炼、减少酒精摄入、不要滥用激素替代治疗。具有乳腺癌高危因素的妇女应在其医师建议下服用他莫昔芬，某些高危妇女可选择预防性的乳房切除术。

定期随访也非常重要，随访应包括常规体检和乳腺 X 线摄片。乳腺专用 MRI 检查可被考虑用于双侧乳腺癌高风险患者（如 BRCA1/2 突变的携带者）的治疗后监测和随访。因为绝经后患者应用他莫昔芬有引发子宫内膜癌的风险，建议子宫完整女性患者在接受他莫昔芬治疗同时应每年接受妇科检查，并对出现的任何阴道少量出血做出快速的检查判断。如果治疗后无月经的患者考虑应用芳香化酶抑制剂，应在开始芳香化酶抑制剂治疗前测定雌二醇和促性腺激素的基线水平并在治疗中连续随访。双侧卵巢切除可以确保治疗后无月经的年轻女性处于绝经状态，因此较年轻患者在开始芳香化酶抑制剂治疗前可以考虑行此手术。

2.乳腺癌复发的治疗

治疗的主要目的是提高患者的生活质量，延长生存期。晚期转移性乳腺癌的治疗手段有内分泌治疗、化疗、放疗和手术治疗等。而要选择合适的治疗方法，必须首先确定肿瘤的转移部位、范围、评估 HER2、激素受体状况、无病生存率、患者年龄和月经状况等。只有综合考虑了上述因素，才有可能制订出合理的治疗方案。一般认为，如果患者年龄＞35 岁、辅助治疗后无病生存期（DFS）2 年、骨和软组织转移、ER 或 PR 阳性，应首选内分泌治疗。而对于病变发展迅速、受体阴性的患者应首选化疗。转移性乳腺癌的治疗应遵循规范化和个体化原则。由于每个患者的原发肿瘤特点、既往治疗、无病生存期、转移部位、肿瘤发展速度等诸多因素不尽相同，因而应特别强调个体化用药。同时，方案的选择应根据大规模、多中心随机分组临床试验以及 meta 分析结果。

（四）乳腺癌并发症治疗

参考乳腺癌复发转移治疗。

（五）乳腺癌术后化疗治疗处方举例

1.不含曲妥珠单抗方案（均为 1 类）

（1）可选择的辅助方案

方案 1　TAC 方案。

　　　　多西他赛注射液 75mg/m² ⎫
　　　　0.9%氯化钠注射液 250ml ⎬ 静脉滴注 1 次/天　d1
　　　　　　　＋
　　　　注射用盐酸多柔比星粉针 50mg/m² 静脉注射 1 次/天 d1 ⎫
　　　　0.9%氯化钠注射液 40ml ⎬

　　　　　　　　　　＋

　　　　注射用环磷酰胺粉针 500mg/m^2
　　　　0.9%氯化钠注射液 40ml ｝静脉注射 1 次/天　d1

　　21 天为 1 个周期,共 6 个周期(所有周期均用 G-CSF 支持)。

　　适用范围:乳腺癌术后辅助化疗。

　　注意事项:毒副反应上,TAC 也较 FAC 大,Ⅲ～Ⅳ度中性粒细胞下降两组比为 35.1%:49%,均是 TAC 方案更重,但并不造成感染和败血症死亡。同时,通过使用 G-CSF 和环丙沙星等抗生素可以预防。为此,建议可以采用多西他赛的每周给法(30～35mg/m^2 静脉滴注,Dl,8)来减少骨髓抑制。非血液学毒性的恶心、呕吐 FAC 高于 TAC,腹泻、口炎和疲劳 TAC 高于 FAC,但发生率均不严重。

　　疗程:共 6 周期。评价:国际乳腺癌研究组在 1491 名患者参与的随机临床 Ⅲ 期(BCIRGO01)研究中证实,TAC 方案比标准的 FAC 占有明显优势。经 33 个月的随访,3 年无病生存率为 82%,复发的相对风险值为 0.68,明显显示了 TAC 方案的优越性。BCIRGO01 的初步结果证实,在腋窝淋巴结 1～3 个转移的乳腺癌术后辅助化疗过程中,含多西他赛的联合化疗方案优于目前标准的含蒽环类辅助化疗方案。

　　方案 2　密集 AC(多柔比星/环磷酰胺)→密集紫杉醇 2 周疗。

　　　　注射用盐酸多柔比星粉针 60mg/m^2
　　　　0.9%氯化钠注射液 40ml ｝静脉注射 1 次/天　d1

　　　　　　　　　　＋

　　　　注射用环磷酰胺粉针 600mg/m^2
　　　　0.9%氯化钠注射液 40ml ｝静脉注射 1 次/天　d1

　　　　14 天为 1 个周期,共 4 个周期

　　　　续以:

　　　　紫杉醇注射液 175mg/m^2
　　　　0.9%氯化钠注射液 500ml ｝静脉滴注 1 次/天　d1

　　14 天为 1 个周期,共 4 个周期(所有周期均用 G-CSF 支持)。

　　适用范围:乳腺癌术后辅助化疗。

　　注意事项:毒副反应同常规方案,但由于使用了 G-CSF 支持,中性粒细胞下降等反而较对照组更低。

　　疗程:共 8 周期。

　　评价:一项随机试验对同步化疗和序贯化疗(多柔比星→紫杉醇→环磷酰胺 vs 多柔比星＋环磷酰胺→紫杉醇),采取每 2 周 1 次加非格司亭支持或每 3 周 1 次用法进行了比较,结果显示 2 种化疗方案的疗效无显著性差异,但发现剂量密集方案可以使复发风险下降 26%,死亡风险下降 31%。

　　方案 3　AC(多柔比星/环磷酰胺)→紫杉醇周疗。

　　　　注射用盐酸多柔比星粉针 60mg/m^2
　　　　0.9%氯化钠注射液 40ml ｝静脉注射 1 次/天　d1

$+$

注射用环磷酰胺粉针 600mg/m² } 静脉注射 1 次/天 d1
0.9%氯化钠注射液 40ml

21 天为 1 个周期,共 4 个周期

$+$

续以紫杉醇注射液 80mg/m² } 静脉滴注 1 小时 1 次/周,共 12 周
0.9%氯化钠注射液 250ml

适用范围:乳腺癌术后辅助化疗。

注意事项:根据 E1199 研究结果以及来自 CALGB 9741 试验的结果——后者显示剂量密集 AC 序贯紫杉醇双周方案的生存获益优于 AC 序贯紫杉醇 3 周方案,本指南将紫杉醇每 3 周方案去除。

疗程:共 8 周期。

评价:东部肿瘤协作组 E1199 研究是一项 4 方案试验,纳入的 4950 例患者被随机分组分别接受 AC 序贯紫杉醇或序贯多西他赛治疗,并分别采用每 3 周方案或每周方案。中位随访 63.8 个月的结果显示,2 种紫杉类药物和两种给药方案的无病生存率和总生存率差异无统计学意义。随后的一系列比较分析显示,每周紫杉醇方案在无病生存率与总生存率方面均优于每 3 周方案;而同为每 3 周给药方案,多西他赛在无病生存方面优于紫杉醇,但两方案在总生存方面无差别。

方案 4 TC(多西他赛/环磷酰胺)。

多西他赛注射液 75mg/m² } 静脉滴注 1 次/天 d1
0.9%氯化钠注射液 250ml

$+$

注射用环磷酰胺粉针 600mg/m² } 静脉注射 1 次/天 d1
0.9%氯化钠注射液 40ml

21 天为 1 个周期,共 4 个周期。

适用范围:乳腺癌术后辅助化疗。

注意事项:如何应用该方案非常重要。USON 9735 研究的入组病例多为中低危患者,虽然结果显示 TC 方案优于 AC 方案,但由于 AC 仅是低危患者的标准治疗方案,因此 TC 不能替代那些针对中高危患者的含蒽环类和紫杉类药物方案。即使对低危患者,TC 方案也不能替代含蒽环类药物方案。

疗程:共 4 周期。

评价:从 2008 版 NCCN 指南起,乳腺癌的术后辅助化疗增加了 TC 方案,这主要基于 USON 9735 研究结果:对于年龄≥65 岁的老年患者,TC 方案疗效优于 AC 方案,而且不良反应并未增加。AC 方案仍是腋窝淋巴结阴性者术后辅助化疗的标准方案,特别是对 ER 阳性者。不过由于 AC 方案可能使患者面临心脏毒性的风险,特别是对老年妇女和既往有心脏基础疾病者,因此这些患者可能成为 TC 方案的适宜人群。

方案 5　AC(多柔比星/环磷酰胺)。

注射用盐酸多柔比星粉针 60mg/m²
0.9%氯化钠注射液 40ml 　｝静脉注射 1 次/天　d1

　　　＋

注射用环磷酰胺粉针 600mg/m²
0.9%氯化钠注射液 40ml 　｝静脉注射 1 次/天　d1

21 天为 1 个周期,共 4 个周期。

适用范围:乳腺癌术后辅助化疗。

注意事项:主要不良反应为恶心、呕吐、脱发,阿霉素或表阿霉素超过一定的累积剂量后会引起不可逆性心衰,临床应严格掌控累积用药剂量。

疗程:共 4～6 个周期。

评价:含蒽环类化疗方案在 80 年代已广泛应用于乳腺癌术后辅助化疗中。含蒽环类方案有多种,AC、EC、FAC、FEC 等。NSABPB.15 研究结果发现乳腺癌术后行 AC 方案辅助化疗 4 周期的疗效与 CMF 方案化疗 6 周期的疗效相同。EBCTCG 的分析结果表明,含蒽环类的化疗较传统 CMF 方案,复发及死亡危险分别降低了 11% 及 16%,5 年及 10 年的死亡率分别降低了 3.5% 及 4.6%。

(2)其他辅助方案

方案 1　FAC/CEF 方案。

注射用环磷酰胺粉针 500mg/m²
0.9%氯化钠注射液 40ml 　｝静脉注射 1 次/天　d1

　　　＋

氟尿嘧啶　注射液 500mg/m²
5%葡萄糖 500ml 　｝静脉滴注 1 次/天　d1、d8 或 d1、d4

　　　＋注射用盐酸多柔比星粉针 50mg/m²
　　　0.9%氯化钠注射液 40ml 　｝静脉注射 1 次/天　d1

21 天为 1 个周期,共 6 个周期。

　　或

环磷酰胺片 75mg/m²　口服 d1～d14

　　　注射用盐酸表柔比星粉针 60mg/m²
　　＋
　　　0.9%氯化钠注射液 100ml 　｝静脉滴注 1 次/天　d1、d8

　　　＋

氟尿嘧啶注射液 500mg/m²
5%葡萄糖 500m 　｝静脉滴注 1 次/天　d1、d8

予复方磺胺甲噁唑片支持治疗,28 天为 1 个周期,共 6 个周期。

适用范围:乳腺癌术后辅助化疗。

注意事项:胃肠道反应(恶心、呕吐、腹泻、便秘、黏膜炎)较大;脱发;心脏毒性;骨髓抑制。

疗程:共 6 周期。

评价:GALGB 曾对 CAF 方案的强度在 1572 名腋窝淋巴结阳性患者中进行了对比,经中位随访 9 年后,中剂量和高剂量两组无病生存率和总生存率均明显超过低剂量组,在 5 年生存率的绝对改进上,高、低剂量两组的差别为 7%。而高剂量组目前被认为是标准剂量。

方案 2　CMF(环磷酰胺/甲氨蝶呤/氟尿嘧啶)。

环磷酰胺片 100mg/m² 　口服　d1~14

　　　　+

注射用甲氨蝶呤粉针 50mg/m²
5%葡萄糖 500ml　}静脉滴注 1 次/天　d1、d8

　　　　+

氟尿嘧啶注射液 600mg/m²
5%葡萄糖 500ml　}静脉滴注 1 次/天　d1、d8

适用范围:乳腺癌术后辅助化疗。

注意事项:疗效低于含蒽环/紫杉类方案,不适用于腋淋巴结阳性的患者。

疗程:28 天为 1 个周期,共 6 周期。

评价:CMF 是目前最基本的方案,它已经历了 30 年的临床使用,其随访结果证实可提高乳腺癌患者术后的无病生存率(DFS)和总生存率(OS)。随访 14 年、20 年和 30 年的结果明确了 CMF 方案在乳腺癌术后辅助化疗的地位。

方案 3　AC→多西他赛 3 周疗。

注射用盐酸多柔比星粉针 60mg/m²
0.9%氯化钠注射液 40ml　}静脉注射 1 次/天　d1

　　　　+

注射用环磷酰胺粉针 600mg/m²
0.9%氯化钠注射液 40ml　}静脉注射 1 次/天　d1

21 天为 1 个周期,共 4 个周期。

续以多西他赛注射液 100mg/m²
+　0.9%氯化钠注射液 250ml　}静脉滴注 1 次/天　d1

21 天为 1 个周期,共 4 个周期。

适用范围:乳腺癌术后辅助化疗。

注意事项:根据 E1199 研究结果以及来自 CALGB 9741 试验的结果——后者显示剂量密集 AC 序贯紫杉醇双周方案的生存获益优于 AC 序贯紫杉醇 3 周方案,本指南将紫杉醇每 3 周方案去除。

疗程:共 8 周期。

评价:东部肿瘤协作组 E1199 研究是一项 4 方案试验,纳入的 4950 例患者被随机分组分别接受 AC 序贯紫杉醇或序贯多西他赛治疗,并分别采用每 3 周方案或每周方案。中位随访 63.8 个月的结果显示,2 种紫杉类药物和两种给药方案的无病生存率和总生存率差异无统计学意义。随后的一系列比较分析显示,每周紫杉醇方案在无病生存率与总生存率方面均优于每 3 周方案;而同为每 3 周给药方案,多西他赛在无病生存方面优于紫杉醇,但两方案在总生存方面无差别。

方案 4　A→T→C(多柔比星一紫杉醇→环磷酰胺),每 2 周方案,同时 G-CSF 支持。

注射用盐酸多柔比星粉针 $60mg/m^2$　
0.9% 氯化钠注射液 40ml　静脉注射 1 次/天　d1,14 天为 1 个周期,
共 4 个周期

＋

紫杉醇注射液 $175mg/m^2$　
0.9% 氯化钠注射液 500ml　静脉滴注 3 小时 1 次/天　d1,14 天为 1 个周期,共 4 个周期

＋

注射用环磷酰胺粉针 $600mg/m^2$　
0.9% 氯化钠注射液 40ml　静脉注射 1 次/天　d1,14 天为 1 个周期,共 4 个周期

(所有周期均用 G-CSF 支持)

适用范围:乳腺癌术后辅助化疗。

注意事项:毒副反应同常规方案,但由于使用了 G-CSF 支持,中性粒细胞下降等反而较对照组更低。对于 14 天间隔的单药序贯(A×4→T×4→C×4 加 G-CSF 支持),疗效无区别。只是时间要拖 24 周之久,不太利于其后的放疗。因此,对于老年人腋下淋巴结 3 个以下不考虑放疗者较为合适。

疗程:共 12 周期。

评价:INT 9741 试验对同步化疗和序贯化疗(多柔比星→紫杉醇→环磷酰胺 vs 多柔比星＋环磷酰胺→紫杉醇),采取每 2 周 1 次加非格司亭支持或每 3 周 1 次用法进行了比较,结果显示 2 种化疗方案的疗效无显著性差异,但发现剂量密集方案可以使复发风险下降 26%,死亡风险下降 31%。

方案 5　FEC→T(氟尿嘧啶/表柔比星/环磷酰胺→多西他赛)。

氟尿嘧啶注射液 $500mg/m^2$　
5% 葡萄糖 500ml　静脉滴注 1 次/天　d1

＋

注射用盐酸表柔比星粉针 $100mg/m^2$　
0.9% 氯化钠注射液 100ml　静脉注射 1 次/天　d1

注射用环磷酰胺粉针 $500mg/m^2$　
0.9% 氯化钠注射液 40ml　静脉注射 1 次/天　d1

21 天为 1 个周期,共 3 个周期。

序贯：

多西他赛注射液 100mg/m² ⎫ 静脉滴注 1 次/天　d1
0.9%氯化钠注射液 250ml ⎭

21 天为 1 个周期,共 3 个周期

适用范围:乳腺癌术后辅助化疗。

注意事项:一项随机研究在腋窝淋巴结阳性乳腺癌患者中比较 6 周期 FEC 与 3 周期 FEC 序贯 3 周期多西他赛方案的效果。结果 FEC 序贯多西他赛方案在 5 年无病生存率(78.4% vs 73.2%,校正的 $p=0.012$)和总生存率(90.7% vs 86.7%;$p=0.017$)方面更有优势。但是,在最近一项比较 4 周期 FEC 3 周方案序贯 4 周期多西他赛 3 周方案和标准蒽环类化疗方案(如 FEC 或表柔比星序贯 CMF)辅助治疗淋巴结阳性或者高危淋巴结阴性可手术乳腺癌患者的大规模随机研究中,结果显示两组的无病生存没有显著差异。

疗程:共 6 周期。

评价:作为目前治疗晚期乳腺癌最有效的药物之一,紫杉类药物(紫杉醇或多西他赛)在早期乳腺癌中的应用也越来越受到青睐。近年来,几项大型临床研究和荟萃分析的相继发表,逐渐奠定了其在淋巴结阳性或中、高危淋巴结阴性乳腺癌辅助治疗中的地位。

2.含曲妥珠单抗方案(均为 1 类)

可选择的辅助方案

方案 1　AC→T+曲妥珠单抗(多柔比星/环磷酰胺→紫杉醇加曲妥珠单抗,多种方案)。

注射用盐酸多柔比星粉针 60mg/m² ⎫ 静脉注射 1 次/天　d1
0.9%氯化钠注射液 40ml ⎭

＋

注射用环磷酰胺粉针 600mg/m² ⎫ 静脉注射 1 次/天　d1
0.9%氯化钠注射液 40ml ⎭

21 天为 1 个周期,共 4 个周期,序贯

紫杉醇注射液 80mg/m² ⎫ 静脉注射 1 小时　每周 1 次,共 12 周
0.9%氯化钠注射液 500ml ⎭

＋

曲妥珠单抗注射液 6mg/kg ⎫ 静脉滴注(与第一次使用紫杉醇一起用随后
0.9%氯化钠注射液 250ml ⎭ 曲妥珠单抗 2mg/kg),每周 1 次,共 1 年

或者:

曲妥珠单抗注射液 6mg/kg ⎫ 静脉滴注(在完成紫杉醇治疗之前应用),
0.9%氯化钠注射液 250ml ⎭ 每 3 周 1 次,共 1 年

适用范围:HER2 过表达乳腺癌术后辅助化疗。

注意事项:曲妥珠单抗治疗组的心脏毒性有所增加,接受含曲妥珠单抗治疗方案的患者中 3~4 级充血性心力衰竭或心脏相关死亡的发生率为 4.1%(NSABP B-31 试验),发生心功能不全的频率似与年龄和左心室射血分数基线水平相关。基线时、3 个月、6 个月和 9 个月时监

测心功能。

疗程：共 8 周期，曲妥珠单抗用至 1 年。

评价：B31 试验和 NCCTG N9831 试验联合分析共纳入 3968 例患者，中位随访时间为 4 年。曲妥珠单抗治疗组的复发风险降低 52%，死亡风险下降 35%。

四、疗效评价及随访

(一)治愈标准

按照实体瘤疗效评价标准(RECIST 标准)，靶病灶与非靶病灶全部消失即为治愈(完全缓解 CR)。

(二)好转标准

按照实体瘤疗效评价标准(RECIST 标准)，靶病灶最长径之和与基线状态比较，至少减少 30% 为好转(部分缓解 PR)。

(三)随访观察

1.病情监测

(1)治疗后的随访最好由治疗小组成员来负责，随访应包括常规体检和乳腺 X 线摄片。对接受保乳治疗的患者，首次的乳腺 X 线检查应安排在保乳放疗后 6 个月左右。指南没有包括常规的碱性磷酸酶和肝功能检查，另外，专家组认为，没有证据支持在乳腺癌监测中使用"肿瘤标记物"，而且对无症状的患者进行常规骨扫描没有带来生存获益或减缓疾病复发，因此没有推荐。

(2)因为绝经后患者应用他莫昔芬有导致子宫内膜癌的风险，因此专家组建议接受他莫昔芬治疗的子宫完整的女性患者应当每年接受盆腔检查，而且应当对可能出现的任何阴道小量出血迅速做出检查判断。不推荐对无症状的女性常规进行子宫内膜活检或超声检查。没有一个检查被证实能用于对任何女性群体的筛查。大多数与他莫昔芬有关的子宫内膜癌患者表现为早期阴道出血。

(3)在辅助化疗后出现早期卵巢功能衰竭的绝经前患者及接受芳香化酶抑制剂治疗的绝经后患者中，发生骨质减少或骨质疏松的风险增加，相应地导致骨折风险增加。指南增加了在疾病监测期间监测骨密度的建议。

2.预防复发的措施

乳腺癌的治疗是在循证医学的基础上的个体化治疗。随访策略的制订也应个体化。

(1)对于有高危因素的患者如年龄低于 35 岁，淋巴结转移数目多(4 个以上)或清扫不彻底、脉管瘤栓、双受体阴性、HFR2 阳性的患者，应采用加强随访，随访项目还应包括胸部 X 线片、腹部 B 超、基线骨显像片。因为目前为止没有高危人群的随机对照研究证明最少的临床随访与加强随访对提高生存无差别。

(2)对于有症状和体征提示可疑复发的患者推荐进行相关检查。如怀疑局部复发，应进行细胞学或病理学检查。

(3)对于心理负担重的患者，在常规检查项目的基础上适当增加检查项目以减轻心理压力，并适当进行安慰和疏导，可能对防止复发有益。

（4）乳腺癌的发病与情绪有关,情绪不佳的患者应重点随访并提醒患者调整情绪。

临床随访花费少,对于经济条件差无条件进行加强型随访的高危患者进行临床随访会对患者有益,远远好于不对患者进行随访。

3.并发症

（1）化疗相关副反应。

（2）乳腺癌复发转移。

4.预后

根据不断更新的 St.Gallen 乳腺癌共识,根据患者年龄、肿瘤大小、组织学分级、腋窝淋巴结状态、激素受体状态、HER2 表达情况、复发风险评分等因素综合考虑,可将乳腺癌患者分为具有高、中、低复发风险。复发风险越低,预后越好。

第四节　直肠癌

一、概述

直肠癌是消化道常见的恶性肿瘤,在我国发病率仅次于胃癌和食道癌,约占下消化道恶性肿瘤的 50%,近年其发病有增加的趋势。直肠癌患者临床表现为腹痛、腹部肿块、便血、便秘或便秘与腹泻交替、消瘦、贫血和肠梗阻等,高发年龄为 30～50 岁,但近年青年患者（小于 30 岁）也不少见。随着治疗手段的发展,直肠癌的死亡率逐年下降,但其不断升高的发病率值得关注。

二、治疗

（一）康复措施

1.门诊治疗

一经发现积极住院治疗。

2.住院治疗

所有确诊患者需住院治疗。

（二）一般治疗

直肠肿瘤的治疗原则和其他肿瘤一样,包括手术、放射治疗、化学药物治疗、免疫治疗和新技术等,但仍以手术治疗为主。具体手术的范围和方法应根据肿瘤的分期、恶性程度、病理类型及肿瘤大小、部位、有无累及邻近器官等综合分析。

（三）外科治疗

直肠癌原发灶的手术治疗方法众多,主要取决于肿瘤的部位以及疾病的广泛程度。这些手术方法包括局部切除方法,如经肛门局部切除和经肛门微创手术;以及经腹的根治性手术方法［例如低位前切除术（LAR）,行结肠-肛管吻合的全直肠系膜切除术（TME）,或腹会阴联合切除术（APR）］。

（四）活动

直肠癌术后不主张剧烈运动。

（五）饮食

减少能量的摄入有可能降低大肠癌的发病率。减少食物中脂肪的含量,特别是尽量少吃煎烤后的棕色肉类。多摄入蔬菜、水果、纤维素。

三、药物治疗

（一）药物治疗原则

直肠癌必须采用多学科综合治疗的方法,包括胃肠病学、肿瘤内科学、肿瘤外科学、肿瘤、放射学和影像学。对大多数怀疑或证实的 T3/T4 病灶和(或)区域淋巴结转移者,首选术前放化疗,并建议术后辅助化疗。局限性复发患者应考虑再次切除加或不加放疗。对于术后辅助治疗,大部分的 Ⅱ 期和 Ⅲ 期直肠癌患者,推荐以氟尿嘧啶为基础的化疗与放射治疗同期联用。对于转移性直肠癌治疗,全身性化疗是首选初治治疗模式。

（二）药物选择

1.尿嘧啶类

口服用药:卡培他滨;替吉奥胶囊。静脉用药:氟尿嘧啶注射液;替加氟注射液。

2.拓扑异构酶Ⅰ抑制剂

静脉用药:依立替康注射液。

3.铂类

静脉用药:注射用奥沙利铂。

4.靶向药物

静脉用药:西妥昔单抗;贝伐单抗;帕尼单抗。

（三）直肠癌术后复发的预防与治疗

直肠癌术后患者需接受正规辅助治疗并定期复查以预防复发。

1.术后正规辅助治疗

术后应根据分期接受正规辅助治疗,包括同期放化疗和辅助化疗。

(1)T1～T2 直肠癌患者:术后病理证实的 T1 和 T2 病变无需辅助化疗。淋巴结阴性的 T3(pT30,M0)和淋巴结阳性(pT1～3,N1～2)的患者术后应接受"三明治式"的辅助治疗方案,包括 5-FU＋LV 或 FOLFOX 或卡培他滨±奥沙利铂的辅助化疗,然后进行同期 5-FU/放疗。

(2)T3 直肠癌和淋巴结阳性直肠癌:术后病理证实为 pT3,N0,M0 或任何 T,N1～2,M0,术前 5-Fu 持续输注/放疗是首选方案(对淋巴结阳性者为 1 类)。接受术前放疗的患者应在新辅助治疗结束 5～10 周内施行经腹切除,总疗程大约为 6 个月的术前和术后化疗(不论术后病理结果如何),方案可以是 5-FU＋LV 或 FOLFOX 或卡培他滨±奥沙利铂。

(3)T4 直肠癌和(或)局部不可切除直肠癌:T4 和(或)局部无法切除直肠癌应进行术前 5-FU 持续输注/放疗或 5～FU 推注＋LV/放疗或卡培他滨/放疗。放化疗后能切除者应考虑予以切除,不管术后病理如何均应接受为期 6 个月的辅助治疗。

(4)术后需定期复查:直肠癌手术后绝大多数患者复发于手术后 2 年内。如果能及时发现复发的患者,进行积极的治疗,仍可获得良好的预后。术后随访包括询问病史及仔细体格检查,定期检测血清 CEA 水平,进行纤维结肠镜、钡灌肠检查及腹腔 B 超、胸片、CT、MRI 检查等。应 6 周左右检测血清 CEA 水平一次,每年应做一次纤维结肠镜检查,检查吻合口有无复发及有否新生腺瘤并做及时治疗,如果无新的病变 5 年后改为每 2～3 年做一次结肠镜检查。

2.复发的治疗

(1)吻合口复发:直肠癌吻合口复发较为常见,直肠癌手术切断肿瘤远侧直肠前,需经肛门作直肠腔内冲洗,可清除残端直肠内脱落的癌细胞。同时应保证下切缘在安全范围,可避免吻合口复发。如果肿瘤较低,考虑到下切缘范围不能保证不残留癌细胞,则应放弃保留肛门手术,应保证所实施的手术符合根治术的原则。

(2)盆腔内复发:是直肠癌术后最常见的复发部位,多因手术未完全清除肉眼未见的微小病灶所致,复发病灶在盆壁浸润性生长,常浸润盆腔神经丛引起相应部位症状,表现为臀部、会阴区、骶尾区的酸胀及剧痛,少数患者可因足跟痛或大腿内侧、膝部痛为首发症状。肿瘤距肛门距离愈低,盆腔复发率愈高。直肠癌行腹、会阴切除术后患者盆腔检查困难,必要时,应作盆腔 CT 检查,女性患者应常规阴道检查。

(3)会阴部复发:对于会阴复发的患者要了解肿瘤的上界,因为孤立的会阴复发仍可以作手术切除,还有治愈的机会,而盆腔已有肿瘤浸润则失去了手术切除机会。对于直肠癌术前或术后的辅助放疗,以及"夹心"放疗可明显降低直肠癌根治术后的盆腔及会阴复发率。有条件的地方,对局部偏晚的直肠癌患者应常规给予放射治疗,减少局部复发率。

(四)直肠癌术后并发症治疗

1.术后出血

轻度出血。局部用消毒棉签或纱布压迫 5～10 分钟,多数可以止血。如果属于缝合不够紧密,则需要重新加针缝合。出血较多,一般多为活动性的动脉出血,需要重新止血、缝合。

2.肠梗阻

肿瘤复发或术后肠腔狭窄可致肠内容物通过障碍,而导致机械性肠梗阻。但在临床上肿瘤性急性肠梗阻并非是因肿瘤增生完全阻塞肠腔所致,在很多情况下是在肿瘤造成严重狭窄的基础上,局部发生炎性水肿、食物堵塞或肠道准备给予甘露醇等诱发。除了内科保守治疗外,可根据情况行外科手术治疗。

3.癌性穿孔

常见穿孔的原因:肿瘤致肠梗阻,其穿孔的部位往往不是肿瘤所在部位,而是肿瘤所致梗阻的近端;溃疡型和浸润型的癌肿,可无肠梗阻存在,而是因肿瘤的不断生长,癌中心部营养障碍,发生组织坏死、破溃、脱落而致肠穿孔。穿孔早期临床上往往以高热、局限性腹痛、血常规升高、腹部触及包块等为主要表现,而并不一定有急腹症表现;还有一种因肿瘤浸润性生长与周围脏器如膀胱、子宫、小肠、阴道等产生粘连,当癌灶坏死,脱落,可穿透受累邻近器官而形成内瘘。据报道癌性内瘘的发生占所有肠癌性穿孔的 5%～28%。应争取行肿瘤和穿孔灶的切除。如患者病情危重,腹腔污染严重或穿孔后伴有休克,不能耐受较大手术者,行Ⅰ期造口,腹腔引流,Ⅱ期肿瘤切除吻合术为宜。

4.切口种植复发

手术过程中要严格执行不接触技术,最大限度地减少术中肿瘤细胞医源性播散。腹壁切开后,要保护好腹壁手术切口,防止癌肿切口接种;用纱布条先结扎肿瘤近远侧肠管,防止肿瘤细胞脱落,接种吻合,肿瘤远近侧肠腔内注射抗癌药物,如 5-FU。如出现切口种植复发应主要依靠静脉化疗,病灶局限时可考虑二次手术。

5.直肠癌重要脏器转移引起的相关症状

直肠癌出现重要脏器转移可引起相关症状,对不能手术切除的转移性病变患者或术后发生转移性病变的患者通常采用全身化疗。能够良好耐受强烈化疗转移性直肠癌患者的初始治疗,推荐:FOLFOX(如 FOLFOX4 或 mFOLFOX6),CapeOX,FOLFIR,或 5-FU 输注/LV。作为初始治疗,并上述任何一种均可联合贝伐单抗。FOLFOX 加贝伐单抗和 CapeOX 加贝伐单抗可以替换使用,这两种联合方案和 FOLFIRI 加贝伐单抗代表了目前转移性结直肠癌初始治疗的标准。

伴有可切除肝或肺转移的Ⅳ期直肠癌(任何 T,任何 N,M1)的初始治疗方法包括:分期或同时切除直肠原发灶和转移瘤;持续 5-FU 输注/盆腔放疗或 5-FU 推注＋LV/放疗或卡培他滨/放疗;或者联合化疗(FOLFOX 或 FOLFIRI 或 CapeOX,联合贝伐单抗)。对上述后 2 种治疗模式,应该在新辅助化疗完全结束后 5～10 周内进行手术切除。

伴有不可切除转移灶或者因为医学原因不能耐受手术切除的患者,治疗主要取决于是否出现症状。有症状者可以单纯化疗,或者采用 5-FU/放疗或卡培他滨/放疗的综合治疗,切除受累的肠段或激光通肠或造口手术或直肠支架置入以解除梗阻。无症状者应接受针对晚期或转移性疾病的化疗。

在弥漫转移性结直肠癌的治疗中使用着多种有效的药物,无论是联合治疗还是单药治疗5-FU/LV,卡培他滨,伊立替康,奥沙利铂,贝伐单抗,西妥昔单抗和帕尼单抗。治疗的选择要取决于既往化疗的类型和时限,以及治疗方案构成中各种药物不同的毒副作用谱。举例说,在初始治疗中使用的奥沙利铂,因为逐渐加重的神经毒性,在治疗 12 周后或更早用,此时方案中继续使用的其他药物仍应视为初始治疗。治疗开始时即该考虑的原则患者无进展或出现疾病进展情况

西妥昔单抗单药或联合伊立替康可以作为结直肠癌初始治疗后进展的选择,对的仅限于单药使用。疾病第一次或第二次进展后,如果使用这两个药物中的任意药治疗,帕尼单抗和西妥昔单抗也可以互相替换。

(五)直肠癌术后化疗及其并发症治疗处方举例

1.氟尿嘧啶/亚叶酸钙方案

方案 1　Roswell-Park 方案。

$$
\left.\begin{array}{l}
\text{亚叶酸钙注射液 } 500\text{mg}/\text{m}^2 \\
0.9\%\text{氯化钠注射液 } 250\text{ml}
\end{array}\right\} \text{静脉滴注,1 次/日,第 1、8、15、22}
$$

＋

$$
\left.\begin{array}{l}
\text{氟尿嘧啶注射液 } 500\text{mg}/\text{m}^2 \\
0.9\%\text{氯化钠注射液 } 20\text{ml}
\end{array}\right\} \text{静脉推注,1 次/日,第 1、8、15}
$$

方案 2 双周方案。

每 8 周重复

方案 2　双周方案。

亚叶酸钙注射液 400mg/m² ⎫
0.9%氯化钠注射液 250ml ⎭ 静脉滴注,2 小时,1 次/日,第 1、2 日

＋

氟尿嘧啶注射液 400mg/m² ⎫
0.9%氯化钠注射液 20ml ⎭ 静脉推注,1 次/日,第 1 日

＋

氟尿嘧啶注射液 600mg/m² ⎫
0.9%氯化钠注射液 250ml ⎭ 静脉推注后持续静脉输注 22 小时,1 次/日,第 1、

2 日

每 2 周重复

方案 3　单周方案。

亚叶酸钙注射液 20mg/m² ⎫
0.9%氯化钠注射液 250ml ⎭ 静脉滴注,2 小时,1 次/日,第 1 日

＋

氟尿嘧啶注射液 500mg/m² ⎫
0.9%氯化钠注射液 20ml ⎭ 静脉推注,1 次/日,第 1 日

周重复

分的Ⅱ期(淋巴结阴性,肿瘤穿透肠壁肌层)和Ⅲ期(淋巴结阳性,无远处转

微,主要为恶心呕吐和黏膜炎。

化疗方案,费用较低。

mg/(m²·d),口服,2 次/日,第 1～14 日,随后休息 7 日。

化疗方案。

嘧啶/亚叶酸钙方案高。

29、36 日

2 小时,1 次/日,第 1 日

22、29、36 日

亚叶酸钙注射液 200mg/m^2
0.9％氯化钠注射液 250ml
} 静脉滴注 2 小时,1 次/日,第 1、2 日

＋

氟尿嘧啶注射液 400mg/m^2
0.9％氯化钠注射液 20ml
} 静脉推注,1 次/日,第 1 日,然后 600mg/m^2
持续静脉输注 22 小时,第 1、2 日

方案 2　mFOLFOX6。

注射用奥沙利铂粉针 85mg/m^2
5％葡萄糖注射液 250ml
} 静脉滴注 2 小时,1 次/日,第 1 日

＋

亚叶酸钙注射液 400mg/m^2
0.9％氯化钠注射液 250ml
} 静脉滴注 2 小时,1 次/日,第 1 日

＋

氟尿嘧啶注射液 400mg/m^2
0.9％氯化钠注射液 20ml
} 静推,1 次/日,第 1 日,然后 1200mg/m^2
持续静脉输注,1 次/日,第 1、2 日

适应范围:直肠癌术后标准辅助化疗方案。

注意事项:腹泻、神经毒性较卡培他滨和氟尿嘧啶/亚叶酸钙高。

疗程:每 2 周重复。

评价:是直肠癌术后标准辅助化疗方案。

4.CapeOX 方案

方案

注射用奥沙利铂粉针 130mg/m^2
5％葡萄糖注射液 250ml
} 静脉滴注,1 次/日,第 1 日

＋卡培他滨片 850～1000mg/m^2,口服,2 次/日,持续至 14 日,每 3 周重复。

适应范围:转移性结直肠癌初始治疗方案,可与贝伐单抗联合应用。

注意事项:由于目前还没有对该药较低剂量的疗效进行大规模、随机试验的验证,所以 NCCN 仍建议卡培他滨的起始剂量为 1000mg/m^2,并在第一轮化疗期间密切监测毒性,进行可能的剂量调整。

疗程:持续 14 日,每 3 周重复。

评价:CapeOX 和 FOLFOX 有效率和毒副反应相当。

5.FOLFIRI 方案

方案

盐酸伊立替康注射液 180mg/m^2
0.9％氯化钠注射液 250ml
} 静脉滴注,30～120 分钟,1 次/日,第 1 日

＋

亚叶酸钙注射液 400mg/m^2
0.9％氯化钠注射液 250ml
} 静脉滴注,1 次/日,第 1、2 日

　　　　　　　　＋

氟尿嘧啶注射液 400mg/m² ｝静脉推注，1 次/日，第 1 日，然后 600mg/m²
0.9%氯化钠注射液 20ml ｝持续输注 22 小时，2 次/日，第 1、2 日

适应范围：晚期结直肠癌的一线治疗方案。

注意事项：伊立替康相关的毒性反应包括早发性和迟发性腹泻，脱水和严重的中性粒细胞减少。

疗程：每 2 周重复。

评价：2000 年 CPT-11 成为美国 FDA 继 5-Fu 之后第一个批准用于转移性结直肠癌一线治疗的药物。目前，其与 5-Fu 的联合应用也是最常用的一、二线治疗转移性结直肠癌的方案之一。

6.含西妥昔单抗方案

方案

西妥昔单抗注射液
（仅 KRAS 野生型）　｝静脉滴注，1 次/周，首次剂量 400mg/m² 静脉滴注，
0.9%氯化钠注射液 50ml ｝然后 250mg/m²，静脉滴注，1 次/周

或:盐酸伊立替康注射液 300～350mg/m² ｝静脉滴注，1 次/日，
0.9%氯化钠注射液 250ml ｝第 1 日，每 3 周重复

　　　　　＋

西妥昔单抗注射液
（仅 KRAS 野生型）500mg/m² ｝静脉滴注，1 次/日，第 1 日，每 2 周重复
50ml 0.9%氯化钠注射液

适应范围：KRAS 基因野生型转移性直肠癌；患者的初始治疗或接受"贝伐单抗＋化疗"的治疗方案后疾病有进展者。

注意事项：西妥昔单抗会导致严重的输液反应，包括过敏反应，发生率为 3%。

疗程：250mg/m² 每周或 500mg/m² 每 2 周重复

评价：西妥昔单抗与伊立替康联合方案治疗初次病情进展的患者疗效优于西妥昔单抗单药治疗，前提是患者能够耐受联合用药方案。

7.帕尼单抗方案

方案

帕尼单抗注射液 6mg/kg
0.9%氯化钠注射液 100ml ｝静脉滴注，60 分钟，1 次/日，第 1 日

适应范围：KRAS 基因野生型复发或转移性直肠癌患者的二线方案。

注意事项：帕尼单抗的注射给药过程有可能发生严重的输液反应，包括过敏性反应，发生率 1%。皮肤毒性是这种药物的一种副作用，并非输液反应。西妥昔单抗和帕尼单抗皮肤毒性反应的发生率和严重程度十分相似；不过，研究显示，患者出现皮疹及皮疹的严重性预示着更高的缓解率和生存率。

疗程:每2周重复至病情进展。

评价:PACCE试验显示,与化疗/贝伐单抗相比,化疗/贝伐单抗/帕尼单抗使PFS降低、毒性增强。对帕尼单抗的推荐仅限于单药使用。

四、疗效评价及随访

(一)治愈标准

术后5年不复发定义为临床治愈。

(二)好转标准

直肠癌的疗效评估标准亦采用RECIST(response evaluation criteria in solid tumors)法。肿瘤病灶基线分为可测量病灶(至少有一个可测量病灶):用常规技术,病灶直径长度≥20mm或螺旋CT≥10mm的可以精确测量的病灶。不可测量病灶:所有其他病变(包括小病灶即常规技术长径<20mm或螺旋CT<10mm)包括骨病灶、脑膜病变、腹水、胸水、心包积液、炎症乳腺癌、皮肤或肺的癌性淋巴管炎、影像学不能确诊和随诊的腹部肿块和囊性病灶。

1.最佳缓解评估

最佳缓解评估是指治疗开始后最小的测量记录直到疾病进展/复发(最小测量记录作为进展的参考);虽然没有PD证据,但因全身情况恶化而停止治疗者应为"症状恶化"并在停止治疗后详细记录肿瘤客观进展情况。要明确早期进展、早期死亡及不能评价的患者。在某些情况下,很难辨别残存肿瘤病灶和正常组织,评价CR时,在4周后确认前,应使用细针穿刺或活检检查残存病灶。

2.肿瘤重新评价的频率

肿瘤重新评价的频率决定于治疗方案,实际上治疗的获益时间是不清楚的,每2周期(6~8周)的重新评价是合理的,在特殊的情况下应调整为更短或更长的时间。治疗结束后,需重新评价肿瘤决定于临床试验的end points,是缓解率还是到出现事件时间(Time toevent、TTE)即到进展/死亡时间(Time to progression、TTP/Time to death、TTD),如为TTP/TTD那就需要常规重复的评估,二次评估间隔时间没有严格的规定。

3.确认

客观疗效确认的目的是避免RR的偏高,CR、PR肿瘤测量的变化必须反复判断证实,必须在首次评价至少4周后复核确认,由试验方案决定的更长时间的确认同样也是合适的。SD患者在治疗后最少间隔6~8周,病灶测量至少有一次SD。

(三)随访观察

1.病情监测

直肠癌术后患者的随访和监测方法与结肠癌的相似,只是针对行LAR的患者增加了直肠镜检查吻合口以便发现局部复发。相较盆腔内其他地方出现的局部复发,吻合口局部复发的预后要好得多,但是,对直肠吻合口监测的最佳时机尚未清楚。

通过对结直肠癌根治术后的监测,可以评价治疗相关的并发症,发现可根治性切除的复发转移病灶,发现早期未浸润的异时性多原发肿瘤。

对成功治疗的I~Ⅲ期患者,推荐术后最初2年内每3个月1次病史询问和体格检查,然后 6 个月 1 次,总共 5 年。对 T2 或以上的肿瘤,建议术后检测基线 CEA,然后每 3—6 个月 1 次,共 2 年;然后接下来的 5 年内每 6 个月检测 1 次。结肠镜检查应在术后约 1 年内进行(如术前因为梗阻未行结肠镜检查者应在术后约 6 个月行结肠镜检查)。如果未发现息肉,3 年内复查结肠镜,以后每 5 年重复 1 次,50 岁前的结直肠癌患者结肠镜检查应更为频繁。Ⅱ期或Ⅲ期患者最初 3~5 年每年进行 1 次胸、腹和盆腔 CT 扫描。对于Ⅰ期患者则可不需随访如此频繁(也即可以每 6 个月随访 1 次)。

CEA 水平升高的处理:

术后血 CEA 水平升高患者的处理应包括结肠镜检查、胸腹盆腔 CT 扫描,可以考虑 PET 检查。如果影像学检查正常而 CEA 仍在升高,应每 3 个月重复 1 次 CT 扫描直到症状出现或者 CEA 水平稳定或下降。

2.预防复发的措施

定期复查,积极治疗。

3.并发症

对于由于直肠癌术后复发转移引起的相应的并发症,应在接受正规放化疗的同时,定期行相关检查包括影像学及肿瘤标志物检查,以及时了解病情变化。

(四)预后

资料表明,结直肠癌 DukesA、B、C 期的 5 年期生存率分别为 60%~90%,40%~50%,20%~35%。手术切除侵犯肌层以下的 5 年生存率为 80%~90%,无淋巴结转移的 5 年生存率为 60%~90%。结直肠癌并梗阻手术的 5 年生存率为 28.4%,未手术者的 5 年生存率为 0。直肠系膜内癌转移 51.7%,Cawthorn 等认为直肠癌肠系膜侵犯是否超过 4mm 对生存率的高低影响起决定性作用。EGFR 表达和 p53 蛋白表达与大肠癌 Duckes 分期呈正相关,即 Duckes B 期的 EGFR 表达和 p53 蛋白表达明显高于 Duckes A 期($P<0.05$),而生存率与 EG-FR 和 p53 蛋白表达呈负相关($P<0.05$)。此外,对有无癌症家族背景的大肠癌年轻患者手术研究发现,两者术后的 5 年生存率分别为 83.30%,59.38%($P<0.05$),反映遗传因素对预后也有一定的影响。

第五节　原发性肝癌

一、概述

原发性肝癌是我国常见的恶性肿瘤之一。死亡率高,在恶性肿瘤死亡顺位中仅次于胃、食管而居第三位,在部分地区的农村中则占第二位,仅次于胃癌。我国每年死于肝癌约 14 万人,约占全世界肝癌死亡人数 50%。由于肝癌起病隐匿,早期没有症状,且多数患者缺乏普查意识,往往出现症状才到医院就诊而被诊断为晚期肝癌,晚期肝癌的生存期一般只有 3~6 个月。正因为如此,肝癌曾被称为“癌中之王”。经过几十年的努力,尽管肝癌的诊疗水平有很大提高,但总体肝癌患者的 5 年生存率并无明显提高,仍然低于 12%。如何提高肝癌患者的生存率仍然是广大肝肿瘤临床工作者的首要任务。

二、外科

治疗肝癌的治疗仍以手术切除为首选,早期切除是提高生存率的关键,肿瘤越小,五年生存率越高。手术适应证为:诊断明确,估计病变局限于一叶或半肝者;无明显黄疸、腹水或远处转移者;肝功能代偿尚好,凝血酶原时间不低于50%者;心、肝、肾功能能耐受者。在肝功能正常者肝切除量不超过70%;中度肝硬化者不超过50%,或仅能作左半肝切除;严重肝硬化者不超过50%,或仅能作左半肝切除;严重肝硬化者不能作肝叶切除。手术和病理证实约80%以上肝癌合并肝硬化,公认以局部切除代替规则性肝叶切除远期效果相同,而术后肝功能紊乱减轻,手术死亡率亦降低。由于根治切除仍有相当高的复发率,故术后宜定期复查AFP及超声显像以监察复发。

三、药物治疗

(一)药物治疗原则

根据癌细胞具有不断增殖,无限生长,分化障碍,以及代谢旺盛、幼嫩而不成熟的特点,采用化疗药物阻止癌细胞的增殖、浸润、转移,直至最终杀灭癌组织;或选择肝癌细胞特异的分子靶点,应用针对该靶点的药物进行治疗,在取得明显疗效的同时,又避免对正常细胞的伤害;或采用生物反应调节剂与常规疗法配合使用,以减轻手术、化疗及放疗的毒副作用、控制残存的微小病灶,以达到抑制肿瘤的复发和转移,以有效延长患者的生存期,提高生存质量。

(二)药物选择

选择药物:甲苯磺酸索拉非尼、顺氯氨铂、吉西他滨、奥沙利铂、5-氟尿嘧啶。

(三)原发性肝癌复发的预防与治疗

无。

(四)原发性肝癌及其并发症治疗处方举例

1.原发性肝癌的治疗方案

方案1　甲苯磺酸索拉非尼,400mg,2次/天,口服。适用范围:无法手术的肝癌,肝功评价为 Child A 或 B。

注意事项:尚缺乏充分的中国人群临床研究数据,因此须在有本品使用经验的医师指导下使用。

疗程:用药至疾病进展或无法耐受的副作用出现。

评价:疗效最好,费用昂贵。

方案2

顺铂注射液 75mg/m²
0.9%氯化钠注射液 300~500ml　}静脉滴注　1次/日,d1
　　+
注射用盐酸吉西他滨粉针 1000mg/m²
0.9%氯化钠注射液 100ml　}静脉滴注　1次/日,d1、8
每3周1重复。

适应范围:无法手术的肝癌,肝肾功能正常;血常规检查正常,患者体能状况评分 KPS 大于 70 分。

注意事项:须在有抗肿瘤化疗经验的医师指导下使用。

疗程:直至病情进展或患者不能耐受。

评价:疗效弱,费用便宜。

方案 3

$$\left.\begin{array}{l}\text{注射用奥沙利铂粉针 }85\text{mg/m}^2\\5\%\text{葡萄糖溶液 }250\sim500\text{ml}\end{array}\right\}\text{静脉滴注}\quad 1\text{ 次/日},\text{d1}$$

$$+$$

$$\left.\begin{array}{l}\text{亚叶酸钙注射液 }200\text{mg/m}^2\\5\text{-氟尿嘧啶注射液 }400\text{mg/m}^2\\5\%\text{葡萄糖注射液 }500\text{ml}\end{array}\right\}\text{静脉滴注}\quad 1\text{ 次/日},\text{d1、2}$$

$$+$$

$$\left.\begin{array}{l}\text{亚叶酸钙注射液 }200\text{mg/m}^2\\5\text{-氟尿嘧啶注射液 }600\text{mg/m}^2\\5\%\text{葡萄糖注射液 }500\text{ml}\end{array}\right\}\text{持续静滴 }22\text{ 小时}\quad 1\text{ 次/日},\text{d1、2}$$

2 周重复,28 天为 1 周期。

适应范围:无法手术的肝癌,肝肾功能正常;血常规检查正常,患者体能状况评分 KPS 大于 70 分。

注意事项:须在有抗肿瘤化疗经验的医师指导下使用。

疗程:直至病情进展或患者不能耐受。

评价:疗效弱,费用便宜。

2.原发性肝癌并发症的治疗方案

无。

四、疗效评价及随访

(一)治愈标准

无。

(二)好转标准

原发性肝癌的好转标准有以下三种。

1.以肿瘤的体积的变化作为衡量疗效的标准其规定如下

(1)完全缓解:可见肿瘤消失并持续一月以上。

(2)部分缓解:肿瘤两个最大的相互垂直的直径乘积缩小 50% 以上并持续一月以上。

(3)稳定:肿瘤两个最大的相互垂直的直径乘积缩小不足 50%,增大不超过 25% 并持续一个月以上。

(4)恶化:肿瘤两个最大的相互垂直的直径乘积增大不超过 25%。

2.以甲胎蛋白的含量变化作为衡量疗效的标准

术后 AFP 降至正常为手术属根治的依据。

3.以治疗后生存期为衡量疗效的标准

治疗后患者生存期的长短反映了治疗的最终效果,所以是最有价值的疗效标准。

（三）随访观察

1.病情监测

每 3 个月复查 AFP、腹部 B 超或 CT,持续 2 年。以后每 6 个月 1 次复查 AFP、腹部 B 超或 CT。

2.预防复发的措施

无。

3.并发症

无。

4.预后

无。

第六章　皮肤常见疾病用药

第一节　大疱性类天疱疮

一、概述

大疱性类天疱疮(bullous pemphigoid,BP)是一种好发于中老年人的自身免疫性表皮下大疱病,主要特征是正常皮肤或红斑风团基础上发生水疱、大疱,疱壁厚、紧张不易破溃,尼氏征(Nikolsky sign)阴性。组织病理为表皮下水疱,免疫病理显示基底膜带 IgG 和(或)C3 沉积,血清中存在针对基底膜带成分的自身抗体。BP 发病机制尚未完全阐明,致病性自身抗体与大疱性类天疱疮自身抗原(BPAG)结合并激活补体,引起后续一系列的免疫炎症反应是本病发病的重要环节。本病治疗以糖皮质激素为主,必要时联合免疫抑制剂,大多数患者的病情可以得到有效控制,预后相对良好。

二、治疗

(一)康复措施

1.门诊治疗

患者临床症状轻,不影响生活与工作者,可在医师监控下采取门诊治疗。

2.住院治疗

皮损广泛影响正常工作生活者,或者病变顽固需要系统应用较大剂量糖皮质激素或需要联合应用免疫抑制剂者需要住院治疗。治疗目的在于控制新皮损的发生和严重瘙痒等症状,防止过大的紧张性水疱和糜烂面造成的继发病变。

(二)一般治疗

加强支持疗法;对水疱、大疱数量多者应适量补充血浆或白蛋白,预防和纠正低蛋白血症。

(三)饮食

宜进食富含营养的易消化食物,可适当摄入高蛋白饮食。糖皮质激素系统治疗期间宜低盐饮食。

三、药物治疗

(一)药物治疗原则

大疱性类天疱疮是一种自限性疾病,多数患者可在 5 年内自然缓解。治疗关键在于糖皮质激素等免疫抑制剂的合理应用,大剂量激素和免疫抑制剂具有明显副作用和增加死亡率的危险。在糖皮质激素应用之前(1953 年)本病死亡率为 24%,目前报告的死亡率在 6%～41%不等。本病发病机制尚未完全阐明,目前认为其发病机制主要环节为:致病性自身抗体产生并与 BP180、BP230 等自身抗原结合,固定并激活补体系统,引起肥大细胞脱颗粒,趋化中性粒细胞、嗜酸细胞等炎细胞在局部浸润并释放中性粒细胞弹性蛋白酶(NE)、基质金属蛋白酶 9(MMP-9)等蛋白水解酶和多种炎症介质,造成明显的免疫炎症反应,导致在表皮—真皮粘附中起重要作用的分子结构和功能受损,最终发生表皮下水疱。因此,本病治疗的总原则是:用较低剂量糖皮质激素控制病情、预防药物副作用和并发症、争取病情的稳定和自然缓解。

(1)糖皮质激素系统应用是最成熟的治疗手段,推荐起始剂量(以泼尼松龙为例):局限或轻症病例每日 20mg 或 0.3mg/kg;中度病例每日 40mg 或 0.6mg/kg;重症病例每日 50～70mg 或 0.75～1mg/kg。从治疗一开始就应注意测定并预防骨质疏松的发生;

(2)对于皮损局限的 BP 病例,强效糖皮质激素外用疗法值得尝试;

(3)轻、中度患者也可以考虑应用四环素和烟酰胺;

(4)免疫抑制剂不应作为最初治疗的常规选项,在糖皮质激素的剂量不能减量到满意水平时可以采用免疫抑制剂。其中硫唑嘌呤最常用,对于合并银屑病的 BP 病例可考虑应用甲氨蝶呤;

(5)外用糖皮质激素是一种有效治疗措施,任何 BP 患者都可采用。

(二)药物选择

1.常用药物

糖皮质激素(系统给药)如泼尼松龙、泼尼松;抗生素(四环素类)和烟酰胺;硫唑嘌呤;氨苯砜(DDS)和磺胺类药物。

2.其他免疫抑制剂

环磷酰胺;甲氨蝶呤;环孢素;吗替麦考酚酯(霉酚酸酯);静脉注射免疫球蛋白;苯丁酸氮芥;利妥昔单抗(rituximab)和达克珠单抗(daclizumab)。

(三)大疱性类天疱疮复发的预防与治疗

本病呈慢性经过,虽然有反复发作的特点,但多数患者在 3～5 年内可自行缓解。预防复发的主要措施是小剂量糖皮质激素的巩固和维持,激素减量过程中如果有新的水疱发生,小于 5 个可维持激素剂量不变继续观察,大于 5 个可将激素剂量增加 25%。对于病情顽固易复发的病例,在糖皮质激素减量过程中可酌情联合应用免疫抑制剂。

(四)大疱性类天疱疮并发症治疗

常见并发症是皮损处继发细菌感染,其诊疗措施包括:

(1)进行细菌培养和药敏试验。

(2)给予外用抗生素制剂,如莫匹罗星乳膏。

(3)重症感染或伴发热等全身症状时酌情给予口服或注射抗生素。

(五)大疱性类天疱疮及其并发症治疗处方举例

1.重症大疱性类天疱疮的治疗方案

方案 1　泼尼松片,6.75～1.25mg/(kg·d),口服。

适用范围:重症大疱性类天疱疮。

注意事项:应注意糖皮质激素的常见不良反应。

疗程:遵医嘱。

评价:一项对照研究将泼尼松 0.75mg/(kg·d)和 1.25mg/(kg·d)治疗 BP 进行了比较,结果在第 21 天和第 51 天时的治愈率无差别但 1.25mg/(kg·d)时死亡率高于 0.75mg/(kg·d)。对于大多数 BP 患者的治疗,推荐使用较小的剂量。

方案 2　硫唑嘌呤,1.7～2.5mg/(kg·d),口服。

适用范围:重症大疱性类天疱疮单纯糖皮质激素治疗效果不满意或不能耐受糖皮质激素的患者。

注意事项:应注意骨髓抑制等硫唑嘌呤的常见不良反应。

疗程:遵医嘱。

评价:硫唑嘌呤只能作为大疱性类天疱疮治疗的二线选择,其疗效缺乏大样本循证医学证据。有 2 个小样本的病例对照研究在硫唑嘌呤减少激素用量方面的结果并不一致,一个研究认为联合硫唑嘌呤能够减少糖皮质激素总量的 45%,而另一项研究则认为联合硫唑嘌呤并不能减少糖皮质激素的用量。单独应用硫唑嘌呤的一组病例观察发现对大疱性类天疱疮有一定的疗效。临床应用硫唑嘌呤时既要考虑疗效,还要特别注意其不良反应,有条件时用药前应检测硫嘌呤甲基转移酶(TMPT)水平。

方案 3　甲氨蝶呤,7.5～10mg,1 次/周,口服、肌内注射或静脉注射。

适用范围:重症大疱性类天疱疮单纯糖皮质激素治疗效果不满意或不能耐受糖皮质激素的患者。

注意事项:应注意骨髓抑制、肝功损害、胃肠道不适等常见不良反应。

疗程:遵医嘱。

评价:甲氨蝶呤是大疱性类天疱疮治疗的二线选择,常与糖皮质激素联合应用,也可单独使用。一项对 34 例 BP 患者的治疗分析发现,甲氨蝶呤联合泼尼松治疗 BP 患者病情得到有效改善,泼尼松的需要剂量明显减少;一项 18 例 BP 患者的治疗观察中在治疗的开始阶段先外用糖皮质激素,临床缓解后给予甲氨蝶呤 7.5～10mg,每周一次口服,经过 6～10 个月后其中 13 名患者可以停止治疗,随访平均 7.8 个月无复发;另一组报告 11 例老年 BP 患者,仅用小剂量甲氨蝶呤(5～12.5mg/周),在 4～30 天内所有患者均明显好转。

方案 4　丙酸氯倍他索软膏 10g:5mg,外用,2 次/日。

适用范围:重症大疱性类天疱疮未破溃的皮疹。

注意事项:应注意糖皮质激素的常见不良反应。

疗程:遵医嘱。

评价:对于重症 BP 患者,配合外用氯倍他索比单纯大剂量泼尼松[1mg/(kg·d)]更加安全有效。但每日两次外涂不方便且费用较贵。存在发生皮肤萎缩或局部感染等副作用的可能性。对于重症 BP 患者,糖皮质激素系统应用仍应作为首选治疗。

2.轻症大疱性类天疱疮的治疗方案

方案 1　丙酸氯倍他索乳膏 10g:5mg,外用,2 次/日。

适用范围:轻症大疱性类天疱疮未破溃的皮疹。

注意事项:应注意糖皮质激素的常见不良反应。

疗程:遵医嘱。

评价:氯倍他索霜剂皮损处外用,每日两次在 BP 的治疗中显示出良好的疗效。外用氯倍他索比系统应用泼尼松更加安全有效。对于轻症 BP 患者,外用强效糖皮质激素制剂可以作为首选治疗方案。

方案 2　四环素片 500～2000mg/d,口服。

　　　　＋烟酰胺片　先从 500mg/d 开始,逐渐增加到 1500～2500mg/d。

适用范围:轻症大疱性类天疱疮,尤其不宜系统应用糖皮质激素的病例。

注意事项:有肾脏损害者不宜用四环素。疗程:遵医嘱。

评价:一项小样本的随机对照研究说明四环素和烟酰胺可以作为轻到中度 BP 患者的一线治疗,疗效与应用糖皮质激素相当,但副作用明显减少。

方案 3　泼尼松片,0.3～0.75mg/(kg·d),口服。

适用范围:轻症大疱性类天疱疮。

注意事项:应注意糖皮质激素的常见不良反应。

疗程:遵医嘱。

评价:对于轻症 BP 患者的治疗,推荐使用较小剂量的糖皮质激素。一项对 50 例 BP 患者分别给予较大剂量和较小剂量的糖皮质激素治疗研究,发现较大剂量和较小剂量的疗效无显著差异。

四、疗效评价及随访

(一)治愈标准

(1)水疱大疱完全消退,可遗留色素沉着或粟丘疹。

(2)糖皮质激素逐渐减量至维持量,病情稳定。

(3)血清 BP180-ELISA 指数明显下降或达到正常范围。

(二)好转标准

(1)水疱大疱开始消退。

(2)瘙痒减轻,新发生的水疱大疱数目明显减少。

(三)随访观察

1.病情监测

(1)病情平稳后激素减量过程中至少每月复诊一次。

(2)门诊复诊了解患者病情是否稳定,有无新的水疱发生。偶尔有个别水疱发生时是可以接受的,并且表明患者没有处在被过度治疗中。

(3)注意了解有无胃肠道等其他不适,以及患者的饮食、血压等情况,及时预防、避免糖皮质激素的不良反应。

(4)每月复诊复复查血常规、肝功能、离子、血糖等生化指标,每三个月复查一次血清 BP180-ELISA 指数,酌情行骨密度、骨盆 X 片等检查了解有无骨质疏松及其程度。

(5)评估患者的生活质量,评估糖皮质激素的疗效、不良反应以及减量和维持的方案。

2.预防复发的措施

预防复发的关键在于糖皮质激素治疗的正确减量和维持,减量过快甚至突然停药是复发的最常见原因。激素减量过程中如果有新的水疱发生,小于 5 个时可维持激素剂量不变继续观察,大于 5 个时可将激素剂量增加 25%。对于特别顽固的病例可联合免疫抑制剂治疗以防止激素减量过程中的复发。

3.并发症

本病的并发症有疾病本身的并发症和药物治疗(主要是激素)的并发症。疾病本身可能因皮损破溃、糜烂发生各种感染;糖皮质激素治疗的常见并发症有水电解质紊乱、血糖升高、血压升高、白细胞升高、骨质疏松症、胃肠道不适甚至溃疡、继发感染、向心性肥胖、多毛症、多汗症等;免疫抑制剂治疗时还可能发生骨髓抑制、肝肾功能损害等。要注意检测并积极预防。

(四)预后

本病预后相对良好,大多数患者对糖皮质激素治疗反应良好,病情有效控制后经过 1～2 年的减量、维持,可以达到治愈。部分病例在激素减量中病情反复,加大激素用量后仍然有效。少数病情严重或顽固的病例需要联合免疫抑制剂等措施。糖皮质激素治疗的并发症是影响本病预后的关键因素,发生严重复杂的感染、消化道出血等严重并发症可能会危及生命。

第二节　带状疱疹

一、概述

带状疱疹(herpes zoster)由人疱疹病毒 3 型(HHV-3)即水痘-带状疱疹病毒(varicella-zoster virus,VZV)引起,以沿单侧周围神经分布的簇集性小水疱为特征,常伴明显的神经痛。人是 VZV 的唯一宿主,初次感染发生水痘或呈隐性感染,后病毒潜伏于脊髓后根神经节或脑神经感觉神经节内;当机体抵抗力下降时,潜伏病毒被激活,沿感觉神经轴索下行,到达该神经所支配区域的皮肤内复制,产生水疱,同时受累神经发生炎症、坏死,产生神经痛。本病愈后可获得较持久的免疫,恶性肿瘤、免疫功能力低下等患者可反复发作。

二、治疗

(一)康复措施

对于无并发症的急性患者无需特别的康复措施,对于后遗神经痛的患者,热疗、电刺激疗法等措施可能对本病有所帮助,目前缺乏规范的临床研究。

(二)一般治疗

1.物理疗法

可选用 810nm 半导体激光或紫外线(UVA)局部照射,能迅速减轻疼痛,缩短病程。

2.对症处理

减轻疼痛、减少渗出、防止继发感染。

3.局部治疗

以消炎、干燥、收敛、防止继发感染为原则。3%硼酸溶液湿敷,若有感染可用 2%呋喃西林溶液湿敷;阿昔洛韦软膏外涂。百多邦软膏外用可防止继发性感染。局部应用 0.02%辣椒素霜可用于慢性后遗神经痛。对于眼带状疱疹,局部处理非常重要,以 5%的无环鸟苷溶液滴眼或涂抹,每日 2~3 次,为防止角膜粘连可用阿托品扩瞳。

4.活动

全身状况比较差的患者需要卧床休息,避免过度劳累。

5.饮食

补充高蛋白食物。

三、药物治疗

(一)药物治疗原则

治疗目的是抗病毒、止痛、预防感染、减少并发症。按照疾病的严重程度选择药物,症状轻者可自愈,对症处理即可;症状重者要采取抗病毒治疗,同时给予对症处理及辅助治疗。对老年人、恶性肿瘤患者、免疫抑制及严重的带状疱疹患者采取积极抗病毒治疗。同时给予对症处理、营养支持治疗及辅助治疗。

(二)药物选择

1.抗病毒药物

阿昔洛韦、泛昔洛韦、伐昔洛韦。

2.糖皮质激素

(与抗病毒药物联用)泼尼松、复方倍他米松注射液。

3.短效镇痛药

(与抗病毒药物联用)双氢对乙酰氨基酚-可待因(路盖克)。

4.抗感染药物

莫匹罗星软膏。

5.非甾体镇痛剂

对乙酰氨基酚。

6.低效阿片类镇痛剂

羟考酮、曲马多、可待因。

7.高效中枢性阿片类

镇痛剂丁丙诺啡、吗啡。

8.外用止痛剂利

多卡因软膏。

9.交感神经阻滞剂

利多卡因。

10.神经损毁剂

乙醇、酚甘油。

(三)带状疱疹的预防与治疗

美国于1996年对儿童进行了减毒活疫苗接种,结果显示可以阻止原发性水痘的发生,其发生率下降可以在一定程度上根除带状疱疹,但是这种细胞免疫为基础的疾病在再次暴露于野生型病毒株时,疾病又会复发,在带状疱疹濒临消失的社区出现了大量60岁以上的老年患者,这些报道支持了这一理论。尽管如此,美国的早期研究数据显示,疫苗接种不但可以降低发病率而且可以有效地降低后遗神经痛的发生。

(四)带状疱疹并发症治疗

后遗神经痛治疗原则:止痛、改善生活质量。

1.根据疼痛程度,按阶梯给药

step1:非甾体镇痛剂,对乙酰氨基酚,1.5～5g/d。step2:非甾体镇痛剂＋低效阿片类镇痛剂,羟考酮,5mg,需要时4小时1次;或曲马多,200～400mg/d;或可待因,120mg/d。step3:外周镇痛剂＋高效中枢性阿片类镇痛剂,丁丙诺啡,1.5～1.6mg/d;或口服吗啡,30～360mg/d。带状疱疹后遗神经痛为持续性疼痛,采用阶梯给药,根据疼痛程度递进选择药物。注意长效或高效镇痛药的成瘾性。

2.外用止痛剂

利多卡因软膏,适量外用。因辣椒辣素软膏可能造成部分患者局部皮肤刺激,甚至加重疼痛,外用止痛剂一般选择利多卡因软膏。

3.交感神经阻滞

利多卡因神经阻滞。不作为首选,疗效有待进一步观察。

4.神经损毁

乙醇、酚甘油神经毁损疗法。其他方法效果不佳或疗效不能维持时方考虑此方法。

(五)带状疱疹及其并发症治疗处方举例

1.带状疱疹治疗方案

方案1 阿昔洛韦片,800mg/次,5次/天,口服。

适用范围:免疫力正常的带状疱疹患者。

注意事项:肾功能不全者需调整剂量,未批准用于孕妇。免疫功能正常者,疗程一般不需超过7天。

疗程:7～10天。

评价:急性期,特别是40或72小时内给药显著起效,费用较低。

方案2 伐昔洛韦片,1000mg/次,3次/天,口服。

适用范围:免疫力正常、老年患者。

注意事项:肾功能不全者需调整剂量,未批准用于孕妇。免疫功能正常者,疗程一般不需超过7天。

疗程:7天。

评价:急性期,特别是40小时或72小时内给药显著起效。伐昔洛韦效果优于阿昔洛韦,但费用较贵。

方案 3　泛昔洛韦片,250~500mg/次,3 次/天,口服。

适用范围:免疫力正常、老年患者。

注意事项:肾功能不全者需调整剂量,未批准用于孕妇。免疫功能正常者,疗程一般不需超过 7 天。疗程:7 天。评价:急性期,特别是 40 小时或 72 小时内给药显著起效。泛昔洛韦效果优于阿昔洛韦,但费用较昂贵。

方案 4　阿昔洛韦注射液 $\left.\begin{array}{l}10mg/kg(成人)\\500mg/m^2(儿童)\end{array}\right\}$静脉滴注,3 次/天

0.9% 氯化钠注射液 250ml

适用范围:免疫力低下伴发眼部、耳部(Ramsay-Hunt)或中枢系统损害的患者,以及无法口服的患者。

注意事项:免疫力低下者,发生带状疱疹早期静脉给药,并根据中枢系统并发症严重程度,适当增加用药时间及剂量。

疗程:7~10 天。

评价:高效治疗方案,费用较低。

方案 5　泼尼松,40mg/d,口服,晨起顿服,第 1~7 天;20mg/d,第 8~14 天;10mg/d,第 15~21 天。

适用范围:眼带状疱疹或年龄较大的免疫正常的患者。

注意事项:不可单独应用,在抗病毒药物基础上,推荐早期联合使用。伴发恶性肿瘤或存在免疫缺陷的患者禁用。

疗程:21 天。

评价:应用糖皮质激素治疗带状疱疹仍然存在争议,临床观察效果不完全一致。

方案 6　双氢可待因-对乙酰氨基酚片 1~3 片/次,口服,最大量 8 片/日。

适用范围:急性期疼痛多为锐痛,选择短效镇痛药缓解症状。

注意事项:成分过敏者及呼吸抑制和有呼吸道梗阻性疾病的患者禁用。

疗程:两次服药间隔 24 天,至症状缓解。

评价:有效缓解急性期锐痛,费用低廉。

方案 7　莫匹罗星软膏,外用,局部涂于患处,开放或封包均可,3 次/日。

适用范围:可能会发生细菌感染的局部。

注意事项:外用避免进一步细菌感染,如有明确细菌感染者,需口服抗生素。疗程:连用 5 天或遵医嘱。

评价:有效预防感染,费用较低。

2.带状疱疹后遗神经痛

方案 1　对乙酰氨基酚片,1.5~5g/d,分 1~3 次口服。

适用范围:带状疱疹持续后遗神经痛(轻度疼痛)患者。

注意事项:根据疼痛程度递进选择药物,注意镇痛药成瘾性。

疗程:症状缓解后停药。

评价:疗效较为肯定,费用较低。

方案 2　对乙酰氨基酚片,1.5~5g/d+盐酸羟考酮控释片,5mg,口服。

适用范围:带状疱疹持续后遗神经痛(中度疼痛)患者。

注意事项:根据疼痛程度递进选择药物,注意镇痛药成瘾性。

疗程:症状缓解后停药。

评价:疗效较为肯定,费用较低。

方案 3　对乙酰氨基酚片,1.5~5g/d+盐酸曲马多片,200~400mg/d,口服。

适用范围:带状疱疹持续后遗神经痛(中度疼痛)患者。

注意事项:根据疼痛程度递进选择药物,注意镇痛药成瘾性。

疗程:症状缓解后停药。

评价:疗效较为肯定,费用较低。

方案 4　对乙酰氨基酚片,1.5~5g/d+磷酸可待因片,120mg/d,口服。

适用范围:带状疱疹持续后遗神经痛(中度疼痛)患者。

注意事项:根据疼痛程度递进选择药物,注意镇痛药成瘾性。

疗程:症状缓解后停药。

评价:疗效较为肯定,费用较低。

方案 5　对乙酰氨基酚片,1.5~5g/d+吗啡片,30~360mg/d,口服。

适用范围:带状疱疹持续后遗神经痛(重度疼痛)患者。

注意事项:根据疼痛程度递进选择药物,注意镇痛药成瘾性。

疗程:症状缓解后停药。

评价:疗效较为肯定,费用较低。

方案 6　对乙酰氨基酚片,1.5~5g/d+盐酸丁丙诺啡片,1.5~1.6mg/d,口服。

适用范围:带状疱疹持续后遗神经痛(重度疼痛)患者。

注意事项:根据疼痛程度递进选择药物,注意镇痛药成瘾性。

疗程:症状缓解后停药。

评价:疗效较为肯定,费用较低。

方案 7　利多卡因软膏,适量外用,2~3 次/天。

适用范围:带状疱疹后遗神经痛患者。

注意事项:本品不宜大面积长期使用;避免接触眼睛和其他黏膜(如口、鼻等);用药部位如有烧灼感、红肿等情况应停药,并将局部药物洗净,必要时向医师咨询;对本品过敏者禁用,过敏体质者慎用。

疗程:症状缓解。

评价:有效治疗方案,费用低廉。

方案 8　盐酸利多卡因注射液神经阻滞,1%溶液,30~300mg,局部注射,1 次/日。

适用范围:带状疱疹后遗神经痛口服或外用止痛剂无缓解的患者。

注意事项:不作为首选,疗效有待进一步观察。

疗程:遵医嘱。

评价:有效治疗方案。

四、疗效评价及随访

(一)治愈标准

疼痛消失、水疱干燥结痂、红斑消失即可判定临床治愈。

(二)好转标准

疼痛减轻,水疱干涸。

(三)随访观察

1.病情监测

该病为急性发作,病情是渐进性的,即使早期使用抗病毒药物也不能立即阻止其发展,控制时间在 3 天以内,然后进入稳定期、消退期,因此必须交代患者,如果病情持续发展,及时来医院就诊。

2.预防措施

避免过度劳累,避免接触初发水痘的儿童患者。

3.并发症

带状疱疹后遗神经痛:如果治疗不规范、延误治疗,特别中老年人,易发生带状疱疹后遗神经痛,治疗较为困难。

4.预后

终身免疫,但长期使用免疫抑制剂、恶性肿瘤患者可复发。

第三节　梅毒

一、概述

梅毒(syphilis)是由梅毒螺旋体(treponema pallidum,TP)所致的一种系统性性传播疾病,几乎可以侵犯全身各器官,临床表现复杂,极具迷惑性。梅毒通常是由性接触获得的,可经胎盘传给下一代而发生先天性梅毒。梅毒螺旋体对青霉素敏感,目前尚未发现耐药菌株。早期足量使用青霉素治疗梅毒,预后良好。

二、治疗

1.门诊治疗

早期成人梅毒和晚期良性梅毒患者临床症状轻,不影响生活与工作者,可采取门诊治疗。

2.住院治疗

心血管梅毒、神经梅毒、青霉素过敏者需要进行脱敏治疗的患者,可能危及患者生命安全,需住院治疗。

3.一般治疗

提倡乐观生活态度;保持健康生活方式,在临床治愈之前应避免性生活。

4.外科治疗

先天性梅毒合并有先天性心脏病患者,在有手术适应证且接受完善的驱梅治疗的情况下,可以接受外科治疗。

三、药物治疗

(一)药物治疗原则

注射青霉素是各期梅毒的首选治疗方案。可选青霉素制剂:苄星青霉素、普鲁卡因青霉素、水剂青霉素;剂量、疗程取决于疾病的分期和临床表现;不应将普鲁卡因青霉素和苄星青霉素联用;不应用口服青霉素治疗梅毒。

(二)药物选择

选择药物口服用药:四环素;多西环素;红霉素。肌内注射用药:苄星青霉素;普鲁卡因青霉素。静脉输液用药:注射用青霉素钠。

(三)梅毒复发的预防与治疗

(1)预防复发,早期、明确诊断,且早期足量使用敏感抗生素是关键。出现下列情况可判定复发或治疗失败:

1)确定梅毒分期,按推荐方案治疗后,RPR 滴度缓慢下降,6～12 个月内转阴。若症状、体征持续或复发,或 RPR 滴度出现 4 倍以上的增高,则认为治疗失败或再感染。

2)治疗后 3 个月内若未出现 RPR 滴度 4 倍以上下降,则认为治疗失败,应进行脑脊液检查,HIV 检测,或再次治疗。

(2)所有潜伏期梅毒患者均应评价有无晚期梅毒的可能,条件许可,患者同意的情况下,可以作 CSF 检查。治疗后 6、12 和 24 个月,作非螺旋体抗体定量检测,如滴度较上次升高 4 倍或最初高滴度在 24 个月内没有下降 4 倍;有梅毒进展的症状和体征,则应作 CSF 检查,同时予以复治。

(3)梅毒复发的治疗:早期梅毒复发治疗方案:可给予苄星青霉素 G240 万 U,分两次肌内注射,每周一次共三次。应以青霉素治疗为主,其他药物疗效很差。晚期梅毒和先天性梅毒复发治疗方案:根据梅毒分期,按推荐的治疗方案重复治疗一次。

(4)梅毒并发症治疗:抗梅毒治疗对已产生的组织损伤、破坏不能恢复;血清转阴困难;非螺旋体反应素持续阳性;症状或消失,或改善,或无改善,或加剧。树胶肿对青霉素的治疗反应良好。神经梅毒、心血管和眼梅毒在经过正规驱梅治疗后,并发症可转相应科室对症处理。

(四)梅毒及其并发症治疗处方举例

方案 1

注射用苄星青霉素粉针
灭菌注射用水适量 } 240 万 U/次分两侧臀部肌注,1 次/周

适用范围:适用于早期梅毒和早期潜伏梅毒;成人晚期潜伏期梅毒或未定期潜伏期梅毒、三期皮肤黏膜梅毒、骨梅毒及二期复发梅毒。

注意事项:每次注射前均须进行青霉素皮试,青霉素过敏者禁用。皮试可使用注射用青霉素 G。苄星青霉素注射疼痛明显、警惕晕针反应。该药为混悬液注射时防止针头堵塞。

疗程:共 2～3 周。

评价:简便经济;疗效确切。驱梅治疗对已产生的组织损伤、破坏不能恢复;血清转阴困难;非螺旋体反应素持续阳性;症状或消失,或改善,或无改善,或加剧。

方案 2

注射用普鲁卡因青霉素 G 粉针
灭菌注射用水适量 }80 万 U/次,肌注,1 次/日

适用范围:适用于早期梅毒(包括一期、二期及早期潜伏梅毒);成人晚期潜伏期梅毒或未定期潜伏期梅毒、三期皮肤黏膜梅毒、骨梅毒及二期复发梅毒。

疗程:早期梅毒和早期潜伏梅毒,连续 10～15 天;成人早期潜伏期梅毒、晚期潜伏期梅毒或未定期潜伏期梅毒、三期皮肤黏膜梅毒、骨梅毒及二期复发梅毒,连续 20 天。

注意事项:使用前须做过敏试验,青霉素过敏者禁用。

评价:简便经济;疗效确切。驱梅治疗对已产生的组织损伤、破坏不能恢复;血清转阴困难;非螺旋体反应素持续阳性;症状或消失,或改善,或无改善,或加剧。

方案 3 四环素片 0.5g/次,口服,4 次/日。

适用范围:仅适用于青霉素过敏者的非妊娠成人梅毒患者。

注意事项:仅适用于青霉素过敏者,妊娠期及儿童禁用。

疗程:早期梅毒连续 15 天;晚期梅毒连续 30 天。

评价:该方案在临床应用时应对患者进行密切随访。应以青霉素治疗为主,其他药物疗效很差。抗梅毒治疗对已产生的组织损伤、破坏不能恢复;血清转阴困难;非螺旋体反应素持续阳性;症状或消失,或改善,或无改善,或加剧。

方案 4 多西环素片 100mg/次,口服,2 次/日。

适用范围:适用于青霉素过敏者的非妊娠成人梅毒患者。

疗程:早期梅毒连续 15 天;晚期梅毒连续 30 天。

注意事项:仅适用于青霉素过敏者,妊娠期及儿童禁用。

评价:该方案在临床应用时应对患者进行密切随访。应以青霉素治疗为主,其他药物疗效很差。抗梅毒治疗对已产生的组织损伤、破坏不能恢复;血清转阴困难;非螺旋体反应素持续阳性;症状或消失,或改善,或无改善,或加剧。

方案 5 红霉素肠溶片 0.5g/次,口服,4 次/日。

适用范围:仅适用于早期梅毒且青霉素过敏者且没有四环素、多西环素,或对其过敏者。

疗程:早期梅毒连续 15 天;晚期梅毒连续 30 天。

注意事项:仅适用于青霉素过敏者,妊娠期及儿童禁用。

评价:该方案在临床应用时应对患者进行密切随访。应以青霉素治疗为主,其他药物疗效很差。抗梅毒治疗对已产生的组织损伤、破坏不能恢复;血清转阴困难;非螺旋体反应素持续阳性;症状或消失,或改善,或无改善,或加剧。

方案 6

注射用青霉素钠粉针剂
灭菌注射用水适量 }10 万 U,肌注,1 次/日(首日)

+

注射用青霉素钠粉针剂 $\Big\}$ 10 万 U,肌注,2 次/日(次日)
灭菌注射用水适量

+

注射用青霉素钠粉针剂 $\Big\}$ 20 万 U,肌注,2 次/日(第 3 日)
灭菌注射用水适量

+

普鲁卡因青霉素 $\Big\}$ 80 万 U,肌注,1 次/日(连续 15 天)
灭菌注射用水适量

适用范围:心血管梅毒。

注意事项:应住院治疗。如有心力衰竭,应予以控制后再开始驱梅治疗。心血管梅毒不用苄星青霉素。为避免吉海反应,应从小量开始,在注射青霉素前 1 天开始口服'泼尼松,10mg,3 次/天,连服 3 天。需青霉素皮试。

疗程:18 天,共两个疗程,疗程间隔停药 2 周。必要时给多个疗程。

评价:应以青霉素治疗为主,其他药物疗效很差。晚期主动脉关闭不全症状很难改变。驱梅治疗后仅有 20%～30% 血清阴转。有文献报道所有的心血管梅毒亦按神经梅毒的方案治疗。

方案 7

注射用青霉素钠粉针 $\Big\}$ 1800 万～2400 万 U/d,持续静滴,连续 10～14 天
0.9% 氯化钠溶液 250ml

+

注射用苄星青霉素粉针　肌内注射,240 万 U/周,1 次/周,共 3 周。

或:注射用青霉素钠粉针 $\Big\}$ 300 万～400 万 U/次,静脉滴注,6 次/日,连续 10～14 天
0.9% 氯化钠溶液 250ml

+注射用苄星青霉素粉针　肌内注射,240 万 U/周,1 次/周,共 3 周。

适用范围:神经梅毒。

注意事项:苄星青霉素是在注射用青霉素钠使用 10～14 天后开始注射;为避免吉海反应,应在注射青霉素前 1 天开始口服泼尼松,10mg,2 次/日,连服 3 天。需青霉素皮试,青霉素过敏者,可在有抢救条件的环境中尝试脱敏治疗。

疗程:5 周。

评价:应以青霉素治疗为主,其他药物疗效很差。对青霉素过敏者,建议住院予脱敏用药。

方案 8

注射用青霉素钠粉针 $\Big\}$ 5 万 U/kg,静脉滴注,2 次/日
0.9% 氯化钠溶液 100ml

或:注射用普鲁卡因青霉素 G 粉针 $\Big\}$ 5 万 U/kg,肌肉注射,1 次/日
灭菌注射用水适量

适用范围:适用于胎传梅毒。

注意事项:出生 7 天内的,5 万 U/kg,2 次/日;7 天龄后 3 次/日,至 10～14 天;青霉素过敏者禁用;若治疗间断 1 天以上,需重新开始整个疗程。

疗程:10 天。

评价:新生儿用青霉素驱梅治疗后,几乎 100% 可以治愈,出生 6 个月以内的梅毒血清学试验可以转阴。出生 6 个月后才开始驱梅治疗的,其梅毒血清学试验转阴率明显降低。

四、疗效评价及随访

(一)治愈标准

1.早期梅毒

经规范使用抗生素后彻底清楚体内螺旋体;症状和体征消失;血清中非螺旋体抗体滴度持续降低,6～12 个月内转阴,且随诊至治疗后 3 年仍呈阴性。

2.晚期良性梅毒和心血管梅毒

除树胶肿对青霉素反应良好外,其他已经产生的组织损伤、破坏一般不能恢复,血清学转阴困难,反应素持续阳性,临床症状可以消失、改善或无改善或加剧,但只要经过规范的青霉素驱梅治疗,有证据支持体内不存在梅毒螺旋体,即可认为梅毒临床治愈。其他症状按并发症处理。

3.神经梅毒

按推荐的治疗方案治疗,以后每隔 3～6 个月做一次脑脊液检查,直至细胞数恢复正常。临床可判为痊愈。

(二)好转标准

经过正规驱梅治疗,症状体征减轻或好转,血清反应素滴度下降,视为好转。

(三)随访观察

1.病情监测

按推荐治疗方案治疗后,患者血清滴度缓慢下降,6～12 个月内血清非螺旋体抗原试验阴性。应于治疗后 3 个月及 6 个月进行临床和血清学检查;当患者的症状和体征持续和复发,或当非螺旋体试验滴度出现 4 倍以上的增高时(相当于 2 个稀释度的增高,如果从 1:4 至 1:16,或从 1:8 至 1:32)应考虑治疗失败或再感染,对此应进行再治疗;早期梅毒患者接受治疗 3 个月后,若非螺旋体试验滴度未出现 4 倍以上的下降(相当于 2 个稀释度的下降,如未能从 1:16 降至 1:4,或从 1:32 降至 1:8),则该患者可能属治疗失败,应进行临床和血清学随诊,HIV 检测,或脑脊液检查,或给予再次治疗。

2.预防复发的措施

梅毒是一种以性接触为主要传播途径的传染病,避免婚外性行为是预防梅毒的最主要预防手段。凡与梅毒患者(无论哪期)发生过性接触,都应该按下列建议进行临床和血清学检查:

(1)早期梅毒患者,在确诊前 90 天内的性伴,均可能会感染梅毒,尽管此时的血清学检查结果是阴性的,应该接受推断性的梅毒治疗。

(2)早期梅毒患者,在确诊前 90 天内的性伴,如果无法立即做血清学检查或不能保证进行随访,应该接受推断性的梅毒治疗。

(3)为了进行推断性治疗,对病期不明者,但非螺旋体抗体滴度很高(≥1∶32)的患者可以作为早期梅毒对待。但是血清学滴度不应在决定梅毒治疗时用来区分早期和晚期潜伏梅毒。

3.并发症

早期梅毒体内螺旋体较少,病变组织损害较轻,易于彻底杀灭螺旋体及修复组织,很少产生并发症。晚期梅毒可以累及全身各器官,对于经正规驱梅治疗后产生的严重器官损害可转入相应科室处理。

4.预后

血清学阴性的硬下疳期治愈率可达100%。早期梅毒体内螺旋体较少,病变组织损害较轻,易于彻底杀灭螺旋体及修复组织。给予充分的治疗,大约90%早期患者可以达到根治。硬下疳治愈率可以达到100%。晚期良性梅毒树胶肿预后良好,三期梅毒出现骨、关节、心血管及神经系统损害,预后较差。胎传梅毒经正规治疗,预后良好。

第四节　荨麻疹

一、概述

荨麻疹(urticaria)俗称"风疹块""风湿疙瘩",是由于皮肤、黏膜小血管扩张及渗透性增加而出现的一种局限性水肿反应。临床上表现为风团,伴剧烈瘙痒,严重者可出现腹痛、腹泻、气促,甚至喉头水肿、过敏性休克等。荨麻疹是一种常见病,15%～20%的人一生中至少患过一次荨麻疹。风团如果持续发作超过6周以上者称为慢性荨麻疹。治疗原则为抗过敏和对症处理,病情严重,伴有休克、喉头水肿及呼吸困难者,应立即给予肾上腺素和糖皮质激素等进行抢救。

二、治疗

(一)康复措施

1.门诊治疗

患者症状较轻,不影响工作和学习者,可采取门诊治疗。

2.住院治疗

患者症状较重,出现呼吸道及消化道症状者,应住院治疗,伴有喉头水肿、呼吸困难、窒息和过敏性休克者,应立即给予急救。

(二)一般治疗

(1)提倡乐观的生活态度,保持健康的生活方式。

(2)避免精神紧张、过度劳累、情绪波动及剧烈运动。

(3)消除潜在病因包括控制感染及炎症性疾病(如幽门螺杆菌感染)、避免服用可疑药物。

(4)避免可能加重病情的因素如过热、过冷、压力、酒精、阿片制剂、非甾体消炎药、辛辣刺激性食品以及食物性变应原如鱼、虾、蟹、蛋、肉类等。食入性变应原包括食品添加剂、水杨酸以及含有芳香族物质的番茄、白酒和草药等。

(三)外科治疗

急性荨麻疹出现喉头水肿或窒息者,如果药物治疗无效时,可考虑气管插管或气管切开术。

(四)活动、饮食治疗

避免可能加重病情的因素如过热、过冷、剧烈活动。

(五)饮食

避免辛辣刺激性食品以及食物性变应原如鱼、虾、蟹、蛋、肉类等。食人性变应原包括食品添加剂、水杨酸以及含有芳香族物质的番茄、白酒和草药等。

三、药物治疗

(一)药物治疗原则

荨麻疹的药物治疗原则主要是抑制肥大细胞释放炎性介质。包括:

1.抗组胺治疗

主要是针对组胺 H_1 受体及针对迟发相的炎性介质及其受体的治疗。

2.稳定肥大细胞膜,抑制肥大细胞释放介质

针对组胺及 H_1 受体的第一代抗组胺药治疗荨麻疹的效果确切,但因其中枢镇静作用和抗胆碱能作用等不良反应而使其的应用受到限制,在注意禁忌证、不良反应及药物相互作用的前提下,仍可作为荨麻疹治疗的一种选择。第二代抗组胺药与 H_1 受体具有较强的亲和力和结合作用,中枢镇静作用轻或无,药物作用时间较长。并具有较好的安全性,可作为治疗荨麻疹的一线药物。此外,一些新型第二代抗组胺药还具有抗迟发相的炎性介质及其受体(如细胞因子和白三烯 B_4)的抗炎作用,但还缺少该方面的循证医学证据。对顽固性荨麻疹,可试用第一代抗组胺药与第二代抗组胺药联合,或 H_1 受体拮抗剂与 H_2-受体拮抗剂联合治疗。

稳定肥大细胞膜、抑制肥大细胞释放介质也是治疗荨麻疹的重要环节,但具有这些作用的药物很少,且缺少循证医学的证据。

(二)药物选择

1.抗组胺药

(1)第一代抗组胺药(H_1 受体拮抗剂):盐酸苯海拉明、马来酸氯苯那敏、盐酸赛庚啶、羟嗪(hydroxyzine)。

(2)第二代抗组胺药(H_1 受体拮抗剂):咪唑斯汀、氯雷他定、地氯雷他定、西替利嗪、左西替利嗪、非索非那定、依巴斯汀、氮䓬斯汀、依匹斯汀。

2.肥大细胞膜稳定剂

富马酸酮替芬、色甘酸钠。

3.白三烯受体拮抗剂

孟鲁司特、扎鲁司特。

4.糖皮质激素泼

尼松、甲泼尼龙、地塞米松。

5.免疫抑制剂

甲氨蝶呤、硫唑嘌呤、环孢素。

6.其他

硫酸羟氯喹、氨苯砜、柳氮磺吡啶、山莨菪碱。

(三)荨麻疹复发的预防与治疗

1.生活调理

提倡乐观的生活态度,保持健康的生活方式,避免精神紧张、过度劳累、情绪波动及剧烈运动。

2.消除潜在病因

包括控制感染及炎症性疾病(如幽门螺杆菌感染)、避免服用可疑药物。

3.避免可能加重病情的因素

如过热、过冷、压力、酒精、阿片制剂、非甾体消炎药、辛辣刺激性食品以及食物性变应原如鱼、虾、蟹、蛋、肉类等。食入性变应原包括食品添加剂、水杨酸以及含有芳香族物质的番茄、白酒和草药等。

4.荨麻疹复发的治疗

荨麻疹复发的治疗与荨麻疹的治疗原则相同,包括使用抗组胺药、肥大细胞膜稳定剂等。

(四)荨麻疹并发症的治疗

伴有呼吸困难、剧烈腹痛、喉头水肿,过敏性休克的患者,应立刻给予0.1%肾上腺素急救,维持血压及呼吸道通畅,密切观察患者体温、脉搏、呼吸、血压、尿量及其他临床变化。上述处理无效,出现窒息者,立即行气管插管或气管切开术。

荨麻疹并发症的治疗:伴有呼吸困难、剧烈腹痛、喉头水肿,过敏性休克的患者,应立刻给予下列措施进行急救:

(1)0.1%肾上腺素0.5ml皮下或肌内注射,必要时15分钟后重复1次。

(2)地塞米松10～20mg,或氢化可的松200～400mg,加入5%或10%葡萄糖液500ml中静脉滴注。

(3)伴有呼吸困难者:氨茶碱o.25g,加入25%葡萄糖液20ml中缓慢静注;吸氧。

(4)维持血压:血压下降的患者,给予多巴胺20～40mg,加入氯化钠注射液或5%葡萄糖注射液250ml中静脉滴注。

(5)上述处理无效,出现窒息者:气管插管或气管切开术。

(6)密切观察患者体温、脉搏、呼吸、血压、尿量及其他临床变化。

(五)荨麻疹及其并发症治疗处方举例

1.荨麻疹治疗方案

(1)急性荨麻疹治疗方案

方案1 咪唑斯汀缓释片,成人10mg,口服,1次/日。

适用范围:适用于成人及12岁以上儿童。

注意事项:严重的心脏病或有心律失常患者(特别是QT间期延长)禁用。

疗程：1 周。

评价：一线治疗，起效快，药效持续时间长。

方案 2　西替利嗪片，成人 10mg，1 次/日；6～12 岁儿童，10mg，1 次/日或 5mg，2 次/日；2～6 岁儿童，5mg，1 次/日或 2.5mg，2 次/日。

适用范围：适用于成人和 2 岁以上儿童。

注意事项：妊娠头 3 个月及哺乳期妇女不推荐使用，服药期间不得驾驶飞机、车、船，从事高空作业、机械作业。

疗程：1 周。

评价：无。

（2）慢性荨麻疹治疗方案

方案 1　氯雷他定片，成人及 12 岁以上儿童，10mg，口服，1 次/日。

适用范围：成人及 12 岁以上儿童。

注意事项：严重肝功能不全的患者及妊娠期及哺乳期妇女慎用。

疗程：1 个月。

评价：一线治疗，安全性好，经济。

方案 2　依巴斯汀片，成人 10mg，口服，1 次/日；

　　　　　＋富马酸酮替芬片，成人 1mg，口服，2 次/日。

适用范围：对一线药物治疗无效者。

注意事项：服药期间不得驾驶飞机、车、船，从事高空作业、机械作业。

疗程：1 个月。

评价：二线治疗，安全性好，经济。

方案 3　咪唑斯汀缓释片，成人 10mg，口服，1 次/日；

　　　　　＋孟鲁司特钠片，15 岁以上：10mg/d；6～14 岁：5mg/d；2～5 岁：4mg/d。

适用范围：对上述治疗无效者。

注意事项：注意咪唑斯汀对心脏的影响。

疗程：1 个月。

评价：较强的抗炎、抗过敏作用。

（3）寒冷性荨麻疹治疗方案

方案 1　氯雷他定片，成人及 12 岁以上儿童，10mg，口服，1 次/日。

适用范围：成人及 12 岁以上儿童。

注意事项：严重肝功能不全的患者及妊娠期及哺乳期妇女慎用。

疗程：1 个月。

评价：一线治疗，安全性好，经济。

方案 2　依巴斯汀片，成人 10mg，口服，1 次/日；

　　　　　＋富马酸酮替芬片，成人 1mg，口服，2 次/日。

适用范围：对一线药物治疗无效者。

注意事项:服药期间不得驾驶飞机、车、船,从事高空作业、机械作业。

疗程:1 个月。

评价:二线治疗,安全性好,经济。

(4)迟发性压力性荨麻疹治疗方案

方案 1   咪唑斯汀片,成人 10mg,口服,1 次/日。

适用范围:适用于成人及 12 岁以上儿童。

注意事项:严重的心脏病或有心律失常患者(特别是 QT 间期延长)禁用。

疗程:1 个月。

评价:一线治疗,起效快,药效持续时间长。

方案 2   西替利嗪片,成人,10mg,口服,1 次/日;

　　　　　＋孟鲁司特钠片,15 岁以上:10mg/d;6~14 岁:5mg/d;2~5 岁:4mg/d。

适用范围:一线治疗无效者。

注意事项:妊娠头 3 个月及哺乳期妇女不推荐使用,服药期间不得驾驶飞机、车、船,从事高空作业、机械作业。

疗程:1 个月。

评价:二线治疗。

(5)热荨麻疹治疗方案

方案   氯雷他定片,成人及 12 岁以上儿童,10mg,口服,1 次/日;

　　　　＋马来酸氯苯那敏片,成人 4~8mg,口服,3 次/日。

适用范围:成人及 12 岁以上儿童。

注意事项:服药期间不得驾驶飞机、车、船,从事高空作业、机械作业。

疗程:1 个月。

评价:第一代和第二代 H_1 受体拮抗剂联合应用可增强疗效。

(6)日光性荨麻疹治疗方案

方案 1   氯雷他定片,成人及 12 岁以上儿童,10mg,口服,1 次/日。

适用范围:成人及 12 岁以上儿童。

注意事项:严重肝功能不全的患者及妊娠期及哺乳期妇女慎用。

疗程:1 个月。评价:一线治疗,安全性好,经济。

方案 2   依巴斯汀片,成人 10mg,口服,1 次/日;

　　　　　硫酸羟氯喹片,成人 100~200mg,口服,2 次/日。

适用范围:一线治疗无效者。

注意事项:硫酸羟氯喹可引起视网膜病变。

疗程:1 个月。

评价:二线治疗。

(7)人工荨麻疹/皮肤划痕症治疗方案

方案 1   咪唑斯汀片,成人 10mg,口服,1 次/日。适用范围:适用于成人及 12 岁以上儿童。

注意事项:严重的心脏病或有心律失常患者(特别是 QT 间期延长)禁用。

疗程:1 个月。

评价:一线治疗,起效快,药效持续时间长。

方案 2　依巴斯汀片,成人 10mg,口服,1 次/日;

　　　　＋富马酸酮替芬片,成人 1mg,口服,2 次/日。

适用范围:对一线药物治疗无效者。

注意事项:服药期间不得驾驶飞机、车、船,从事高空作业、机械作业。

疗程:1 个月。

评价:二线治疗,安全性好,经济。

(8)运动诱导性荨麻疹治疗方案

方案 1　氯雷他定片,成人及 12 岁以上儿童,10mg,口服,1 次/日。

适用范围:成人及 12 岁以上儿童。

注意事项:严重肝功能不全的患者及妊娠期及哺乳期妇女慎用。

疗程:1 个月。

评价:一线治疗,安全性好,经济。

方案 2　咪唑斯汀片,成人 10mg,口服,1 次/日;

　　　　＋孟鲁司特钠片,15 岁以上:10mg/d;6～14 岁:5mg/d;2～5 岁:4mg/d。

适用范围:对上述治疗无效者。

注意事项:注意咪唑斯汀对心脏的影响。

疗程:1 个月。

评价:较强的消炎、抗过敏作用。

(9)自身免疫性荨麻疹治疗方案

方案 1　依巴斯汀片,成人 10mg,口服,1 次/日;

　　　　＋硫酸羟氯喹片,成人 100～200mg,口服,2 次/日。

适用范围:一线治疗。

注意事项:硫酸羟氯喹可引起视网膜病变。

疗程:1 个月。

评价:一线治疗。

方案 2　西替利嗪片,成人 10mg,口服,1 次/日;

　　　　＋泼尼松片,25mg/d,口服,7～14 天后渐减为 2.5mg/d,连服 6 周。

适用范围:一线治疗无效者。

注意事项:注意糖皮质激素的副作用。

疗程:1 个月。

评价:二线治疗。

方案 3　咪唑斯汀片,成人 10mg,口服,1 次/日;

　　　　＋环孢素胶囊,100mg,口服,2 次/日。

　　适用范围:上述治疗无效者。

　　注意事项:注意免疫抑制剂的副作用。

　　疗程:1 个月。

　　评价:三线治疗。

　　(10)水源性荨麻疹的治疗方案

　　方案　咪唑斯汀片,成人 10mg,口服,1 次/日。

　　适用范围:一线治疗。

　　注意事项:严重的心脏病或有心律失常患者(特别是 QT 间期延长)禁用。

　　疗程:1 个月。

　　评价:一线治疗,起效快,药效持续时间长。

　　(11)胆碱能性荨麻疹的治疗方案

　　方案 1　富马酸酮替芬片,成人 1mg,口服,2 次/日。

　　适用范围:一线治疗。

　　注意事项:服药期间不得驾驶飞机、车、船,从事高空作业、机械作业。

　　疗程:1 个月。评价:一线治疗,安全性好,经济。

　　方案 2　富马酸酮替芬片,成人 1mg,口服,2 次/日;

　　　　　　＋山莨菪碱片,10mg,口服,2 次/日。

　　适用范围:对单独用酮替芬无效者。

　　注意事项:服药期间不得驾驶飞机、车、船,从事高空作业、机械作业。

　　疗程:1 个月。

　　评价:一线治疗,安全性好,经济。

　　(12)接触性荨麻疹的治疗方案

　　方案　氯雷他定片,成人及 12 岁以上儿童:10mg,口服,1 次/日。

　　适用范围:成人及 12 岁以上儿童。

　　注意事项:严重肝功能不全的患者及妊娠期及哺乳期妇女慎用。

　　疗程:1 个月。

　　评价:一线治疗,安全性好,经济。

　　2.荨麻疹并发症治疗方案

　　方案 1　甲泼尼龙 40～80mg,静脉输注,1 次/日。

　　适用范围:荨麻疹伴轻度胸闷、呼吸困难、腹痛或口舌水肿者。

　　注意事项:注意糖皮质激素的副作用如电解质紊乱、胃肠道出血及溃疡等。

　　疗程:无统一疗程,症状控制后可停用。

　　评价:能有效治疗荨麻疹的轻症并发症。

　　方案 2　0.1％肾上腺素 0.5ml 皮下或肌内注射,必要时 15 分钟后重复 1 次;

　　　　　　地塞米松 10～20mg,静脉注射;

氨茶碱 0.25,加入 25％葡萄糖液 20ml 中缓慢静注。

适用范围:荨麻疹伴严重呼吸困难、剧烈腹痛、喉头水肿甚至窒息、过敏性休克的患者。

注意事项:对高血压病、缺血性心脏病、脑血管病及糖尿病患者应慎用。

疗程:无统一疗程,症状控制后可停用。

评价:处理荨麻疹伴重症并发症的首选措施。

四、疗效评价及随访

(一)治愈标准

1.症状消失

瘙痒、烧灼或刺痛等症状消失。

2.皮疹消退

风团、红斑、水肿等皮疹消失。

3.其他

皮肤划痕试验阴性。

(二)好转标准

1.症状明显改善

瘙痒、烧灼或刺痛等症状明显缓解,但偶尔可出现较轻的症状。

2.皮疹明显减轻

风团、红斑、水肿的发作频率、皮疹的数量、大小均显著减轻。

3.其他

皮肤划痕试验阴性或弱阳性。

(三)随访观察

1.病情监测

(1)病情稳定后,每 1～2 个月随访一次,坚持 6 个月。

(2)门诊了解患者的症状缓解、皮疹消退、是否伴发呼吸道和消化道症状及药物不良反应的发生情况。

(3)评估生活质量,包括工作和学习情况。

2.预防复发的措施

(1)提倡乐观的生活态度,保持健康的生活方式。

(2)避免精神紧张、过度劳累、情绪波动及剧烈运动。

(3)消除潜在病因:包括控制感染及炎症性疾病(如幽门螺杆菌感染、自身免疫性疾病如系统性红斑狼疮、类风湿关节炎、甲状腺疾病等)、避免服用可疑药物。

(4)避免可能加重病情的因素如过热、过冷、紫外线照射、精神压力、酒精、阿片制剂、非甾体消炎药、辛辣刺激性食品以及食物性变应原如鱼、虾、蟹、蛋、肉类等。

(5)食入性变应原包括食品添加剂、水杨酸以及含有芳香族物质的番茄、白酒和草药等。

3.并发症

过敏性休克、喉头水肿。

（四）预后

大部分患者预后良好,但病因不明确者可能病程迁延数月至数年。如发生严重喉头水肿和过敏性休克,需急救,有可能发生死亡。

第五节　足癣

一、概述

足癣(tinea pedis)指皮肤癣菌侵犯足趾间、足跖、足跟和足侧缘引起的感染,主要由红色毛癣菌、须癣毛癣菌等感染引起,其中红色毛癣菌占 $50\% \sim 90\%$。本病主要通过接触传播,与患者共用鞋袜、脚盆、浴巾等是主要传播途径。在全世界广泛流行,我国南方地区发病较北方多。夏秋季发病率高,常表现为夏重冬轻。多累及成年人,男女比例无明显差别。治疗以针对病原菌的抗真菌药物治疗为主,绝大多数可以临床治愈,预后良好。

二、治疗

（1）康复措施:无。

（2）一般治疗:足癣的一般治疗包括注意个人、家庭及集体卫生,洗澡后彻底擦干足趾,保持干燥。

（3）外科治疗:无。

（4）活动:控制多汗:多汗症是足癣的一个诱发因素,控制多汗是预防足癣的重要措施,可选用滑石粉、抗真菌粉或者 $20\% \sim 25\%$ 六水氯化铝溶液。

（5）饮食:无需特殊注意。

三、药物治疗

（一）药物治疗原则

各种抗真菌药物对足癣皆有疗效,但足癣的药物治疗提倡以外用药物为主,治疗成功的关键在于坚持用药,疗程一般需要 $1 \sim 2$ 个月,一般可根据不同临床类型和表现进行处理。对于角化过度型足癣或外用药疗效不佳者,可考虑选用系统用药抗真菌治疗,另外应该注意防止和治疗合并细菌感染。

（二）药物选择

足癣的外用药物选择主要有两大类:丙烯胺类（奈替芬、特比奈芬）药物和外用唑类药物（克霉唑、硝酸咪康唑、联苯苄唑、益康唑、硝酯硫康唑、噻康唑）。对于外用药物反复治疗无效的患者、角化过度型足癣患者,可以选择口服唑类药物,代表药物是伊曲康唑和口服丙烯胺类药物,主要代表药物是特比奈芬。足癣继发细菌感染的患者除了选择抗真菌药物以外,也要根据培养和药敏的结果选择抗生素等。

选择药物

1.外用药

丙烯胺类:奈替芬;特比奈芬;唑类:硝酸咪康唑;联苯苄唑。

2.口服药

伊曲康唑；特比奈芬。

（三）足癣复发的预防与治疗

足癣的预防包括注意个人、家庭及集体卫生，洗澡后彻底擦干足趾，保持干燥，控制多汗。复发的治疗基本与初发治疗相同，首选外用药物治疗，反复多次复发或者外用药物效果不佳者可以选用口服抗真菌药物。

（四）足癣并发症治疗

足癣继发细菌感染的患者除了选择抗真菌药物以外，也要应用口服以及外用的抗生素，外用药物有莫匹罗星软膏等，口服药物应根据细菌培养和药物敏感试验选择。

（五）足癣及其并发症治疗处方举例

方案 1　盐酸奈替芬软膏，2 次/日，患处外用；

　　　　或：盐酸特比奈芬乳膏，2 次/日，患处外用。

适用范围：适用于初次发病或者复发病例，适用于病灶局限的足癣患者。

注意事项：对丙烯胺类药物过敏者及开放性皮损不宜使用。

疗程：4～8 周。

评价：该方案疗效高，费用低。不足是对于顽固的足癣患者或者角化过度明显的足癣患者的疗效与依从性差。系统综述以及 4 项随机对照实验显示，与安慰剂相比，根据使用 6～8 周后的真菌镜检及培养结果，外用丙烯胺类药物 1～4 周能显著提高治愈率。

方案 2　硝酸咪康唑乳膏，2 次/日，外用；

　　　　或：联苯苄唑霜，2 次/日，外用。

适用范围：适用于初次发病或者复发病例，适用于病灶局限的足癣患者。

注意事项：对唑类药物过敏者及开放性皮损不宜使用。

疗程：4～8 周。

评价：该方案疗效高，费用低。不足是对于顽固的足癣患者或者角化过度明显的足癣患者疗效较差。系统综述表明，与安慰剂相比，外用唑类乳膏 4～6 周增加了治愈率。在比较不同唑类药物疗效的研究中，研究者没有发现显著差异。另外，一篇系统综述比较了 1～6 周丙烯胺类与至少 4 周唑类工物治疗，发现 3～12 周时，外用丙烯胺类药物较外用唑类药物明显增加治愈率（RR 2.6，95%CI 2.3～2.9）。

方案 3　伊曲康唑胶囊，100～200mg/d，口服，餐后即服。

适用范围：适用于局部治疗效果欠佳、反复发作、鳞屑角化型、受累面积较大、伴有某些系统疾病（如糖尿病、艾滋病等）及不愿接受局部治疗者。

注意事项：肝功能异常或者有潜在肝损害的患者不能使用该方案，建议使用前后检查肝功能。对本品过敏者不能使用本药物。

疗程：2～4 周。

评价：该方案疗效高，但费用较高。口服抗真菌药物能有效治疗足癣，具有疗程短、用药方便、不会遗漏病灶、患者依从性较高、复发率低等优点。

方案 4　盐酸特比奈芬片,250mg/d,口服。

适用范围:适用于外用药物反复治疗无效的患者、角化过度型足癣患者。

注意事项:口服丙烯胺类药物。一般的药物剂量和使用方法:特比奈芬口服 250mg/d,疗程 2～4 周。最近的一项研究表明,特比奈芬口服 125mg/d 治疗角化过度型足癣的治愈率高达 95%,而且没有明显的副作用。对本品过敏者不能使用本药物。

疗程:2～4 周。

评价:口服抗真菌药物能有效治疗足癣,具有疗程短、用药方便、不会遗漏病灶、患者依从性较高、复发率低等优点。

方案 5　盐酸特比奈芬片,250mg/d,口服;

　　　　或:盐酸特比奈芬乳膏,2 次/日,外用。

适用范围:适用于足癣反复发作、依从性差者。

注意事项:对盐酸特比奈芬过敏者禁用。

疗程:1～2 周。

评价:由于局部治疗和系统治疗都具局限性,外用抗真菌药物加口服抗真菌药物的联合治疗在临床上日益受到推崇。国内一项中重度足癣单中心随机对照开放研究显示,口服特比奈芬 250mg/d 1 周加外用特比奈芬乳膏 1 周治疗组,其疗效和安全性等同于口服特比奈芬 250mg/d 2 周组,起效快于后者,其疗效显著优于单纯外用特比奈芬 2 周组。联合治疗方案在缩短疗程、减少费用、提高依从性和疗效、降低复发率等方面显示出优势。

四、疗效评价及随访

(一)治愈标准

皮损完全恢复,患者无瘙痒等自觉不适,真菌学检查阴性。

(二)好转标准

皮损好转,瘙痒等临床症转减轻。

(三)随访观察

1.病情监测

无需病情监测。

2.预防复发的措施

足癣的预防包括注意个人、家庭及集体卫生,洗澡后彻底擦干足趾,保持干燥,控制多汗。

3.并发症

癣菌疹。

(四)预后

足癣并不威胁免疫正常人群的生命,可在有些个体中可以引起持续性瘙痒,最终皮肤皲裂。另外一些人对于持续感染并不在意,感染可扩散到身体其他部位并传染给其他个体。

第七章　儿科常见疾病用药

第一节　小儿腹泻

一、概述

小儿腹泻(infantile diarrhea),亦称腹泻病,是一组由多病原、多因素引起的以大便次数增多和大便性状改变为特点的消化道疾病,是我国婴幼儿最常见的疾病之一。6个月～2岁婴幼儿发病率高,5岁以下儿童死亡率排名第2位,是造成小儿营养不良、生长发育障碍的主要原因之一。

二、治疗

1.康复措施

(1)门诊治疗:适用于有腹泻无脱水或轻中度脱水的患儿,用米汤加盐或口服补液盐防治脱水,给患儿足够的饮食以预防营养不良,并密切观察病情。

(2)住院治疗:适用于重度脱水(约占10%)的患儿,因有低血容量休克,需用静脉输液尽快纠正脱水。

2.一般治疗

口服补液预防和纠正脱水。

3.饮食

强调继续饮食,满足生理需要,补充疾病消耗,以缩短腹泻后的康复时间。以母乳喂养的婴儿继续哺乳,暂停辅食;人工喂养儿可喂以等量米汤或稀释的牛奶或其他代乳品,由米汤、粥、面条等逐渐过渡到正常饮食。有严重呕吐者可暂时禁食4～6小时(不禁水),待好转后继续喂食,由少到多,由稀到稠。病毒性肠炎多有继发性双糖酶(主要是乳糖酶)缺乏,可暂停乳类喂养,改为豆制代乳品,或发酵奶,或去乳糖配方奶粉以减轻腹泻,缩短病程。腹泻停止后逐渐恢复营养丰富的饮食。

三、药物治疗

1.治疗原则

水样便腹泻多为病毒及非侵袭性细菌所致,一般不用抗生素,应合理使用液体疗法,选用微生态制剂和肠黏膜保护剂。使用抗生素临床指征为:脓血便;有里急后重症状;大便镜检白细胞满视野。

2.药物选择

选择药物:葡萄糖酸锌、双歧杆菌三联活菌散(培菲康)、蒙脱石散(思密达)、口服补液盐

（ORS）。

3.腹泻复发的预防与治疗

无。

4.腹泻并发症治疗

口服补液纠正轻中度脱水，静脉补液纠正重度脱水（同下文处方举例）。

5.腹泻及并发症治疗处方举例

方案1　口服补液盐（ORS）液：ORS液（规格为20.5g/L）50～100ml，每次腹泻后补充（Ⅰa类，A级）；

或：葡萄糖酸锌片：35～70mg/次，口服，2次/天，共10～14天（Ⅰa类，A级）；

或：双歧杆菌活菌散：每次半包至1包，口服，3次/天，直到腹泻停止（Ⅰa类，A级）。

适用范围：轻型病毒性肠炎及产毒素性细菌性肠炎。

注意事项：常规不使用抗生素类药。

疗程：直到腹泻停止。

评价：疗效肯定，费用低廉。

方案2　蒙脱石散（思密达），每次1～3g，口服，3次/天（Ⅰa类，A级）。

适用范围：轻型病毒性肠炎及产毒素性细菌性肠炎。

注意事项：常规不使用抗生素类药。

疗程：直到腹泻停止。

评价：疗效肯定，费用低廉。

方案3　ORS液量30～50ml/kg，口服，于4～6小时内将累积损失量补足（Ia类，A级）。

适用范围：腹泻伴轻度脱水。

注意事项：有明显呕吐、腹胀者不宜采用ORS补液。

疗程：脱水纠正为止。

评价：疗效肯定，费用低廉。自20世纪70年代世界卫生组织（WHO）在全世界各国推广使用ORS液后，每年抢救了100多万脱水患儿的生命，ORS液的效果是确切无疑的，儿科医师应大力宣传ORS口服补液的益处。

方案4　ORS液量50～100ml/kg，口服，于4～6小时内将累积损失量补足（Ia类，A级）。

适用范围：腹泻伴中度脱水。

注意事项：有明显呕吐、腹胀者不宜采用ORS补液。

疗程：脱水纠正为止。

评价：疗效肯定，费用低廉。自20世纪70年代WHO在全世界各国推广使用ORS液后，每年抢救了100多万脱水患儿的生命，ORS液的效果确切无疑。

方案5　（静脉补液）：2∶1等张含钠液20ml/kg，于30～60分钟内静脉快速滴入；＋1/2等张含钠液（2∶3∶1），按80ml/kg继续静滴5～6小时补足累积损失量（Ⅰa类，A级）。

适用范围：腹泻伴重度等渗性脱水患儿。

注意事项:必须在医院进行抢救。

疗程:6小时补足累积损失量,以后改为口服补液。

评价:疗效肯定,费用低廉。静脉补液挽救了数以万计濒于死亡的腹泻患儿的生命,对于重度脱水、低血容量性休克、吐泻严重或腹胀的患儿,静脉补液为最佳选择。

方案6　(静脉补液):2∶1等张含钠液 20ml/kg,于 30～60 分钟内静脉快速滴入。＋2/3等张含钠液(4∶3∶2),按 80ml/kg 继续静滴 5～6 小时补足累积损失量(Ⅰa 类,A 级)。

适用范围:腹泻伴重度低渗性脱水患儿。

注意事项:必须在医院进行抢救。

疗程:6小时补足累积损失量,以后改为口服补液。

评价:疗效肯定,费用低廉。静脉补液挽救了数以万计濒于死亡的腹泻患儿的生命,对于重度脱水、低血容量性休克、吐泻严重或腹胀的患儿,静脉补液为最佳选择。

四、随访观察

(一)病情监测

复查大便常规、菌群分析及大便培养,有脱水症状时及时做血生化电解质检查。

(二)预防措施

(1)合理喂养,提倡母乳喂养,及时添加辅助食品。

(2)养成良好的卫生习惯,注意乳晶的保存和奶具的定期消毒。

(3)感染性腹泻患儿,尤其是大肠杆菌、鼠伤寒沙门菌、轮状病毒肠炎的传染性强,集体机构如有流行,应做好消毒隔离工作,防止交叉感染。

(4)避免长期滥用广谱抗生素,对于因败血症、肺炎等必须使用抗生素,特别是广谱抗生素的婴幼儿,即使无消化道症状时亦应加用微生态制剂,以防止肠道菌群失调所致的腹泻。

(5)轮状病毒肠炎流行甚广,接种疫苗为理想的预防方法。

(三)并发症

脱水及预防措施。

(四)预后

及时治疗,绝大多数预后好。

第二节　新生儿黄疸

一、概述

新生儿黄疸(neonatal jaundice)包括血清中胆红素增高的一系列疾病,其原因复杂,有生理性和病理性之分。新生儿胆红素生成较多,转运胆红素的能力不足,肝功能发育不完善,加之肠肝循环增多,使新生儿摄取、结合和排泄胆红素的能力仅为成人的 1%～2%,因而极易出现黄疸。尤其当新生儿处于饥饿、缺氧、脱水、酸中毒、胎粪排出延迟等状态时,黄疸则会加重。

引起新生儿病理性黄疸的常见病为新生儿溶血、新生儿感染、新生儿窒息、新生儿肝炎综合征、母乳性黄疸、胆汁淤积综合征、先天性胆道闭锁等,重症黄疸可致中枢神经系统受损,发生胆红素脑病,留下不同程度的后遗症。新生儿黄疸按胆红素水平测定,分为高未结合胆红素血症和高结合胆红素血症,本文主要关注高未结合胆红素血症的药物治疗。

二、治疗

(一)康复措施

1.门诊治疗

生理性黄疸患儿门诊随诊,密切观察黄疸进展情况。

2.住院治疗

病理性黄疸患儿需尽早住院诊治。

(二)一般治疗

由于新生儿处于缺氧、脱水和酸中毒等状态时,会加重黄疸,所以应及时纠正缺氧,保证供给患儿足够的液体量和热量。

(三)饮食

早发型母乳性黄疸应鼓励频繁喂奶,避免添加糖水。喂奶最好在每日 10 次以上。监测胆红素浓度,血清胆红素达到光疗指征时可光疗。晚发型母乳性黄疸血清胆红素<257μmol/L(<15mg/dl)不需停母乳;>257μmol/L(>15mg/dl)时暂停母乳 3 天,在停母乳期间,母亲需定时吸奶。>342μmol/L(>20mg/dl)时,则加光疗,一般不需要用白蛋白或血浆治疗。

评述:对于健康的足月儿或接近足月儿,应鼓励和促进有效的母乳喂养。在生后前几天内,临床医师应鼓励母亲喂哺孩子至少 8～12 次/天。母乳喂养不足伴随的热卡摄入不足和脱水可增加黄疸的严重程度。增加喂哺的频率可减少严重高胆红素血症的发生率。临床医师的建议对于提高母乳喂养的成功率意义重大。目前反对对无脱水存在的母乳喂养患儿额外补充水分和葡萄糖,认为对于黄疸的消退毫无益处。及时纠正脱水和酸中毒,有利于胆红素与白蛋白结合,预防胆红素脑病。

三、药物治疗

(一)药物治疗原则

降低胆红素水平,防止胆红素脑病。

(二)药物选择

1.选择药物

丙种球蛋白、白蛋白、苯巴比妥。

2.药物说明

(1)丙种球蛋白(IVIG):

①用法用量:1g/kg,静脉滴注。

②不良反应:新生儿应用 IVIG 治疗副作用不多见,偶有呼吸稍促、发热、烦躁和面色潮红等。这些副作用往往与输入速度过快有关。

③禁忌证:无。

④注意事项:本品有时有微量沉淀,但可摇散,如有摇不散之沉淀物,则不可使用。开启后

应一次用完,不得分次使用;IVIG 只能减轻溶血,不能降低体内已经产生的胆红素水平,故要联合应用光疗、人血白蛋白、酶诱导剂及补液、纠酸等综合退黄措施,以便更有效地降低血清胆红素水平。

⑤药物相互作用:与抗生素合用,可提高治疗儿童某些严重细菌性疾病的疗效。

⑥药理作用:IVIG 是从大量供体血浆中分离出的人血免疫球蛋白,含有 90% 以上完整的 IgG 及 IgG 亚类。在新生儿溶血病中发挥免疫抑制作用。大量 IVIG 进入患儿体内,可与患儿的单核。巨噬细胞 Fc 受体结合起封闭作用,从而阻止红细胞被破坏,减少胆红素的生成。

(2)白蛋白

①用法用量:1g/(kg・d),静脉滴注。

②不良反应:有过敏反应如发热、寒战、恶心、呕吐、皮疹、弥漫性红斑、心动过速、血压下降等;快速输入本药时,可引起循环超负荷而致肺水肿。

③禁忌证:严重贫血者、心力衰竭或心功能低下者禁用;心、肺功能轻度减弱者慎用。

④注意事项:输注方法一般采用静脉滴注,宜使用有滤网的输液器;静滴速度不宜过快,每分钟不超过 2ml;注射部位肿胀时应立即停药;本品不得分次用。

⑤药物相互作用:不能与血管收缩药同时应用;与含蛋白水解酶、氨基酸或乙醇的注射液混用,会导致蛋白质沉淀。

⑥药理作用:增加未结合胆红素与白蛋白的联结,减少游离未结合胆红素,预防胆红素脑病。

(3)苯巴比妥

①用法用量:用于治疗新生儿高胆红素血症,5mg/(kg・d),分 2～3 次口服。

②不良反应:偶可引起困倦、头晕、皮疹;久用可产生耐受性和成瘾性;长期服用可致骨质软化、过度兴奋、低血压、巨幼细胞性贫血。

③禁忌证:对巴比妥类药物过敏者忌用;肺气肿、支气管哮喘、颅脑呼吸中枢损伤、肝肾功能不全者禁用。

④注意事项:长期服用者宜加维生素 D;出现贫血时即停药;长期服用应观察血药浓度。

⑤药物相互作用:与安定合用可增加本品抑制作用;与肝酶抑制剂如西咪替丁、红霉素等合用,减慢本品代谢,增加其抑制作用;可使苯妥英钠、丙戊酸钠、卡马西平等抗癫痫药的血药浓度降低;可降低皮质激素及洋地黄类药的药效;与钙离子拮抗剂合用,可引起血压下降。

⑥药理作用:可诱导肝细胞中葡萄糖醛酸转移酶的活性,促进未结合胆红素转化为结合胆红素。

(三)新生儿黄疸用药处方举例

方案 1　蓝光照射(Ⅰ类,A 级);

　　　　　＋苯巴比妥钠片,0.03g,5mg/(kg・d),分 2～3 次口服。(C 级)

适用范围:轻度新生儿溶血病。

注意事项:对巴比妥类药物过敏者忌用,长期服用应观察血药浓度。

疗程:1 周。

评述:费用便宜。配合光疗治疗新生儿黄疸,有一定疗效。但未发现关于苯巴比妥与不用药或其他疗法效果比较的随机对照试验。

方案 2　蓝光照射(Ⅰa 类,A 级);

　　　　　＋丙种球蛋白注射液,1g/kg,静脉滴注。(Ⅰa 类,A 级);

　　　　　＋白蛋白注射液,1g/(kg·d),静脉滴注。(C 级)

适用范围:新生儿溶血病重症患儿。

注意事项:丙种球蛋白和白蛋白输入速度不得过快;心功能不全者慎用。

疗程:丙种球蛋白,疗程 1 天。白蛋白,疗程 1～3 天。

评述:大剂量静脉滴注丙种球蛋白可以抑制溶血,防止红细胞进一步被破坏,使黄疸消退时间明显缩短,并减少换血;白蛋白增加未结合胆红素与白蛋白的联结,迅速减少游离未结合胆红素。二者与蓝光照射共用,能有效预防胆红素脑病。效果显著,费用昂贵。

四、疗效评价及随访

(一)治愈标准

黄疸消退,胆红素水平降至正常。

(二)好转标准

黄疸减轻,胆红素水平有所下降。

(三)随访观察

1.病情监测

并发胆红素脑病的患者,注意听力检查和生长发育评估。

2.预防措施

(1)提前分娩:既往有输血、死胎、流产和分娩史的 Rh 阴性孕妇,本次妊娠 Rh 抗体效价逐渐升至 1∶32 或 1∶64 以上,用分光光度计测定羊水胆红素增高,且胎肺已成熟(羊水 L/S>2)时,可考虑提前分娩。

(2)血浆置换:对于血 Rh 抗体效价明显增高(>1∶64),但又不宜提前分娩的孕妇,可对其进行血浆置换,以换出抗体,减少胎儿溶血,但该方法临床已极少应用。

(3)宫内输血:对胎儿水肿或胎儿 Hb<80g/L,而胎肺尚未成熟者,可直接将与孕妇血清不凝集的浓缩红细胞在 B 超引导下经脐血管穿刺后直接注入,以纠正贫血。

(4)其他:孕妇于预产期前 1～2 周口服苯巴比妥,可诱导胎儿 UDPGT 活性增加,以减轻新生儿黄疸。对胎儿受累较重者,也有报道通过母亲或胎儿注射 IVIG,抑制血型抗体所致的胎儿红细胞破坏。

3.并发症

积极防治感染。

(四)预后

新生儿黄疸治疗及时者,预后良好,无后遗症。早期核黄疸换血后仍有痊愈可能。晚期核黄疸常留有后遗症。全身水肿者,虽积极治疗,成功机会亦少。

第三节　新生儿缺氧缺铁血性脑病

一、概述

新生儿缺氧缺血性脑病（hypoxic ischemic encepathy，HIE）是指由于围生期窒息、缺氧所导致的脑缺氧缺血性损害，临床出现一系列中枢神经异常的表现。常见于严重窒息的足月新生儿，严重者可死于新生儿早期，幸存者多留有神经系统损伤后遗症，如智力低下、脑瘫、癫痫、共济失调等。本病是围生期脑损伤的最重要原因。

二、一般治疗

（1）注意维持水电解质平衡，供给足够的奶量和热量，做好基础护理。

（2）加强新生儿期干预，如肢体按摩、被动运动等。新生儿期后治疗按年龄及发育缺陷进行功能训练。

（3）亚低温治疗：大多数实验及临床证据表明，选择性头部亚低温治疗具有神经保护作用，可改善 HIE 新生儿的神经功能，是 HIE 治疗的重大进展。亚低温治疗是目前最有可能获得美国 FDA 批准用于临床治疗 HIE 的神经保护措施。但该方法尚有降温时机、持续时间、实施方法及适应证等一系列需要解决的重要临床问题，其远期疗效尚有待更进一步的深入研究。

（4）高压氧治疗：对于高压氧治疗 HIE，国内外目前仍存在较大的分歧。但由于实验研究不完善，临床尚缺少多中心合作的大样本随机对照研究，因此还不能下最后的结论。对早产儿尤其要慎重。32 孕周以下早产儿和极低出生体质量儿应作为禁忌证。

三、药物治疗

（一）药物治疗原则

（1）尽量争取早治疗，窒息复苏后出现神经症状即应开始治疗，最好在 24 小时内，最长不超过 48 小时开始治疗。

（2）治疗应采取综合措施，首先要保证机体内环境稳定和各脏器功能的正常运转，其次是对症处理和恢复神经细胞的能量代谢，以及促使受损神经细胞的修复和再生。

（3）治疗应及时细心，每项治疗措施都应在规定时间内精心操作，保证按时达到每阶段的治疗效果。

（4）要有足够疗程，中度 HIE 需治疗 10～14 天，重度 HIE 需治疗 20～28 天，甚至延至新生儿期后，疗程过短，影响效果，对轻度 NHIE 不需过多干预，但应观察病情变化及时处理。

（5）医务人员对治疗要有信心，积极争取家长的信赖与配合，相信经治疗预后会有改善，即使重度 HIF 经过积极治疗也可减轻或避免神经系统后遗症发生。

（二）药物选择

1.生后 3 天内的治疗

此阶段治疗主要针对窒息缺氧所致多器官功能损害，保证机体内环境稳定；积极控制各种神经症状，治疗重点是三项支持疗法和三项对症处理。

(1)三项支持疗法：①维持良好的通气、换气功能，使血气和 pH 保持在正常范围。窒息复苏后低流量吸氧 6 小时，有青紫呼吸困难者加大吸入氧浓度和延长吸氧时间；有代谢性酸中毒者可酌情给小剂量碳酸氢钠纠酸；有轻度呼吸性酸中毒 $PaCO_2<70mmHg$ 者清理呼吸道和吸氧，重度呼吸性酸中毒经上述处理不见好转，可考虑用呼吸机做人工通气并摄胸片明确肺部病变性质和程度。②维持周身和各脏器足够的血液灌流，使心率和血压保持在正常范围。心音低钝、心率<120 次/分钟，或皮色苍白、肢端发凉(上肢达肘关节、下肢达膝关节)，前臂内侧皮肤毛细血管再充盈时间≥3 秒者，用多巴胺静脉滴注，剂量为 $2.5\sim5.0\mu g/(kg$ 左 $min)$，诊断为缺氧缺血性心肌损害者，根据病情可考虑用多巴酚丁胺和果糖。③维持血糖在正常高值(5.0mmol/L)，以保证神经细胞代谢所需。入院最初 2～3 天应有血糖监测，根据血糖值调整输入葡萄糖量，如无明显颅内压增高、呕吐和频繁惊厥者，可及早经口或鼻饲喂糖水或奶，防止白天血糖过高，晚上血糖过低，葡萄糖滴入速度以 $6\sim8mg/(kg\cdot mm)$ 为宜。生后 3 天内应加强监护，尤其对重度 HIE 应临床监护各项生命体征、血气、电解质、血糖等。

(2)三项对症处理：①控制惊厥：HIE 惊厥常在 12 小时内发生，首选苯巴比妥，负荷量为 20mg/kg，静脉缓慢注射或侧管滴入，负荷量最大可达 30mg/kg，12 小时后给维持量 $5mg/(kg\cdot d)$[若负荷量为 30mg/kg，维持量应为 $3mg/(kg\cdot d)$]静脉注或肌内注射，一般用到临床症状明显好转停药。用苯巴比妥后如惊厥仍不止，可加用短效镇静药，如水合氯醛 50mg/kg 肛门注入，或安定 $0.3\sim0.5mg/kg$ 静脉滴注。有兴奋激惹患儿，虽未发生惊厥，也可早期应用苯巴比妥 10～20mg/kg。②降低颅内压：颅内压增高最早在生后 4 小时出现，一般在 24 小时左右更明显，如第 1 天内出现前囟张力增加，可静脉注射呋塞米 1mg/kg，6 小时后如前囟仍紧张或膨隆，可用甘露醇 $0.25\sim0.5g/kg$ 静脉注射，4～6 小时后可重复应用，第 2、3 天逐渐延长时间，力争在 2～3 天内使颅内压明显下降便可停药。生后 3 天内静脉输液量限制在 $60\sim80ml/(kg\cdot d)$，速度控制在 $3ml/(kg\cdot h)$ 左右，有明显肾功能损害者，甘露醇应慎用。颅内压增高同时合并 $PaCO_2$ 增高($>70mmHg$)者，可考虑用机械通气减轻脑水肿。③消除脑干症状：重度 NHIE 出现深度昏迷，呼吸变浅变慢，节律不齐或呼吸暂停；瞳孔缩小或扩大，对光反应消失；眼球固定或有震颤；皮色苍白、肢端发凉和心音低钝，皮肤毛细血管再充盈时间延长；或频繁发作惊厥且用药物难以控制，便应及早开始应用纳络酮，剂量为 $0.05\sim0.10mg/kg$，静脉注射，随后改为 $0.03\sim0.05mg/(kg\cdot h)$ 静脉滴注，持续 4～6 小时，连用 2～3 天，或用至症状明显好转时。④其他：为清除自由基可酌情用 Vit C 0.5g/d 静脉滴注或 Vit E 10～50mg/d 肌内注射或口服；合并颅内出血者应用 Vit K，5～10mg/d 肌内注射或静脉滴注，连用 2～3 天。促进神经细胞代谢药物在 24 小时后便可及早使用。

2.生后 4～10 天的治疗

此阶段治疗是在机体内环境已稳定，脏器功能已恢复，神经症状已减轻的基础上，应用促进神经细胞代谢药物或改善脑血流的药物，消除因缺氧缺血引起的能量代谢障碍，使受损神经细胞逐渐恢复其功能。常选用下列药物：①促进神经细胞代谢药物：生后 24 小时便可用胞二磷胆碱 100～125mg/d 或脑活素 2～5ml/d 静脉滴注，加入 50ml 液体内，10～14 天为一疗程，上述二药可任选一药应用。②复方丹参注射液：能调节微循环，改善脑缺血区血液供给，从而消除神经细胞能量代谢障碍。生后 24 小时便可应用,用法为 6～10ml/d,静脉滴注,连用 10～14 天为一疗程。

经上述治疗,中度 HIE 患儿及部分重度 HIE 患儿病情从第 4～5 天起可开始好转,如会哭会吮乳,肌张力见恢复,惊厥停止,颅内压增高消失等,至第 7 天最多至第 9 天病情便明显好转。此类患儿继续治疗至 10～14 天便可出院,通常不会产生神经系统后遗症。

重度 HIE 患儿治疗至第 10 天,仍不见明显好转,如意识迟钝或昏迷,肌张力低下,原始反射引不出,不会吮乳,或仍有惊厥和颅内压增高,提示病情严重,预后可能不良,需延长治疗时间和强化治疗。此类患儿仍需注意喂养,在患儿可承受的基础上,供给足够的奶量和热卡,防止产生低血糖。

本阶段治疗过程中,需逐日注意观察神经系统症状和体征的变化,是否在第 4～5 天开始好转,第 7～9 天明显好转,最好用 NBNA 评分及脑电图监测。

3.生后 10 天后的治疗

本阶段治疗主要针对重度 HIE 患儿对上阶段治疗效果不满意者,需继续治疗以防止产生神经系统后遗症,治疗重点为:①脑活素、复方丹参注射液,可反复应用 2～3 个疗程。②药物治疗同时加强新生儿期干预,如肢体按摩、被动运动等。

4.新生儿期后治疗

①治疗对象:有下列情况者需新生儿期后继续治疗,以防止产生神经系统后遗症:治疗至 28 天,神经症状仍未消失,NBNA 评分＜36,脑电图仍有异常波形;第 2、3 个月复查 CT、B 超或磁共振,出现脑软化、脑室扩大、脑萎缩、脑室周围白质软化或基底节病变等;第 2、3 个月时不能直立抬头、手不灵活、不会握物、脚尖着地、肌张力异常,以及膝腱反射亢进、踝阵挛阳性等异常体征。②治疗方法:脑活素 5ml 或复方丹参注射液 6～10ml 静脉滴注,1 次/天,每月连用 10 次,共 2～3 个月或一直用至 6 个月时,同时按年龄及发育缺陷进行功能训练,并从心身、行为、情绪、喂养综合治疗基础上进行早期干预。

5.其他药物治疗

神经保护药物单唾液酸四己糖神经节苷脂(GM-1):用法用量:20mg(2ml),1 次/天,缓慢静脉滴注或肌内注射,但其确切疗效尚有待进一步的研究。

(三)新生儿缺氧缺血性脑病治疗处方举例

1.生后 3 天内的治疗

(1)支持疗法

1)血管活性药物

方案 1

　　　盐酸多巴胺注射液:kg×3mg
　　　5%葡萄糖注射液 50ml ｝2.5～5.0ml/h,静脉持续泵入。

实际滴速为 2.5～5.0μg/(kg·min)。多巴胺及多巴酚丁胺等血管活性药物静脉持续泵入时计算公式为:kg×3mg＋5%葡萄糖注射液或 0.9%氯化钠注射液至 50ml,则 1ml/h=1μg/(kg·min)。

适用范围:心音低钝、心率<120/min,或皮色苍白、肢端发凉(上肢达肘关节、下肢达膝关节),前臂内侧皮肤毛细血管再充盈时间≥3秒者。

注意事项:血压控制不当可出现高血压,有增加颅内出血的危险,故使用时应注意检测血压。

疗程:视病情而定,病情缓解后停用。

评价:费用低廉,有适应证时应尽早治疗,以维持内环境的稳定,为后期治疗打好基础。

方案 2

$$
\left.\begin{array}{l}
\text{盐酸多巴胺注射液:3mg/kg}\\
\text{盐酸多巴酚丁胺注射液:kg×1.5mg/kg}\\
\text{5\%葡萄糖注射液 50ml}
\end{array}\right\}2.5\sim5.0ml/h,\text{静脉持续泵入。}
$$

适用范围:单独使用盐酸多巴胺后心率仍较慢或升压作用不明显者。

注意事项:使用时应严密检测血压、心律及心率。

疗程:视病情而定,病情缓解后停用。

评价:费用低廉,有适应证时应尽早与盐酸多巴胺合用。

2)营养心肌治疗

方案 果糖二磷酸钠注射液:70~160mg/kg,1~2 次/天,静脉滴注。适用范围:有心肌损害时应用。注意事项:肾功能不全者忌用。滴速太快易诱发或加重心力衰竭,故应注意调节滴速。疗程:根据病情应用 5~7 天。评价:费用较贵,但是效果确切,不仅有心肌保护作用,亦可改善脑缺氧症状,建议有适应证时积极使用。

(2)三项对症处理

1)控制惊厥

方案 1 苯巴比妥注射液:20mg/(kg·次)(负荷剂量),静脉缓慢注射或侧管滴入。维持量 5mg/(kg·d),肌内注射或静脉持续滴注(负荷剂量 12 小时后给)。

适用范围:惊厥发生时首选苯巴比妥。有兴奋激惹患儿,虽未发生惊厥,也可早期应用苯巴比妥 10~20mg/kg,静脉缓慢注射或侧管滴入。

注意事项:静脉注射速度每分钟<1mg/kg,不宜过快。

疗程:根据病情,惊厥停止后逐渐停用。

评价:费用低廉,疗效确切,副作用较少。

方案 2 苯巴比妥注射液 20mg/(kg·次)(负荷剂量),加用水合氯醛溶液:50mg/(kg·次),肛门注入。

适用范围:用苯巴比妥后仍惊厥不止时使用。

注意事项:合用会增加对中枢的抑制作用,故应严密监测生命体征。

疗程:根据病情,惊厥停止后逐渐停用。

评价:费用低廉,疗效确切。水合氯醛肛门注入有给药方便、起效快等优点。

方案 3 苯巴比妥注射液 20mg/(kg·次)(负荷剂量),加用地西泮(安定)注射液 0.3~0.5mg/(kg·次),静脉滴注。

适用范围:用苯巴比妥后仍惊厥不止时使用。

注意事项:地西泮会引起呼吸抑制,尤其在与苯巴比妥合用时更应注意严密监测生命体征。

疗程:根据病情,惊厥停止后逐渐停用。

评价:费用低廉,疗效确切。地西泮起效快,但是副作用亦较大,应严密观察,谨慎使用。

2)降低颅内压

方案 1 呋塞米(速尿)注射液:1mg/(kg·次),静脉注射。

适用范围:患儿有前囟张力增加等颅内压增高的症状与体征时。

注意事项:可导致低血压、电解质紊乱、肾功能损害等副作用,严重者会加重神经系统损伤。使用时应注意监测。

疗程:颅内压明显下降后便可停药,一般 2～3 天。

评价:费用低廉,起效迅速。

方案 2 甘露醇注射液:0.25～0.5g/(kg·次),静脉注射。

适用范围:用药 6 小时后前囟仍紧张或膨隆时使用。

疗程:4～6 小时后可重复应用,第 2、3 天逐渐延长时间,一般使用 2～3 天,颅内压明显下降后便可停药。

注意事项:有明显肾功能损害者,甘露醇应慎用。同时应注意电解质紊乱等副作用。

评价:费用低廉,疗效确切。多数研究证实预防性应用甘露醇无明显神经保护作用,因此需严格掌握适应证,不可作为预防用药。

地塞米松应用于 HIE 并未见明显的神经保护作用,并且有大量文献报道长期使用激素可造成未成熟脑神经系统发育迟滞。故不推荐常规应用其进行降低颅内压治疗。

3)消除脑干症状

方案 盐酸纳络酮注射液:0.05～0.10mg/kg,静脉注射 1 次。随后改为 0.03～0.05mg/(kg·h)静脉滴注。

适用范围:重度 HIE 出现深度昏迷,呼吸变浅变慢,节律不齐或呼吸暂停;瞳孔缩小或扩大,对光反应消失;眼球固定或有震颤;皮色苍白,肢端发凉和心音低钝,皮肤毛细血管再充盈时间延长;或频繁发作惊厥且用药物难以控制时应及早开始应用。

注意事项:在应用时需注意观察,对有高血压和心功能不全的患儿应慎用。

疗程:持续 4～6 小时,连用 2～3 天,或用至症状明显好转时。

评价:虽然关于纳洛酮不良反应的报道较少,但是理论上纳洛酮有引起部分脑组织供血减少的可能性,因此关于其使用尚存在较大争议,目前建议重度患儿可以使用,要严格防止滥用现象。

(3)其他

方案 1 维生素 K_1 注射液 5～10mg/次,1 次/天,肌内注射。

适用范围:合并颅内出血者应用。

疗程:连用 2～3 天。

注意事项:静脉注射过快可出现潮红、出汗、胸闷,偶有血压急剧降低而死亡者,故一般不作静脉注射。

评价:费用低廉,但非常规用药,仅在有适应证时使用。

2.生后4~10天的治疗

方案1

$$\left.\begin{array}{l}\text{胞二磷胆碱注射液}:100\sim125\text{mg}\\5\%\text{葡萄糖注射液}\ 50\text{ml}\end{array}\right\}1\ \text{次/天,静脉滴注}$$

适用范围:在机体内环境已稳定,脏器功能已恢复,神经症状已减轻的基础上应用。可促进神经细胞代谢,消除因缺氧缺血引起的能量代谢障碍,使受损神经细胞逐渐恢复其功能。

疗程:生后24小时便可使用,10~14天为一疗程。

注意事项:因其有加重惊厥的可能性,故有惊厥表现者暂不用。

评价:效果肯定,费用低廉。大量文献报道能明显改善预后,在防止神经细胞死亡,促进神经细胞的修复方面起一定的作用。但是其应用尚缺乏确切的实验研究机制证据,并且很多临床治疗缺乏严格的随机对照,无临床循证医学证据可以分析。

3.生后10天后的治疗

上述药物反复应用2~3个疗程,一般中度总疗程10~14天,重度3~4周。

评价:对于治疗不理想的患儿经过此期的治疗,可望获得进一步的恢复。在维持内环境稳定的基础上,应用上述促进脑细胞代谢的药物,对重度患儿经上阶段治疗效果不满意者有促进恢复的作用。

4.新生儿期后治疗

继续应用促进脑细胞代谢及脑发育的药物4~6个疗程,每疗程10~15天,间隔15~20天。

评价:2岁以前,脑处于快速发育的可塑期,利用这一时期进行恰当治疗,将有助于开发围生期脑损伤患儿的潜力,改善脑功能。但是,一般6个月后血-脑脊液屏障通透性减低,永久性脑病变已经形成,药物治疗恐已难奏效,此时治疗手段应以早期干预和功能锻炼为主。对有明显神经症状,或者影像和脑电图检查仍呈明显的脑结构、功能、脑发育异常者,在6个月内继续应用该类药物,尚可奏效。

四、疗效评价及随访

(一)治愈标准

异常神经症状完全恢复,影像学检查病变消失,神经行为发育在正常范围之内。

(二)好转标准

经治疗后,异常神经症状减轻,影像学检查病变范围缩小,神经行为发育接近正常儿童。

(三)随访观察

1.病情监测

医务人员首先要树立信心,积极争取家长的信赖和配合,相信经过治疗预后会有一定的改善,即使重度HIE经过积极治疗也可减轻或避免神经后遗症的发生。需告知家长定期复查,按疗程坚持治疗方可改善或痊愈。

2.预防措施

主要从产科做起,积极防治围生期窒息,做好新生儿新法复苏工作。

3.并发症

该病是围生期窒息而引起的最常见和最严重的并发症。其本身无并发症。

(四)预后

即使重度 HIE 经过积极治疗也可减轻或避免神经后遗症的发生。足月新生儿 HIE 预后不良因素如下:

(1)Apgar 评分:≥5 分钟时低分。

(2)病情程度:病情严重、持续发生惊厥者预后愈差。HIE 病死率中度 5%,重度 75%。致残率中度 20%,重度 100%。

(3)意识状态:障碍持续时间,≤5 天者可恢复;>7 天者多有后遗症。早期出现昏迷、有脑干症状(呼吸不规则、瞳孔改变等)者预后差。

(4)头颅 CT:在生后 2～5 天内所作的 CT 检查对判断预后具有十分重要的意义,有广泛明显的低密度病灶者预后差。

(5)NBNA(满分 40,正常>37):出生第 7、14、28 天做。2 周时仍<35 分者提示有后遗症;6.神经电生理学检查:脑电图,诱发电位明显异常者预后差。

第四节 心内膜弹力纤维增生症

一、概述

心内膜弹力纤维增生症(endocardial fibroelastosis,EFE)的主要病理改变为心内膜下弹力纤维及胶原纤维增生,心脏扩大,心室壁和心内膜增厚,心室收缩和舒张功能下降。多数于 1 岁内发病。病因尚未完全明确,部分病例可能由病毒性心肌炎发展而来;心内膜供血不足及宫内缺氧亦很可能为发病原因。原发性心内膜弹力纤维增生症有左心梗阻型先天性心脏病,如严重主动脉狭窄、左心室发育不良综合征、主动脉瓣闭锁或狭窄。主要表现为充血性心力衰竭,按症状的轻重缓急可分为三型:暴发性、急性型、慢性型。

二、治疗

(一)康复措施

1.门诊治疗

症状轻,不影响玩耍、上幼儿园或上学,可以采取门诊治疗。

2.住院治疗

症状重,或伴心功能不全,或伴明显心律失常,或伴心脑综合征等者,需要住院治疗。

(二)一般治疗

(1)保持安静,减少剧烈运动及哭闹,小婴儿必要时使用镇静剂,学生必要时休学。

(2)增加全身抵抗力,补充营养,增强免疫功能。

(3)预防上呼吸道感染和消化道感染。

(4)避免使用对心脏有损害的药物。

（三）外科治疗

1.适应证

单纯药物难以控制的,因瓣膜反流造成的心力衰竭,尽早行瓣膜置换术。对于心脏重度扩大,射血分数严重降低及药物反应差者行心脏移植术。

2.术前准备

常规行血、尿、便常规,肝肾功,血凝全套,交叉配血;心电图,心脏超声,胸部X线片;纠正心衰,改善全身状况;控制感染;头发、皮肤清洁,术前晚灌肠等,完善患儿术前检查和评估,明确重要器官的功能水平能否耐受手术。心脏移植术前行受体和供体血型配型。

3.并发症

瓣膜置换术后常见并发症有瓣膜瓣周漏,抗凝药物服用不够引起血栓栓塞或者是抗凝药物服用过量引起出血,以及感染性心内膜炎等。心脏移植术后常见的并发症有脑水肿和脑出血、病毒感染、排斥反应等。

4.禁忌证

存在严重感染;患传染性疾病;肺、肝、肾、脑、胃肠等器官有明显疾病,或其功能低下且不易治愈者;家属有顾虑不支持者。

（四）活动

有心力衰竭者,严格卧床至心衰控制,心脏检查明显好转,再开始轻微活动。

（五）饮食

如果是母乳喂养儿应继续母乳喂养,按时添加辅食;饮食宜富含维生素和蛋白质,且易于消化;应少食多餐,忌暴饮暴食,以免增加心脏负荷;合并心力衰竭时,应适当控制盐的摄入。

三、药物治疗

（一）药物治疗原则

长期使用洋地黄类药物,控制心力衰竭和积极防治反复呼吸道感染。

（二）药物选择

地高辛片、去乙酰毛花苷注射液、醋酸泼尼松片、巯甲丙脯酸、儿茶酚乙胺、多巴酚丁胺、呋塞米注射液、酒石酸美托洛尔。

（三）EFE预防与治疗

本病的复发多因呼吸道感染或自行停药而诱发,多表现为心力衰竭,治疗以控制心力衰竭为主。

（四）EFE并发症治疗

1.心力衰竭

急性心力衰竭需静脉注射毛花苷丙,快速洋地黄化。此后长期服用地高辛维持量,一直至症状消失、ECG、X线胸片恢复正常后2周左右才能停药。危重病例加用多巴胺、多巴酚丁胺、呋塞米及皮质激素治疗。

2.二尖瓣关闭不全

合并二尖瓣关闭不全者可做瓣膜置换术。对于心脏重度扩大,射血分数严重降低及药物疗效差者,进行心脏移植术。

3.肺部感染

宜用抗生素控制肺部感染。

(五)EFE 及其并发症治疗处方举例

EFE 的治疗方案

方案 1　洋地黄类药物。

年龄＜2 岁:地高辛片 0.05～0.06mg/(kg・d)为饱和量,1/8 饱和量每次,口服,12 小时 1 次。

年龄＞2 岁:地高辛片 0.03～0.05mg/(kg・d)为饱和量,1/8 饱和量每次,口服,12 小时 1 次。

适应范围:为基本处方,效果明显且费用低廉,适用于大多数患儿。

注意事项:地高辛的剂量应个体化,定期检测血药浓度。

疗程:用药疗程宜根据患儿具体情况,地高辛一般需要维持 1～2 年余,至心脏缩小至正常。

方案 2　洋地黄＋糖皮质激素。

年龄＜2 岁:地高辛片 0.05～0.06mg/(kg・d)为饱和量,1/8 饱和量每次,口服,12 小时 1 次。

＋泼尼松片 1～2mg/(kg・d),6～8 周后逐渐减量至 2.5～5mg/d,口服,1～2 次/天。

年龄＞2 岁:地高辛 0.03～0.05mg/(kg・d)为饱和量,1/8 饱和量每次,口服,12 小时 1 次。

＋泼尼松 1～2mg/(kg・d),6～8 周后逐渐减量至 2.5～5mg/d,口服,1～2 次/天。

适应范围:最常用最基本处方,效果明显且费用低廉,适用于大多数患儿。

注意事项:地高辛的剂量应个体化,定期检测血药浓度;泼尼松长期应用有抑制患儿的生长和发育的可能,还可引起糖尿病、消化道溃疡、库欣综合征、骨质疏松症、股骨头缺血性坏死、青光眼、白内障和并发细菌或真菌感染的可能。

疗程:用药疗程宜根据患儿具体情况,地高辛一般需要维持 1～2 年余,至心脏缩小至正常。泼尼松逐渐减量至每日 2.5～5mg,维持 1～2 年。

方案 3　洋地黄＋糖皮质激素＋血管扩张剂。

年龄＜2 岁:地高辛片 0.05～0.06mg/(kg・d)为饱和量,1/8 饱和量每次,口服,2 小时 1 次。

＋泼尼松片 1～2mg/(kg・d),6～8 周后逐渐减量至 2.5～5mg/d,口服,1～2 次/天。

＋卡普托利片 0.5～2mg/(kg・d),口服,2～3 次/天。

年龄＞2 岁:地高辛片 0.03～0.05mg/(kg・d)为饱和量,1/8 饱和量每次,口服,12 小时

1次。

　　＋泼尼松片1～2mg/(kg·d),6～8周后逐渐减量至2.5～5mg/d,口服,1～2次/天。

　　＋卡普托利片0.5～2mg/(kg·d),口服,2～3次/天。

　　适应范围:适用于稳定期所有患儿,或洋地黄＋糖皮质激素治疗效果不佳的患儿。

　　注意事项:地高辛剂量应个体化,定期检测血药浓度;卡普托利有引起血压下降、皮疹、瘙痒、味觉异常、顽固性咳嗽、血管神经性水肿,蛋白尿、过敏性间质性肾炎、高血钾、肾功能不全。大剂量使用时可见粒细胞减少症。疗程:维持1～2年至心脏缩小至正常。

　　方案4　洋地黄＋糖皮质激素＋β-受体拮抗剂。

　　年龄＜2岁:地高辛片0.05～0.06mg/(kg·d)为饱和量,1/8饱和量每次,口服,12小时1次。

　　＋泼尼松片1～2mg/(kg·d),6～8周后逐渐减量至2.5～5mg/d,口服,1～2次/天。

　　＋美托洛尔片0.2～0.5mg/(kg·d),口服,2次/天。

　　年龄＞2岁:地高辛片0.03～0.05mg/(kg·d)为饱和量,1/8饱和量每次,口服,12小时1次。

　　＋泼尼松片1～2mg/(kg·d),6～8周后逐渐减量至2.5～5mg/d,口服,1～2次/天。

　　＋美托洛尔片0.2～0.5mg/(kg·d),口服,2次/天。

　　适应范围:有慢性心力衰竭,心功能Ⅲ级以上患儿,或洋地黄＋肾上腺皮质激素治疗效果不佳的患儿。

　　注意事项:如果存在失代偿心力衰竭或心功能Ⅳ级,美托洛尔从小剂量开始,2～3周内逐步递增,最大耐受量2mg/(kg·d),疗程8周～6个月以上。

　　疗程:维持1～2年至心脏缩小至正常。

四、疗效评价及随访

(一)治愈标准

(1)临床症状:消失、无心功能衰竭表现和体征。

(2)X线、ECG、心脏超声检查正常。

(二)好转标准

(1)无心力衰竭表现和体征。

(2)心脏功能接近正常,但心脏仍轻度扩大。

(三)随访观察

1.病情监测

(1)症状平稳后,继续观察临床症状和体征,门诊至少1～2个月复诊一次;

(2)复诊内容包括症状、体征、离子五项、地高辛药物浓度监测、ECG、心脏超声检查、并发症以及药物不良反应发生情况;

(3)评估生活质量,包括饮食、活动、上学、行为等。

2.预防复发的措施

(1)急性期避免剧烈运动,告知患儿或家长保持安静及休息的重要性。

（2）心脏功能和心脏大小恢复正常后可以适当运动。

（3）避免使用对心脏有损害的药物,尤其注意洋地黄药物长期使用的毒副作用,注意定期检测地高辛血浆浓度。

（4）预防呼吸道或消化道感染。

（5）注意电解质的紊乱,防止心力衰竭的发生。

3.并发症

心功能衰竭、心源性休克、脑栓塞等。

（四）预后

预后与发病年龄及对洋地黄治疗反应有关。病死率 $20\% \sim 25\%$,发病年龄较大,对洋地黄治疗反应好的,预后较好,可获临床痊愈,心脏指数和射血分数明显下降者,预后差,多于发病早期死亡。

第八章　妇科常见疾病用药

第一节　女性生殖器炎症

一、滴虫性阴道炎(trichonal vaginitis)

(一)临床表现

潜伏期为 4～28 日。25%～50% 患者感染初期无症状,其中 1/3 将在 6 个月内出现症状。主要症状是阴道分泌物增多及外阴瘙痒,间或有灼热、疼痛、性交痛等。瘙痒部位主要是阴道口及外阴。若合并尿道感染,可有尿频、尿痛、血尿。可致不孕。典型分泌物特点是:稀薄脓性,黄绿色,泡沫状,有臭味。妇科检查:阴道黏膜充血,严重者有散在的出血点,宫颈甚至有出血斑点,形成"草莓样"宫颈,后穹隆有多量白带。带虫者阴道黏膜无异常改变。

(二)治疗

滴虫性阴道炎可同时合并尿道、尿道旁腺、前庭大腺滴虫感染,因此现多主张全身用药,主要药物是甲硝唑。治疗时为避免重复感染,应将内裤及洗涤用毛巾煮沸 5～10min,消灭病原体。

1.全身用药

初次治疗可选用甲硝唑 2g 或替硝唑 2g,单次口服。也可选用甲硝唑 400mg 或替硝唑 500mg,每日 2 次,连服 7 日。甲硝唑的副反应为胃肠道反应,偶见头痛、皮疹、白细胞减少等,一旦发现应停药。治疗期间及停药 24h 内禁饮酒。哺乳期在用药期间或用药后 24h 不宜哺乳。

2.局部用药

不能耐受口服或不宜全身用药者,可选择阴道局部用药,但疗效欠佳。甲硝唑泡腾片 200mg,每晚 1 次,连用 7 日。

3.性伴侣治疗

主要是性行为传播,因此要同时治疗性伴侣,治疗期间禁止性交。

4.随访

由于易于月经后复发,因此,随诊至症状消失。治疗失败者,可增加疗程及剂量。甲硝唑 400mg,每日 2～3 次,连服 7 日或甲硝唑 2g,每日 1 次,连服 3～5 日。

5.妊娠期滴虫性阴道炎的治疗

是否应用甲硝唑,目前尚存在争议。国内仍列为妊娠期禁用药物,但美国 FDA 列为妊娠期用药的 B 类药物,推荐用法为 2g,单次口服。

二、外阴阴道假丝酵母菌病（vulvovaginal candidiasis，VVC）

假丝酵母菌外阴阴道炎是由假丝酵母菌（俗称念珠菌）引起的一种常见外阴阴道炎，现国外多称为外阴阴道假丝酵母菌病。

（一）临床表现

主要表现为外阴瘙痒、灼痛，严重时可坐卧不宁，异常痛苦，还可伴有尿频、尿痛及性交痛。部分患者阴道分泌物增多，典型特征为：白色稠厚呈凝乳状或豆腐渣样。妇科检查：外阴炎可表现为外阴红斑、水肿，常伴有抓痕。阴道炎可表现为阴道黏膜水肿、红斑，小阴唇内侧及阴道黏膜上附有白色块状物，擦除后露出红肿黏膜面，急性期可见糜烂及浅表溃疡。

（二）治疗

1.局部用药

选用下列药物放于阴道深处：①咪康唑栓剂，1 粒（200mg），每晚 1 粒，连用 7 日或 1 粒（400mg），每晚 1 粒，连用 3 日。②克霉唑栓剂，1 粒（150mg），每晚 1 粒，连用 7 日，或早晚各 1 粒，连用 3 日，或 1 粒（500mg）单次给药。③制霉菌素栓剂，1 粒（10 万单位），每晚 1 粒，连用 10～14 日。

2.全身用药

不能耐受局部用药，未婚妇女和不愿意采用局部用药者。氟康唑 150mg 顿服，伊曲康唑 200mg，每日 1 次，连用 3～5 日，或 1 日疗法，每次 400mg×2 次。

3.复发性外阴阴道假丝酵母菌病（recurrent vulvovagitlal candidiasis，RVVC）

患者经治疗临床症状及体征消失，真菌学检查阴性后又出现真菌学证实的症状称为复发，若一年内发作 4 次或以上称 RVVC。抗真菌治疗可分为初始治疗及维持治疗。初始治疗为局部治疗，延长治疗时间至 7～14 日；若口服氟康唑 150mg，则 72h 后加服 1 次。常用的维持治疗：氟康唑 150mg，每周 1 次，共 6 个月；或克霉唑栓剂 500mg，每周 1 次，连用 6 个月；伊曲康唑 400mg，每月 1 次，连用 6 个月。治疗前应做真菌培养确诊，治疗期间定期复查疗效及药物副作用。

4.性伴侣治疗

适用于有症状男性。

5.妊娠合并外阴阴道假丝酵母菌

禁用口服药物，可选用局部治疗药物。

三、细菌性阴道病（bacterial vaginosis）

（一）临床表现

10％～40％患者无临床症状，有症状者表现为阴道分泌物增多，有鱼腥臭味，性交后加重，可伴有外阴轻度瘙痒或烧灼感。典型分泌物特点：灰白色，均匀一致，稀薄。妇科检查：阴道黏膜无充血的炎症表现，分泌物黏度低，易从阴道壁拭去。

（二）治疗

1.首选治疗方案

甲硝唑 400mg，每日 2～3 次，连服 7 日；2％克林霉素软膏阴道内涂布，每次 5g，每晚 1

次,连用 7 日;或 0.75％甲硝唑软膏,每次 5g,每日 2 次,共 7 日。

2.可选择治疗方案

甲硝唑 2g,单次口服;或克林霉素 300mg,每日 2 次,连服 7 日。

3.性伴侣治疗

不需常规治疗。

4.妊娠期细菌性阴道病

本病与不良妊娠结局如羊膜绒毛膜炎、胎膜早破、早产有关,因此任何有症状的孕妇及无症状的高危孕妇(胎膜早破、早产史)均需治疗。多选择口服用药,甲硝唑 200mg,每日 3～4次,连服 7 日;或克林霉素 300mg,每日 2 次,连服 7 日。

四、老年性阴道炎(senile vaginitis)

(一)临床表现

主要症状为阴道分泌物增多及外阴瘙痒、灼热感。阴道分泌物稀薄,呈淡黄色,感染严重者呈脓血性白带。可有性交痛。妇科检查:阴道呈老年性改变,上皮皱襞消失,萎缩,菲薄。阴道黏膜充血,有散在小出血点或点状出血斑,有时可见浅表溃疡。溃疡可引起阴道壁粘连、狭窄甚至闭锁造成阴道积脓或宫腔积脓。

(二)治疗

1.增加阴道抵抗力

可全身或局部应用雌激素。己烯雌酚 0.125～0.25nag,每晚放入阴道深部,7 日为一疗程;或 0.5％己烯雌酚软膏,或妊马雌酮软膏,每日 2 次。全身用药可选用尼尔雌醇,首次 4mg,以后每 2～4 周 1 次,每次 2mg 维持 2～3 个月。或选用其他性激素替代治疗,注意用药适应证。

2.抑制细菌生长

1％乳酸或 0.5％醋酸冲洗阴道,每日 1 次。可同时局部应用抗菌药物如甲硝唑 200mg 或诺氟沙星 100mg,每日 1 次,连用 7～10 日。

五、婴幼儿外阴阴道炎(infantile vaginitis)

(一)临床表现

主要症状为阴道分泌物增多,呈脓性。大量分泌物刺激引起外阴瘙痒,患儿哭闹、烦躁不安或手抓外阴。部分可合并泌尿系感染症状。检查可见,外阴、阴蒂、尿道口、阴道口黏膜充血、水肿,有时可见脓性分泌物自阴道口流出。病变严重者,外阴可见溃疡,小阴唇粘连,可遮盖尿道口及阴道口。注意排除阴道异物、肿瘤、外生殖器畸形。

(二)治疗

保持外阴清洁、干燥,减少摩擦;针对病原体全身或局部应用抗菌药物;对症处理。

六、宫颈炎症

(一)急性宫颈炎(Acute Cervicitis)

1.临床表现

主要表现为阴道分泌物增多,呈黏液脓性,外阴瘙痒及灼热感,伴有腰酸及下腹部坠痛,也可出现经间期出血、性交后出血等症状。常有下泌尿道症状,如尿急、尿频、尿痛。妇科检查见宫颈充血、水肿、黏膜外翻呈"撅嘴"状,有脓性分泌物从宫颈管流出,宫颈触痛,质脆,触之易出血。

2.治疗

治疗主要针对病原体。急性淋菌性宫颈炎大剂量、单次给药,常用第三代头孢菌素、喹诺酮类及大观霉素。治疗衣原体药物有四环素类、红霉素类及喹诺酮类。若为淋菌性宫颈炎,治疗时除选用抗淋病奈瑟菌的药物外,同时应用抗衣原体感染药物。

(二)慢性宫颈炎(Chronic Cervici tis)

慢性宫颈炎多由急性宫颈炎转变而来,也有的患者无急性宫颈炎病史,直接表现为慢性宫颈炎。

1.临床表现

主要症状是阴道分泌物增多。分泌物呈乳白色黏液状,有时呈淡黄色脓性,伴息肉形成时可有血性白带或性交后出血。当炎症涉及膀胱下结缔组织出现尿急、尿频。炎症沿宫骶韧带扩散到盆腔,有腰骶部疼痛、下腹坠痛等。妇科检查时可见宫颈有不同程度糜烂、肥大、充血、水肿,有时质较硬,有时可见息肉、裂伤及宫颈腺囊肿。

2.治疗

慢性宫颈炎以局部治疗为主,根据病变特点采用不同的治疗方法。

(1)宫颈糜烂:①物理治疗:临床常用的方法有激光、冷冻、红外线凝结及微波等。②药物治疗。③手术治疗:糜烂面较深、较广或累及宫颈管者,可考虑作宫颈锥形切除术,现已少用。应用环形电切术(LEEP),效果较好。

(2)宫颈息肉:行息肉摘除术,术后将切除息肉送病理组织学检查。

(3)宫颈管黏膜炎:需行全身治疗,根据培养及药敏试验结果,采用相应抗感染药物。

(4)宫颈腺囊肿:小的可不予处理,大或合并感染,可用微波治疗,或采用激光照射。

七、盆腔炎性疾病(pelvic:inflammatory disease,PID)

女性内生殖器及其周围的结缔组织、盆腔腹膜发生炎症时称为盆腔炎,主要包括子宫内膜炎、输卵管炎、输卵管卵巢脓肿、盆腔腹膜炎。最常见的是输卵管炎。盆腔炎有急性和慢性两类。

(一)临床表现

常见症状为下腹痛、发热、阴道分泌物增多。腹痛为持续性,活动或性交后加重。月经期发病可出现经量增多、经期延长。腹膜炎出现消化系统症状,脓肿形成有下腹包块及局部压迫刺激症状。淋病奈瑟菌感染以年轻妇女多见,起病急,多在 48h 内出现高热、腹膜刺激征及阴道脓性分泌物。非淋病奈瑟菌性盆腔炎起病较缓慢,高热及腹膜刺激征不如淋病奈瑟菌感染明显。厌氧菌感染患者的年龄偏大,容易有多次复发,常伴有脓肿形成。衣原体感染病程较长,高热不明显,长期持续低热,主要表现为轻微下腹痛。盆腔检查:阴道可能充血,并有大量脓性臭味分泌物;宫颈充血、水肿,脓性分泌物从宫颈口流出穹隆触痛明显,宫颈举痛宫体稍大,有压痛,活动受限;子宫两侧压痛明显,宫旁一侧或两侧片状增厚,或两侧宫骶韧带高度水肿、增粗,压痛明显。

(二)治疗

主要为抗菌药物药物治疗。经恰当的抗菌药物积极治疗,绝大多数能彻底治愈,75%的脓肿能得到控制,尤其是脓肿直径<8cm者治疗效果较好。根据药敏试验选用抗菌药物较为合理,但通常需在获得实验室结果前即给予抗菌药物治疗,由于急性盆腔炎的病原体多为需氧菌、厌氧菌及衣原体的混合感染。故抗菌药物多采用联合用药。

1.支持疗法

半卧位,高热量、高蛋白、高维生素流食或半流食纠正电解质紊乱及酸碱失衡,高热时采用物理降温。腹胀应行胃肠减压。

2.药物治疗

给药途径以静脉滴注收效快,常用的配伍方案如下:

(1)青霉素或红霉素与氨基糖苷类药物及甲硝唑联合方案:青霉素960万单位/日,分3~4次静滴;红霉素1~2g/日,分3~4次静滴;庆大霉素80mg/日,分2~3次静滴;甲硝唑500mg,1次/8h。

(2)克林霉素与氨基糖苷类药物联合方案:克林霉素900mg,静滴,1次/8h;庆大霉素先给予负荷剂量(2mg/kg),静滴,然后予维持剂量(1.5mg/kg),1次/8h,此方案对以厌氧菌为主的感染疗效较好,常用于治疗输卵管卵巢脓肿。应注意的是临床症状改善后继续静脉给药至少24h。后继续口服克林霉素300mg,4次/日×14日或口服多西环素100mg,1次/12h×14日。对输卵管卵巢脓肿的患者应用多西环素(或米诺环素或阿齐霉素)加甲硝唑或多西环素(或米诺环素)加克林霉素,此种方法比单纯应用多西环素(或米诺环素)对治疗厌氧菌感染更优越。

(3)第二代头孢菌素或相当于第二代头孢菌素的药物及第三代头孢菌素或相当于第三代头孢菌素的药物头孢替坦2g,静滴,1次/12h,或头孢西丁2g,静滴,1次/6h。其他可选用头孢呋辛钠、头孢曲松钠、头孢唑肟等。第二代头孢菌素及第三代头孢菌素多用于革兰氏阴性杆菌及淋病奈瑟菌感染的治疗。若考虑有衣原体或支原体感染,应加用多西环素100mg,口服,1次/12h×14;或米诺环素100mg,口服,1次/12h×14,或阿奇霉素0.5g,静滴或口服,1次/日。注意对输卵管卵巢脓肿的患者,通常在多西环素(强力霉素)或米诺环素(美满霉素)或阿奇霉素基础上加用克林霉素(氯林可霉素)或甲硝唑,从而更有效地对抗厌氧菌。临床症状改善后继续静脉给药至少24h,然后转为口服药物治疗,共持续14日。

(4)喹诺酮类药物与甲硝唑联合方案:喹诺酮类药物与甲硝唑联合喹诺酮类药物是一类新的合成抗菌药,本类药物与许多抗菌药物之间无交叉耐药性。第三代喹诺酮类药物对革兰氏阴性菌及革兰阳性菌均有拮抗作用。环丙沙星每次100~200mg,每日2次,静脉滴注;或氧氟沙星每次400mg,每12h1次,静脉滴注。或左氧氟沙星500mg,静滴,1次/日。加用甲硝唑葡萄糖注射液250ml(内含甲硝唑500mg),静脉滴注,每8h1次,病情好转后改口服400mg,每8h1次。或单用莫西沙星400mg,静滴,1次/日,不用加甲硝唑。

(5)青霉素类与四环素类药物联合方案:氨苄西林/舒巴坦3g,静滴,1次/6h。加用多西环素100mg,口服,1次/12h;米诺环素100mg,口服,1次/12h;或阿奇霉素0.5g,静滴或口服,

1次/日。

3.手术治疗

(1)药物治疗无效:输卵管卵巢脓肿或盆腔脓肿经药物治疗48～72h,体温持续不降,患者中毒症状加重或包块增大者,应及时手术,以免发生脓肿破裂。

(2)脓肿持续存在:经药物治疗病情有好转,继续控制炎症数日(2～3周),包块仍未消失但已局限化,应手术切除。

(3)脓肿破裂:突然腹痛加剧,寒战、高热、恶心、呕吐、腹胀,检查腹部拒按或有中毒性休克表现。

手术可根据情况选择经腹手术或腹腔镜手术。原则以切除病灶为主。年轻以采用保守性手术为主;年龄大、双侧附件受累或附件脓肿屡次发作者,行全子宫及双附件切除术;盆腔脓肿位置低、突向阴道后穹隆时,可经阴道切开排脓,同时注入抗菌药物。在B超或CT指引下,行经皮脓肿引流术。

4.中药治疗

主要为活血化瘀、清热解毒药物。如银翘解毒汤、安宫牛黄丸或紫血丹等。

(三)盆腔炎性疾病后遗症

盆腔炎性疾病后遗症是盆腔炎性疾病的遗留病变,主要改变为组织破坏、广泛粘连、增生及瘢痕形成。输卵管炎及输卵管卵巢炎的遗留改变可造成输卵管卵巢粘连形成的输卵管卵巢肿块,或输卵管伞端闭锁形成输卵管积水。输卵管积脓或输卵管卵巢脓肿的脓液吸收,形成输卵管积水或输卵管卵巢囊肿。盆腔结缔组织炎的遗留改变为主、骶韧带增生、变厚,若病变广泛,可使子宫固定。

1.临床表现

(1)慢性盆腔痛:慢性炎症形成的粘连、瘢痕以及盆腔充血,常引起下腹部坠胀、疼痛及腰骶部酸痛,常在劳累、性交后及月经前后加剧。

(2)不孕:输卵管粘连阻塞可致不孕。

(3)异位妊娠:盆腔炎后异位妊娠发生率是正常妇女的8～10倍。

(4)盆腔炎反复发作:若患者仍存有高危因素,可造成盆腔炎的再次感染导致反复发作。

(5)体征:若为输卵管病变,则在子宫一侧或两侧触到呈索条状增粗输卵管,并有轻度压痛;输卵管积水或输卵管卵巢囊肿,在盆腔一侧或两侧触及囊性肿物,活动多受限,盆腔结缔组织炎,子宫常呈后倾后屈,活动受限或粘连固定,子宫一侧或两侧有片状增厚、压痛,宫骶韧带常增粗、变硬,有触痛。

2.治疗

(1)物理疗法:能促进盆腔局部血液循环,改善组织营养状态,提高新陈代谢,以利炎症吸收和消退。常用的激光、短波、超短波、微波、离子透入等。

(2)中药治疗:治则以清热利湿、活血化瘀为主。

(3)抗菌药物治疗:年轻需保留生育功能者,或急性发作时可以应用,最好同时采用抗衣原体或支原体的药物。

（4）其他药物治疗：采用 α-糜蛋白酶 5mg 或透明质酸酶 1500U，肌内注射，隔日 1 次，7～10 次为一疗程，以利粘连和炎症吸收。

（5）手术治疗：存在感染灶，反复引起炎症急性发作或伴有严重盆腔疼痛经综合治疗无效者应行手术治疗。手术以彻底治愈为原则，单侧附件切除术或全子宫切除术加双侧附件切除术。对年轻妇女应尽量保留卵巢功能。输卵管积水或输卵管卵巢囊肿常无病原体，应行手术治疗。

八、生殖器结核（genital tuberculosis）

由结核分枝杆菌引起的女性生殖器炎症称为生殖器结核，又称结核性盆腔炎。多见于 20～40 岁妇女，近年有升高趋势。

（一）临床表现

1.不孕

输卵管黏膜或输卵管周围炎，造成输卵管阻塞。子宫内膜结核妨碍受精卵的着床和发育。

2.月经失调

早期因子宫内膜充血可出现经量过多，晚期内膜破坏表现为经量减少或闭经。

3.下腹坠痛

由于盆腔炎症和粘连所致。

4.全身症状

若为活动期，有发热、盗汗、乏力和食欲不振等。

（二）治疗

1.抗结核药物治疗

常用的治疗方案：①强化期 2 个月，链霉素、异烟肼、利福平、吡嗪酰胺 4 种药物联合应用，后 4 个月巩固期每日连续应用异烟肼、利福平（简称 2SHRZ/4HR）；或巩固期每周 3 次间歇应用异烟肼、利福平（2SHRZ/4H3R3）。②强化期每日链霉素、异烟肼、利福平、吡嗪酰胺 4 种药联合应用 2 个月，巩固期每日应用异烟肼、利福平、乙胺丁醇连续 6 个月（2SHRZ/6HRE）；或巩固期每周 3 次应用异烟肼、利福平、乙胺丁醇连续 6 个月（2SHRZ/6H3R3E3）；也可采用全程间歇疗法，强化期 2 个月，每周 3 次联合应用链霉素、异烟肼、利福平、吡嗪酰胺，巩固期 6 个月，每周 3 次应用异烟肼、利福平、乙胺丁醇（2S3H3R323/6H3R3E3）；或采用 2SHRZE/6H3R3E3 方案。

2.支持疗法

急性患者至少应休息 3 个月，慢性患者可从事部分工作和学习，要注意劳逸结合，加强营养，适当参加体育锻炼，增强体质。

3.手术治疗

出现以下情况应考虑手术治疗：①盆腔包块经药物治疗后缩小，但不能完全消退。②治疗无效或治疗后又反复发作者。③已形成较大的包裹性积液者。④子宫内膜结核药物治疗无效者。术前应采用抗结核药物 1～2 个月，手术以全子宫及双侧附件切除术为宜。对年轻妇女应尽量保留卵巢功能。

第二节 妊娠滋养细胞疾病

妊娠滋养细胞疾病(gestational trophoblastic disease,GTD)是一组源于胎盘滋养细胞的疾病,根据组织学将其分为葡萄胎、侵蚀性葡萄胎、绒毛膜癌(简称绒癌)及胎盘部位滋养细胞肿瘤。侵蚀性葡萄胎、绒癌和胎盘部位滋养细胞肿瘤又统称为妊娠滋养细胞肿瘤(gestatiOnal trophoblastic neoplasia,GTN)。

一、葡萄胎(hydatidiform mole)

葡萄胎亦称水泡状胎块,是指妊娠后胎盘绒毛滋养细胞异常增生,绒毛间质水肿形成大小不等的水泡,水泡间借蒂相连成串形如葡萄得名,亦称水泡状胎块、葡萄胎是良性疾病,分完全型葡萄胎和部分型葡萄胎两类。

(一)临床表现

(1)完全性葡萄胎由于超声检查和hCG测定的广泛应用,患者尚未出现症状或仅有少量阴道流血时已能做出诊断,致使症状典型的葡萄胎已少见,典型症状有:

1)停经后阴道流血:为最常见的症状。常在停经8~12周开始出现不规则阴道流血,量多少不定,可反复发作。若葡萄胎组织从蜕膜剥离,母体大血管破裂,可造成大出血,导致休克,甚至死亡。葡萄胎组织有时可自行排出,但排出前和排出时常伴有大量流血。若反复阴道流血,可导致贫血。

2)子宫异常增大、变软:约半数葡萄胎患者的子宫大于停经月份,质地变软,并伴有血清hCG水平异常升高。其原因为葡萄胎迅速增长及宫腔内积血所致。但也有患者的子宫大小与停经月份相符或小于停经月份,其原因可能与水泡退行性变、停止发展有关。

3)腹痛:因葡萄胎增长迅速引起子宫过度快速扩张所致,表现为阵发性下腹痛,一般不剧烈,能忍受,常发生于阴道流血之前。若发生卵巢黄素化囊肿扭转或破裂,也可出现急性腹痛。

4)妊娠呕吐:多发生于子宫异常增大和hcG水平异常升高者,出现时间一般较正常妊娠早,症状严重且持续时间长。发生严重呕吐且未及时纠正时,可导致水电解质紊乱。

5)妊娠高血压疾病征象:多发生于子宫异常增大和hcG水平异常升高者,可在妊娠早期出现高血压、蛋白尿和水肿,症状虽严重,但子痫罕见。

6)卵巢黄素化囊肿:大量hCG刺激卵巢卵泡内膜细胞发生黄素化而形成囊肿,称为卵巢黄素化囊肿(theca lutein ovarian cyst)。常为双侧性,但也可单侧,大小不等,最小仅在光镜下可见,最大直径达20cm以上。囊肿表面光滑,活动度好,切面为多房,囊肿壁薄,囊液清亮或琥珀色。光镜下见囊壁为内衬2~3层黄素化卵泡膜细胞。黄素化囊肿一般无症状。由于子宫异常增大,在葡萄胎排空前一般较难通过妇科检查发现,多由B型超声检查做出诊断。黄素化囊肿常在水泡状胎块清除后2~4个月自行消退。

7)甲状腺功能亢进征象:约7%患者出现轻度甲状腺功能亢进表现,如心动过速、皮肤潮湿和震颤,但突眼少见。

（2）部分性葡萄胎除阴道流血外,部分性葡萄胎常没有完全性葡萄胎的典型症状。子宫大小与停经月份多数相符或小于停经月份,妊娠呕吐少见并较轻,多无子痫前期症状,常无腹痛,一般也不伴卵巢黄素化囊肿。部分性葡萄胎常被误诊为不全流产或过期流产,仅在对流产组织进行病理检查时才发现。有时部分性葡萄胎和完全性葡萄胎较难鉴别,需刮宫后经组织学甚至遗传学检查方能确诊。

（二）治疗

1.清宫

葡萄胎一经确诊,应及时清宫。清宫前应仔细作全身检查,注意有无休克、子痫前期、甲状腺功能亢进、水电解质紊乱及贫血等。必要时先对症处理,稳定病情。清宫应由有经验医师操作。通常选用吸刮术,具有手术时间短、出血少、不易发生子宫穿孔等优点,比较安全。即使子宫增大至妊娠6个月大小,仍可选用吸刮术。由于葡萄胎子宫大而软,清宫时出血较多,也易穿孔,应在手术室内进行,在输液、备血准备下,充分扩张宫颈管,选用大号吸管吸引。待葡萄胎组织大部分吸出、子宫明显缩小后,改用刮匙轻柔刮宫。为减少出血和预防子宫穿孔,可在术中应用缩宫素静脉滴注。但目前对使用缩宫素的时机尚有争议,一般推荐在充分扩张宫颈管和开始吸宫后使用,以免滋养细胞压入子宫壁血窦,导致肺栓塞和转移。子宫小于妊娠12周可以一次刮净,子宫大于妊娠12周或术中感到一次刮净有困难时,可于1周后行第二次刮宫。

在清宫过程中,有极少数患者因子宫异常增大或操作不规范等原因造成大量滋养细胞进入子宫血窦,并随血流进入肺动脉发生肺栓塞,出现急性呼吸窘迫,甚至急性右心衰竭。及时给予心血管及呼吸功能支持治疗,一般在72h内恢复。为安全起见,建议将子宫大于妊娠16周的葡萄胎患者转送至有治疗妊娠滋养细胞疾病经验的医院进行清宫。组织学诊断是葡萄胎的确诊方法,需要强调葡萄胎每次刮宫的刮出物必须送组织学检查。取材应注意选择近宫壁种植部位新鲜无坏死的组织送检。

2.卵巢黄素化囊肿的处理

因囊肿在葡萄胎清宫后会自行消退,一般不需处理。若发生急性扭转,可在B型超声或腹腔镜下作穿刺吸液,囊肿也多能自然复位。如扭转时间较长发生坏死,需作患侧附件切除术。

3.预防性化疗

葡萄胎是否需要预防性化疗尚存在争议。一般不作常规推荐,其理由是常规应用会使约80%葡萄胎患者接受不必要的化疗。有研究发现,对有高危因素的葡萄胎患者给予预防性化疗不仅可减少远处转移的发生,且能减少子宫局部侵犯。因此预防性化疗特别适用于有高危因素且随访困难的葡萄胎患者。预防性化疗的时机尽可能选择在清宫前或清宫时,一般选用甲氨蝶呤、氟尿嘧啶或放线菌素-D等单一药物,多少疗程为宜尚无统一规定,有认为应化疗至hCG正常。预防性化疗不能替代随访。部分性葡萄胎一般不作预防性化疗。

4.子宫切除术

单纯子宫切除只能去除葡萄胎侵入子宫肌层局部的危险,不能预防子宫外转移的发生,所以不作为常规处理。

（三）随访

葡萄胎患者作为高危人群，其随访有重要意义。通过定期随访，可早期发现妊娠滋养细胞肿瘤并及时处理。随访应包括：①hcG 定量测定：葡萄胎清宫后每周 1 次，直至连续 3 次正常，然后每个月 1 次持续至少半年。此后可每半年 1 次，共随访 2 年。②注意有无异常阴道流血，有无咳嗽、咯血及其转移灶症状，并作妇科检查，选择一定间隔定期或必要时作 B 型超声、胸部 X 线摄片或 CT 检查。葡萄胎随访期间应避孕 1 年，避孕方法推荐避孕套和口服避孕药。

二、妊娠滋养细胞肿瘤

滋养细胞肿瘤 60％继发于葡萄胎，30％继发于流产，10％继发于足月妊娠或异位妊娠。滋养细胞肿瘤包括侵蚀性葡萄胎(illvasive mole)、绒毛膜上皮癌(choriocarcinoma)、胎盘部位滋养细胞肿瘤。先行妊娠至绒癌发病在 3 个月以内的占 44％，1 年以内占 67.2％，1 年及 1 年以上者为 32.8％。继发于葡萄胎的绒癌大多在 1 年以上发病。

（一）临床表现

无转移的滋养细胞肿瘤多数继发于葡萄胎。转移性滋养细胞肿瘤可以同时出现原发灶和继发灶症状，但也有原发灶消失而转移灶发展，仅表现为转移症状的。

1.原发灶症状

(1)阴道流血：在葡萄胎排空后有持续或间断性阴道流血，量可多可少。是子宫病灶侵犯血管或阴道转移结节破溃出血所致。表现为产后、流产后或葡萄胎后出现不规则阴道流血，有时表现为闭经，或闭经后出血，出血量可多可少。

(2)子宫复旧不良或不均匀性增大：一般葡萄胎排出后 4～6 周子宫恢复正常大小，但侵蚀性葡萄胎患者子宫复旧延迟，妇检时子宫增大，质地柔软，有时受子宫肌层内病灶影响，子宫呈不均匀性增大。

(3)卵巢黄素囊肿：由于滋养细胞持续分泌 HcG，刺激卵巢，使卵巢黄素囊肿持续存在。

(4)腹痛：一般无腹痛，仅仅在病灶穿透子中浆膜层或侵蚀血管，引起腹腔内大出血时发生急腹痛，或黄素囊肿扭转破裂时发生急腹痛。因肿瘤侵犯子宫壁及子宫腔积血、感染引起下腹胀痛，也可因腹腔内大出血引起急腹痛。

(5)假孕症状：由肿瘤分泌的 HCG 及雌、孕激素的作用，使乳房增大，乳头及乳晕着色，甚至有乳汁分泌，阴道、宫颈着色。

2.转移灶表现

(1)肺转移：表现为胸痛、咳嗽、咯血及呼吸困难。偶尔肺栓塞。转移灶接近胸膜时可有胸痛，甚至血胸。少数患者可因肺动脉滋养细胞瘤栓形成，造成急性肺梗死，出现肺动脉高压、急性呼衰。

(2)阴道转移：常位于阴道前壁，呈紫蓝色结节，破溃后大出血。经宫旁静脉逆行转移至阴道，转移灶常位于阴道前壁呈紫蓝色，破溃时引起不规则出血或大出血。

(3)肝转移：表现为上腹部或肝区疼痛，肿瘤穿破包膜可引起腹腔内大出血、休克死亡。

(4)脑转移：预后凶险，为主要致死原因。常继发于肺转移和(或)阴道转移。脑转移临床上分为 3 期：瘤栓期——脑组织缺血，出现一过性症状，如猝然跌倒、失明、失语等；脑瘤期——头痛、呕吐、抽搐、偏瘫乃至昏迷；脑疝期——肿瘤组织周围出血水肿，颅压升高，脑疝形成，压迫中枢，呼吸抑制、死亡。

（5）其他转移：包括脾、肾、膀胱、消化道、骨等。

（二）临床分期

Ⅰ期：病变局限在子宫。

Ⅱ期：病变扩散，但仍局限于生殖器官（附件、阴道、阔韧带）。

Ⅲ期：转移至肺，有或无生殖系统疾病。

Ⅳ期：所有其他转移。

（三）治疗

治疗原则以化疗为主，手术与放疗为辅。在明确诊断的基础上，根据临床分期，结合各项辅助检查结果，充分了解造血功能、肝肾功能及全身状况，制定合适的化疗方案。

1.单一药物化疗

适用于Ⅰ期低危病例。

常用药物：MTX 0.4mg/(kg·日)，连续 5 日，每 2 周重复 1 次；5-Fu 28～30mg/(kg·日)，最大总剂量不超过 1500mg/日，连续 8～10 日，每 2 周重复 1 次；或者 MTX＋CF：MTX 1mg/(kg·日)，肌内注射，第 1、3、5、7 日。CF 0.1mg/(kg·日)，肌内注射，第 2、4、6、8 日（24h 后用），每 2 周重复 1 次。

2.联合化疗

适用于Ⅰ期高危和Ⅱ～Ⅲ期。

常用方案：5-Fu＋KSM 3 周重复 1 次。

3.强烈联合化疗

适用于Ⅳ期。

常用方案为 EMA-CO 方案：8 日为一疗程，第 1 天：①VP16 100mg/m² 静脉滴注。②Act-D0.5mg 静脉注射。③MTX 100mg/m² 静脉注射及 200mg/m² 静脉滴注 12h。第 2 天：①VP16100mg/m² 静脉滴注。②Act-D 0.5mg 静脉注射。③CF 15mg 肌内注射（从静脉注射 MTX 开始算起第 4h 给药，每 12h 1 次，共 2 次）。第 3 天：CF15mg 肌内注射，每 12h 1 次。第 4～7 天不用药。第 8 天：①VCR 1mg/m²，静脉注射。②CTX 600mg/m²，静脉滴注。

4.疗效判

定每一疗程结束后，每周测 1 次 HCG，在每疗程结束后 18 日之内血 HCG 下降至少 1 个对数称之为有效。化疗期间及化疗间隔期间严密观察化疗的毒副作用。

5.停药指征

症状体征消失，原发及转移灶消失，每周查 HcG 1 次，连续 3 次正常，再巩固 2～3 个疗程方可停药。

6.手术治疗

一般用于治疗腹腔内出血，消除耐药病灶，较少采用。放疗也极少使用。

第三节　功能失调性子宫出血

功能失调性子宫出血(dysfunctional bleeding,DUB),简称功血,是由于下丘脑-垂体-卵巢轴功能失调,并非器质性病变引起的异常子宫出血。按发病机制分为无排卵性和有排卵型功血两大类。前者占 70%～80%,多见于青春期和绝经过渡期妇女,后者占 20%～30%,多见于孕龄妇女。

一、无排卵性功能失调性子宫出血

(一)临床表现

无排卵性功血患者可有各种不同的临床表现。临床上最常见的症状是子宫不规则出血,特点是月经周期紊乱,经期长短不一,出血量时多时少,甚至大量出血。有时先有数周或数月停经,然后发生阴道不规则流血,血量往往较多,持续 2～3 周或更长时间,不易自止;有时则一开始即为阴道不规则流血,也可表现为类似正常月经的周期性出血。出血期无下腹疼痛或其他不适,出血多或时间长者常伴贫血。妇科检查子宫大小在正常范围,出血时子宫较软。

(二)治疗

1.支持治疗

贫血患者应加强营养,可补充铁剂、维生素 C 和蛋白质,严重贫血者需输血。对于出血时间长者应给予抗菌药物预防感染。避免过度劳累。

2.药物治疗

青春期与生育期患者治疗以止血、调整周期、促排卵为主;绝经过渡期患者治疗以止血、调整周期、减少经血量、防止子宫内膜病变为原则。

(1)止血:对大量出血患者,性激素治疗要求 8h 内见效,出血在 24～48h 内基本停止,若治疗后 96h 以上仍未止血,应考虑非功血原因引起。

1)雌激素:也称子宫内膜修复法,适用于出血时间长、量多致血色素<80g/L 的青春期患者。大剂量雌激素可促使子宫内膜迅速生长,短期内修复创面而止血。

用法如下:①苯甲酸雌二醇:初剂量 3～4mg/日,分 2～3 次肌注。若出血明显减少,则维持;若出血量未见减少,则加量。也可从 6～8mg/日开始。出血停止 3 日后开始减量,通常每 3 日以 1/3 递减。每日最大量一般不超过 12mg。②结合雌激素(针剂)25mg,静脉注射,可 4～6h 重复 1 次,一般用药 2～3 次,次日应给予口服结合雌激素(妊马雌酮)3.75～7.5mg/日,并按每 3 日减量 1/3 逐渐减量。亦可在 24～48h 内开始服用口服避孕药。③结合雌激素(片剂)1.25mg/次,或戊酸雌二醇(补佳乐)2mg/次,口服,4～6h 1 次,血止 3 日后按每 3 日减量 1/3。所有雌激素疗法在血色素增加至 90g/L 以上后均必须加用孕激素撤退。

2)孕激素:适用于体内已有一定水平雌激素的患者。孕激素可使处于增生期或增生过长的子宫内膜转化为分泌期,停药后内膜脱落,出现撤药性出血。由于此种内膜脱落较彻底,故又称药物性刮宫。常用的为 17-羟孕酮衍生物(甲羟孕酮,甲地孕酮)和 19-去甲基睾酮衍生物

(炔诺酮,双醋炔诺酮等)。围绝经期妇女急性出血者可选用对内膜作用效价高的炔诺酮(妇康片)5～7.5mg 口服,每 6h 1 次,一般用药 4 次后出血量明显减少或停止,改为 8h 1 次,2～3 日止血后再逐渐减量,每 3 日递减 1/3 量,直至维持量每日 2.5～5mg,持续用到血止后 20 日左右停药,停药后 3～7 日发生撤药性出血。

3)雄激素:具有对抗雌激素作用,减少盆腔充血和增加子宫平滑肌及血管张力,可以减少子宫出血量,起协助止血作用。适用于绝经过渡期功血。

4)联合用药:由于性激素联合用药的止血效果优于单一药物,因此,采用如下方法:①青春期功血在孕激素止血时,同时配伍小剂量雌激素,以克服单一孕激素治疗的不足,可减少孕激素用量,并防止突破性出血。具体采用孕激素占优势的口服避孕药(妈富隆、敏定偶或达英-35)1 片。每 6h 1 次,血止后按上法递减至维持量,每日 1 片,共 20 日停药。②围绝经期功血则在孕激素止血基础上配伍雌、雄激素,具体用三合激素(黄体酮 12.5mg,雌二醇 1.25mg,睾酮 25mg)2ml 肌注,每 12h 1 次,血止后递减至每 3 日 1 次,共 20 日停药。

5)抗前列腺素药物:出血期间服用前列腺素合成酶抑制剂如氟芬那酸 200mg,每日 3 次,可使子宫内膜剥脱时出血减少。主要通过改变血栓素 A2 和前列环素之间的平衡而起作用。血栓素 A2 为血小板凝聚前体和合成平滑肌收缩物质,而前列环素是一种有力的平滑肌松弛剂和抗血小板凝聚物。

6)其他止血药:安络血和止血敏可减少微血管通透性,氨基己酸、氨甲苯酸、氨甲环酸等可抑制纤维蛋白溶酶,有减少出血量的辅助作用,但不能赖以止血。

(2)调整月经周期上述用性激素止血效果一般良好,若骤然停药所造成的撤药性出血,必将使流血已久的患者增添困扰,故在止血后应继续用药以控制周期,使无流血期延长至 20 日左右。为此,宜将止血时所用较高剂量的激素,于血止后逐渐减量,减量不能过速,否则子宫内膜可再次发生局部性脱落出血,此时再欲止血,则所需药量较出血前更大,且效果也差。使用性激素人为地控制流血量并形成周期是治疗中的一项过渡措施,其目的为一方面暂时抑制患者本身的下丘脑-垂体-卵巢轴,使能恢复正常月经的分泌调节,另一方面直接作用于生殖器官,使子宫内膜发生周期性变化,并按预期时间脱落,所伴出血量不致太多。一般连续用药 3 个周期。在此过程中务必积极纠正贫血,加强营养,以改善体质。常用的调整月经周期方法有:

1)雌、孕激素序贯疗法:即人工周期,为模拟自然月经周期中卵巢的内分泌变化,将雌、孕激素序贯应用,使子宫内膜发生相应变化,引起周期性脱落。适用于青春期功血或育龄期功血内源性雌激素水平较低者。己烯雌酚 1mg(或妊马雌酮 0.625mg),于出血第 5 日起,每晚 1 次,连服 20 日,至服药第 11 日,每日加用黄体酮注射液 10mg 肌注(或甲羟孕酮 8～10mg 口服),两药同时用完,停药后 3～7 日出血。于出血第 5 日重复用药,一般连续使用 3 个周期。用药 2～3 个周期后,患者常能自发排卵。

2)雌、孕激素合并应用:雌激素使子宫内膜再生修复,孕激素用以限制雌激素引起的内膜增生程度。适用于育龄期功血内源性雌激素水平较高者。可用口服避孕药(妈富隆、敏定偶或达英-35),于出血第 5 日起,每晚 1 片,连服 20 日,撤药后出现出血,血量较少。连用 3 个周期。

3)孕激素后半周期疗法:适用于青春期或更年期功血。于月经周期后半期(撤药性出血的第 16～25 天)服用甲羟孕酮 8～10mg/日或肌注黄体酮 20mg/日,连服 10 日以调节周期,共 3 个周期为一疗程。

(3)促进排卵

1)氯米芬(cc):为非甾体化合物,有微弱雌激素作用。它在下丘脑竞争性结合雌激素受体产生抗雌激素作用。通过抑制内源性雌激素对下丘脑的负反馈,诱导促性腺激素释放激素的释放而诱发排卵。适用于体内有一定水平雌激素的功血患者。于出血第 5 日起,每晚服 50mg,连续 5 日。若排卵失败,可重复用药,CC 剂量逐渐增至 100～200mg/日。若内源性雌激素不足,可配伍少量雌激素。一般连用 3 个月,不宜长期应用,以免发生卵巢过度刺激综合征或引起多胎妊娠。排卵率为 20%,妊娠率仅其半数。

2)绒促性素(HCG):具有类似 LH 作用而诱发排卵,适用于体内 FSH 有一定水平、雌激素中等水平者。一般与其他促排卵药联用,B 超监测卵泡发育接近成熟时,可大剂量肌内注射 HCG 5000～10000U 以诱发排卵。

3)尿促性素(HMG):每安瓿含 FSH 及 LH 各 75U。FSH 刺激卵泡发育成熟,所产生的雌激素通过正反馈使垂体分泌足量 LH 而诱发排卵。出血干净后每日肌注 HMG 1～2 支,直至卵泡发育成熟,停用 HMG,加用 HCG 5000～10000U,肌内注射,以提高排卵率。应注意应用 HMG 时易并发卵巢过度刺激综合征,故仅用于对氯米芬效果不佳、要求生育的功血患者。

4)促性腺激素释放激素激动剂((GnRHa):过去应用 GnRHa 小剂量脉冲式给药起增量调节作用,促使卵泡发育诱发排卵,现多主张先用 GnRHa 作预治疗,约需 8 周时间达到垂体去敏感状态,导致促性腺激素呈低水平,继之性腺功能低下,此时再给予 GnRHa 脉冲治疗或应用 HMG 及 HCG,可达到 90% 的排卵率。仅适用于对氯米芬疗效不佳、要求生育者。

3.手术治疗

(1)刮宫术:刮宫可迅速止血,并具有诊断价值,可了解内膜病理,除外恶性病变。对于绝经过渡期及病程长的育龄期患者应首先考虑使用刮宫术,对未婚无性生活史青少年除非要除外内膜病变,不轻易做刮宫术,仅适于大量出血且药物治疗无效需立即止血或检查子宫内膜组织学者。对于 B 超提示宫腔内异常者可在宫腔镜下刮宫,以提高诊断率。

(2)子宫内膜切除术:宫腔镜下子宫内膜电凝、激光或热疗,使子宫内膜组织凝固或坏死。仅适用于经量过多的绝经过渡期功血患者或激素治疗无效且无生育要求的生育期功血患者。

(3)子宫切除术:适用于药物治疗效果不佳、无生育要求、年龄较大、病理诊断为子宫内膜复杂型增生或不典型增生患者。

二、排卵性功能失调性子宫出血

(一)黄体功能不足

指有卵泡发育及排卵,但黄体期孕激素分泌不足或黄体过早衰退,导致子宫内膜分泌反应不良。

1.临床表现

通常为月经周期缩短,月经频发。有时月经周期虽在正常范围,但卵泡期延长、黄体期缩短。常表现为不易受孕或易发生流产。

2.治疗

（1）促进卵泡发育卵泡期应用小剂量雌激素或枸橼酸氯米芬。于月经第 5 日起,每晚服氯米芬 50mg,连续 5 日。应用 3～4 个周期,停药并观察其恢复情况。疗效不佳尤其不孕者考虑用 HMG-HCG 疗法,以加强卵泡发育和诱发排卵,促使正常黄体形成。

（2）促进月经中期 LH 峰形成:监测到卵泡成熟时应用 HCG 5000～10000U 1 次或分 2 次肌内注射。

（3）黄体功能刺激疗法:通常应用 HCG 以促进及支持黄体功能。于基础体温上升后开始,隔日肌注 HCG 2000～3000U,共 5 次,可使血浆孕酮明显上升,随之正常月经周期恢复。

（4）黄体功能替代疗法:一般选用天然黄体酮制剂,因合成孕激素多数具有溶黄体作用,孕期服用还可能使女胎男性化。自排卵后开始每日肌注黄体酮 10～20mg,共 10～14 日,用以补充黄体分泌孕酮的不足。用药后可使月经周期正常,出血量减少。

（5）黄体功能不足合并高催乳激素血症的治疗:溴隐亭每日 2.5～5.0mg 口服。随着催乳激素水平下降,可调节垂体分泌促性腺激素及卵巢分泌雌、孕激素增加,从而改善黄体功能。

（二）子宫内膜不规则脱落

指在月经周期有排卵,黄体发育良好,但萎缩过程延长,导致子宫内膜不规则脱落,又称黄体萎缩不全。

1.临床表现

月经周期正常,但经期延长,甚至可达 10 日以上,且出血量多。

2.治疗

（1）孕激素:使黄体及时萎缩,内膜完整脱落。自下次月经前 10～14 日开始,每日口服甲羟孕酮 10mg,连用 10 日,有生育要求者可肌肉注射黄体酮。无生育要求者可口服单相避孕药。

（2）绒促性素:有促进黄体功能的作用,用法同黄体功能不足。

第四节　子宫内膜异位症和子宫腺肌病

子宫内膜异位症（endornetriosis,简称内异症）和子宫腺肌病（adenomyosis）都是妇产科常见病。过去认为子宫内膜异位症和子宫腺肌病是同一疾病的不同表现形式,但现已清楚,二者除均存在异位子宫内膜这一共同特点外,在发病机制和组织发生学上是不相同的,临床表现亦有差异,实际是两种明显不同的疾病,临床上常可并存。子宫内膜异位症

具有生长功能的子宫内膜组织（腺体和间质）出现在子宫腔被覆内膜及宫体肌层以外的其他部位时称为子宫内膜异位症。该病临床表现多种多样,组织学上虽然是良性的,但却有增生、浸润、转移及复发等恶性行为,是生育年龄妇女最常见的疾病之一。异位子宫内膜可以侵犯全身任何部位,但绝大多数位于盆腔内,其中宫骶韧带、子宫直肠陷凹及卵巢为最常见的被

侵犯部位,其次为子宫浆膜、输卵管、乙状结肠、腹膜脏层,阴道直肠膈亦常见。异位内膜也可出现在身体的其他部位如脐、膀胱、肾、输尿管、肺、胸膜、乳腺、淋巴结等。

(一)临床表现

1. 症状

(1)痛经和慢性盆腔痛:子宫内膜异位症最典型的症状为继发性痛经,并随局部病变的进展而渐进性加重。典型的痛经多常于月经开始前 1~2 日出现,月经第 1 日最剧烈,以后逐渐减轻并持续至整个月经期。疼痛部位多为下腹深部和腰骶部,并可向会阴、肛门、大腿放射。疼痛程度与病灶大小不一定成正比。也有腹痛时间与月经不同步者,少数患者长期下腹痛,形成慢性盆腔痛,至经期加剧。

(2)性交痛:约 30% 患者可出现性交痛。多见于直肠子宫陷凹有异位病灶或因病变导致子宫后倾固定的患者,一般表现为深部性交痛,月经来潮前性交疼痛更明显。

(3)月经异常:15%~30% 患者有经量增多、经期延长或经前点滴出血。

(4)不孕:内异症患者不孕率高达 40%,而在不孕症患者中,约 80% 有异位症,其中 20% 患者有中度以上病变。

(5)急腹痛:卵巢子宫内膜异位囊肿经常会由于经期囊内出血、压力增加而多次出现小的破裂,由于破裂后立即被周围组织粘连而仅造成一过性的下腹部或盆腔深部疼痛。如较大卵巢子宫内膜异位囊肿出现大的破裂时,囊内液体流入盆腹腔可引起突发性剧烈腹痛,伴恶心、呕吐和肛门坠胀。

(6)其他症状:盆腔外组织有异位内膜种植和生长时,多在病变部位出现结节样肿块,并伴有周期性疼痛、出血或经期肿块明显增大,月经后又缩小。

2. 体征

较大的卵巢子宫内膜异位囊肿在腹部可扪及囊性包块。盆腔检查可发现子宫多后倾固定,直肠子宫陷凹、宫骶韧带或子宫后壁下段等部位扪及触痛性结节,在子宫的一侧或双侧附件区扪到与子宫或阔韧带粘连的囊性不活动包块,往往有轻压痛。

(二)治疗

症状轻者选用期待治疗;有生育要求的轻度患者明确诊断后先行药物治疗,病情较重者行保留生育功能手术;年轻无生育要求的重症患者可行保留卵巢功能手术,并辅以药物治疗;症状及病变严重的无生育要求患者可行根治性手术。

1. 期待治疗

指对患者定期随访,应用非甾体类抗炎药(吲哚美新或布洛芬等)治疗病变引起的腹痛或痛经。适用于轻度内异症且无严重症状的患者。

2. 药物治疗

包括对症治疗和激素抑制治疗。

(1)对症药物治疗:多采用非甾体类抗炎药缓解慢性盆腔疼痛及痛经。对症治疗不能阻止病情进展。

(2)激素抑制治疗:其主要原理是造成体内低雌激素环境,使患者形成假孕,或假绝经,或药物性卵巢切除状态,导致异位内膜萎缩、退化、坏死而达到治疗目的。

1)假孕治疗:①避孕药:通过连续服用造成类似妊娠的长期人工闭经,引起异位子宫内膜组织蜕膜化和萎缩而发挥作用。一般用法:避孕药(如敏定欧、达英-35 等)每日 1 片,连续用 6～12 个月。副作用较多,如恶心、血栓形成、痤疮、脱发、肌肉增多、乳房减小和声音变粗等,但相对较轻微。②孕激素类药物:其作用机制为抑制垂体促性腺激素释放并直接作用于子宫内膜和异位内膜,最初引起子宫内膜组织的蜕膜化,继而导致内膜萎缩和闭经。临床上常用醋酸甲孕酮每日口服 30mg,或甲地孕酮每日口服 40mg,或炔诺酮每日口服 5mg,一般均连续应用 6 个月。疗效与达那唑和 GnRHa 等接近,但费用较低,副反应也小。药物副反应主要为体内吸收不稳定而致阴道不规则流血,发生率 38%～47%。其他的副作用包括恶心、乳房发胀和液体潴留、体重增加、血清脂蛋白水平异常等。停药后月经能恢复正常。

2)假绝经治疗:①促性腺激素释放激素激动剂(GnRHa):为人工合成的 10 肽类化合物,作用与天然的 GnRH 相似,但对 GnRH 受体亲和力强,对肽酶分解的稳定性好,半衰期长,效价约是 GnRH 的 100 倍。作用机制主要是通过抑制垂体促性腺激素的分泌,导致卵巢分泌的性激素减少,造成体内低雌激素状态,出现暂时↑生绝经,起到药物暂时去势的作用而达到治疗目的。故此疗法又称"药物性垂体切除"或"药物性卵巢切除"。目前我国常用的 GI 水 Ha类药物有:亮丙瑞林(抑那通)3.75mg,月经第一日皮下注射一针后,每隔 28 日注射 1 次,共 3～6 次;戈舍瑞林(诺雷德)3.6mg,用法同前;曲普瑞林(达菲林)3.75mg,肌内注射,用法同前。一般用药后 3～6 周血清雌激素水平达到去势范围内并出现闭经,可使痛经缓解。主要副作用为血管运动综合征和骨质疏松,前者主要表现为潮热、阴道干涩、性欲降低、乳房胀痛、失眠、抑郁、易激惹和疲倦等绝经症状。停药后大部分症状可以在短期内消失,并恢复排卵,但骨质丢失需要 1 年甚至更长时间才能恢复。因此,应用 GnRHa 3 个月应给予反向添加治疗,即妊马雌酮 0.625mg 加甲羟孕酮 2mg,每日 1 次。②达那唑:合成的 17α 乙炔睾酮衍生物,口服吸收较好。能抑制 FSH、LH 峰,从而抑制卵巢甾体激素生成能力,直接与子宫内膜的雄激素和孕激素受体结合,抑制内膜细胞增殖,导致子宫内膜萎缩、短暂闭经。用法:200mg/次,每日 2～3 次,月经第一日服用,持续用药 6 个月。如痛经不缓解或未出现闭经,可每日服药 4 次。副反应是卵巢功能抑制症状及雄性化作用,如多毛、痤疮、声音变粗(不可逆转)、皮脂增加、头痛、潮热、性欲减退、体重增加、肝功损害等。近年来研究表明该药可引起高密度脂蛋白降低,长期应用可引起动脉粥样硬化性心脏病的危险。

3)其他治疗:①孕三烯酮:19-去甲睾酮甾体类药物,有雄激素、抗孕激素和抗雌激素作用。血浆中半衰期达 24h。2.5mg,每周服药 2 次,月经第一日起服,连续用药 6 个月。用药期间如出现突破性出血,可适当增加剂量,最大剂量可用到 10mg/周。副作用包括雄激素和抗雌激素作用等。大多数副作用轻微,且为一过性,但有些副作用如声音变化、多毛和阴蒂肥大很可能是不可逆转的。②米非司酮:为孕激素受体调节剂,具有抗孕酮和抗糖皮质激素作用,能抑制排卵,干扰子宫内膜的完整性。每日口服 25～100mg,可以抑制内异症,但长期疗效有待证实。副作用包括烘热、疲倦、恶心和一过性肝酶升高。无雌激素样影响,也没有用 GnRHa 治疗导致骨质丢失的危险。

3.手术治疗

手术治疗目的是：①明确诊断及进行临床分期。②清除异位内膜病灶及囊肿。③分离粘连及恢复正常解剖结构。④治疗不孕。⑤缓解和治疗疼痛等症状。手术指征包括附件包块、盆腔疼痛及不孕。手术方式：有开腹手术和经腹腔镜手术两种。

（1）保留生育功能的手术：目的是明确诊断并去除或破坏肉眼所能见到的异位内膜病灶，分离粘连，恢复正常解剖结构，保留子宫和双侧或一侧附件。适用于年轻患者和有生育要求的患者。术后尽早妊娠或加用药物治疗有助于降低复发率。

（2）保留卵巢功能的手术：指去除盆腔内病灶，切除子宫，保留至少一侧或部分卵巢的手术，又称为半根治手术。适用于症状明显且无生育要求的 45 岁以下患者。手术后仍有约 5% 的复发率。

（3）根治性手术：包括去势手术及全子宫、双附件切除术。

1）去势手术：切除双侧附件，而保留子宫的手术。双侧卵巢切除后，无激素作用，异位内膜自行萎缩退化消失。适用于近绝经期、症状明显而子宫和宫颈正常的患者，也适用于结肠、乳腺恶性肿瘤术后子宫、宫颈正常，但患有盆腔异位症而有症状的患者。此手术通常应在腹腔镜下完成，开腹手术多不考虑此术式。

2）全子宫、双附件及子宫内膜异位病灶切除术：适用于重症患者，特别是盆腔粘连严重和大于 45 岁的患者。

（4）缓解疼痛的手术：主要有 2 种术式：①宫骶神经切除术：宫骶韧带与宫颈相接处 1.5～2.0cm 的相邻区域切除或激光破坏。②骶前神经离断术在下腹神经丛水平切断子宫的交感神经支配。适用于有盆腔中央疼痛严重而药物治疗无效的患者。近期疼痛缓解率较好，但复发率达 50%。

4.手术＋药物或药物＋手术＋药物联合治疗

单纯手术治疗和单纯药物治疗均有其局限性，如严重粘连时病灶难以彻底切除，保留生育功能的手术不能防止新病灶生长；单纯药物治疗对大的病灶无效，疗效的个体差异，停药后复发等。因此采用手术后加用药物治疗，有利于维持手术的疗效。术前给药目的在于缩小病灶，降低手术难度和损伤程度。

5.不孕的治疗

对希望妊娠者，术后不宜应用药物巩固治疗而应行促排卵等治疗，争取尽早妊娠。手术后 2 年内不能妊娠者，再妊娠机会甚微。已有报道，对内异症导致不孕的患者经保留生育功能手术后即采用辅助生育技术可明显提高妊娠率。

二、子宫腺肌病

子宫腺肌病是指子宫内膜腺体和间质存在于子宫肌层中，伴随周围肌层细胞的代偿性肥大和增生。

（一）临床表现

子宫腺肌病多发生于 40 岁以上经产妇。临床主要表现是经量增多和经期延长，以及逐渐加剧的进行性痛经。痛经常在月经来潮的前一周就开始，至月经结束。此外，部分患者可有不明原因的月经中期阴道流血、性欲减退等症状。约 35% 患者无任何临床症状。妇科检查可发现子宫呈均匀性增大或有局限性结节隆起,质硬而有压痛,经期时压痛尤为显著。15%～40% 患者合并内异症,故子宫活动度有时较差。约半数患者同时合并子宫肌瘤,术前诊断困难。

（二）治疗

1.药物治疗

目前尚元根治本病的有效药物。症状较轻者可用非甾体类抗炎药、口服避孕药等对症治疗。对年轻、有生育要求和近绝经期患者可试用 GnRHa 治疗。GnRHa 可使疼痛缓解或消失、子宫缩小,但停药后症状复现,子宫增大。

2.手术治疗

症状严重、年龄偏大无生育要求或药物治疗无效者可采用全子宫切除术,卵巢是否保留取决于卵巢有无病变和患者年龄。对子宫腺肌瘤的年轻患者或有生育要求者可试行病灶切除术,但术后易复发。经腹腔镜骶前神经切除术和骶骨神经切除术也可治疗痛经,约 80% 患者术后疼痛消失或缓解。

第九章 产科常见疾病用药

第一节 妊娠期和哺乳期妇女合理用药

妊娠期和哺乳期对于女性是两个特殊的时期,母体应用药物可能通过胎盘或乳汁进入胎儿及新生儿体内。妊娠期和哺乳期为了适应胎儿及新生儿发育的需要,母体各系统发生了一系列的生理改变,而胎儿及新生儿处于发育过程的不同阶段,各器官发育尚未完善,生理情况与成人显著不同,如用药不当可能对孕妇、胎儿及新生儿产生不良影响。

一、药物在母体内的代谢与转运

妊娠期妇女主要受激素的影响,各个系统有很大的适应性改变。一方面,母体的胃肠功能减弱,血容量增加,血浆白蛋白浓度降低,血流速度减慢,肾小球滤过率增加,致使药物的胃肠道吸收减慢,血药浓度降低,药物从肾脏的排除增加,使药效受到很大的影响。另一方面,母体的新陈代谢增高,胎儿的代谢需要,母体的肝、肾负担较重,白蛋白的药物结合力明显降低,血液中游离药物浓度增多,因而药物容易进入组织或通过胎盘到达胎儿体内。

二、胎盘与药物转运

胎盘是母体和胎儿进行物质交换、气体交换的重要器官,也是药物选择性通过的屏障。胎盘的血管合体膜(VEM),是药物转运的重要部位,其厚度和绒毛面积与药物交换的速度与程度直接相关。晚期妊娠时,VEM 的厚度较妊娠早期减少近 10 倍,而绒毛的面积增大 10 余倍,这种改变不仅有利于胎儿与母体物质交换的增加,也使药物的转运增加。另外,药物本身的特点也是影响药物转运的主要因素,分子量小(小于 500)、脂溶性高、血浆蛋白结合率低、非离子化程度高的药物容易通过胎盘。

三、药物在胎儿中的代谢与转运

胎儿主要通过胎盘吸收来自母体的药物。吸收的药物主要分布于胎儿循环的主要供血器官:脑、肝脏。大多数的药物经肝脏的酶类代谢,经胎儿的肾脏排出至宫腔内的羊水中。然而,胎儿的肝脏线粒体酶系统发育不完善,功能较低,绝大多数的药物不能灭活,主要还是经过胎盘返回母体。经肾脏排入羊水的药物还可通过胎儿的吞咽或皮肤的直接接触重新回到胎儿体内,加上胎儿的肾脏发育不完善,肾小球滤过率低,使药物容易在胎儿体内蓄积中毒,对器官产生损害。但胎儿在发育的不同阶段,吸收到药物的影响也不尽相同,某一时期,有的药物能起到作用,有些不能。

四、药物在新生儿中的代谢与转运

新生儿受母体药物的影响主要通过乳汁的摄入所引起,母体用药后,乳汁的药物峰值比母血中的药物峰值出现晚 30～120min,其峰值一般不超过血浆中的峰值,乳汁中的药物浓度随血浆中的药物消散而减少,因而,新生儿的药物摄入受哺乳时间、母体用药方式、用药及哺乳时间的极大影响。另外,药物本身的特点决定着药物乳汁浓度的高低,进而影响着新生儿的药物的摄入。分子量小(小于 200)、脂溶性高、血浆蛋白结合率低、非离子化程度高及偏碱性的药物更容易进入乳汁。新生儿方面,胃肠功能未完善,通透性大,易于药物的吸收。血中血浆蛋白含量低,游离型药物浓度高;肝脏及肾脏发育不完善,灭活及排泄药物的能力低,药物容易出现蓄积现象。在新生儿发育的不同阶段,吸收到药物的影响也不尽相同,某一时期,有的药物能起到作用,有些不能。

五、药物的不良影响

药物对胎儿及新生儿的不良影响最主要的因素是药物本身的一些因素所决定的。分子量小(小于 200)、脂溶性高、血浆蛋白结合率低、非离子化程度高及偏碱性的药物容易进入胎儿及新生儿的体内,小剂量时即可有反应,随着剂量的逐渐增大,则可导致对机体的严重影响。用药的时间也起着至关重要的作用。如受精后 2 周之前,药物对胚胎的影响是全或无的,大部分药物可能不影响胚胎的发育,或直接导致胚胎死亡;而受精后 3～8 周之间,属于胎儿致畸的高度敏感期,极少量的药物就可能导致胎儿严重畸形的发生和生长发育受限。

六、妊娠期用药的原则

(1)生育年龄准备怀孕的妇女用药应慎重,患急、慢性疾病的患者应在孕前进行治疗。如需用药,孕前也应选择对胚胎、胎儿无害的药物,避免药物导致的受孕困难及潜在的致畸风险。

(2)孕期非必须的药物尽量少用,尤其是在孕 3 个月以前。早期妊娠用药时要非常慎重,对于非急性的疾病,可以暂时不用药。

(3)孕期患病,必须用药时,应根据病情需要选用有效且对胎儿比较安全的药物。决定用药时,选择同类药物中对胎儿影响最小的药物。用药时清楚了解孕周,严格掌握剂量,及时停药。

(4)单独用药而避免联合用药;选用结论比较肯定的药物避免使用比较新的、尚未肯定对胎儿是否有不良影响的药物。

(5)孕妇已用了某种可能致畸的药物,应根据用药量、用药时间等因素综合考虑,制定合理处理方案。早孕期用过明显致畸药物应考虑终止妊娠。对于受孕困难者咨询更应慎重,详细交代后果,避免不必要麻烦。

(6)中药或中成药一般可按药物说明书孕妇"慎用"或"禁用"执行。

(7)使用对胎儿有影响的药物时要权衡利弊。

七、孕妇用药选择

美国食品和药物管理局(FDA)根据药物对胎儿的致畸情况,将妊娠期用药对胎儿危险度分为 5 个级别:

A:在有对照组的早期妊娠妇女中未显示对胎儿有危险(并在中、晚期妊娠中亦无危险的证据),可能对胎儿的伤害极小。

B:在动物生殖试验中并未显示对胎儿的危险,但无孕妇的对照组,或对动物生殖试验显示有副反应(较不育为轻),但在早孕妇女的对照组中并不能肯定其副反应(并在中、晚期妊娠亦无危险的证据)。

C:在动物的研究中证实对胎儿有副反应(致畸或使胚胎致死或其他),但在妇女中无对照组或在妇女和动物研究中无可以利用的资料。药物仅在权衡对胎儿的利大于弊时给予。

D:对人类胎儿的危险有肯定的证据,但尽管有害,对孕妇需肯定其有利,方予应用(如对生命垂危或疾病严重而无法应用较安全的药物或药物无效)。

X:动物或人的研究中已证实可使胎儿异常,或基于人类的经验知其对胎儿有危险,对人或对两者均有害,而且该药物对孕妇的应用,其危险明显地大于任何有益之处。该药禁用于已妊娠或将妊娠的妇女。

(一)妊娠期常用抗菌药物

如下为抗菌药物的 FDA 分类。

1.青霉素类

为 β 内酰胺类药物,阻碍细胞壁的合成,从而达到抗菌的效果。是对孕妇最安全的抗感染药物。首选青霉素(B),如耐药可改用氨苄西林(B)或羧苄西林,孕期阿洛西林(B)(商品名:阿乐欣、康恩贝)不做首选,因此药上市时间较短,缺乏大量观察资料。

2.头孢菌素类

与青霉素同为 β 内酰胺类药物,此类药物多属 B 类,可通过胎盘,由于孕期肾清除率增高,药物半衰期较非孕期短,头孢菌素第一、二、三代均较安全。

3.大环内酯类

红霉素(B),毒性小,可用。阿奇霉素(B)也可以在孕期应用。克拉霉素及螺旋霉素均属 C 类,应慎用。依托红霉素为红霉素的脂化物,可致肝损害,引起孕期肝内胆汁淤积症,孕期不用。

4.氨基糖苷类

链霉素(D),有肾毒性和耳毒性,孕期避免使用;庆大霉素(C),孕期慎用;壮观霉素(大观霉素)为 B 类,孕期可使用,可作为孕妇患淋病,青霉素过敏者的替代药物。

5.其他类抗感染药

克林霉素(B),可通过胎盘,并造成胎儿血内明显的药物浓度,但孕期应用无致畸报道,故孕期用此药相对安全;抗结核药:孕期结核首选乙胺丁醇(B);呋喃坦丁(呋喃妥因)B 类,孕期治疗泌尿系感染,孕晚期应用可致新生儿溶血。

6.抗病毒药

阿昔洛韦(B)、伐昔洛韦(B)孕期必要时可用。利巴韦林(X),有很强的致畸作用,禁用。

7.抗真菌药

制霉菌素可口服(C)、局部用药(C)、阴道给药(A)。主要用于白色念珠菌感染,如消化道念珠菌、鹅口疮、念珠菌性阴道炎经及外阴炎等,阴道给药尚未见对孕妇及胎儿有害的报道。克霉唑栓剂(B)(商品名:凯妮丁):为广谱抗真菌药,对白色念珠菌的作用比制霉菌素好,主要供外用治疗孕妇念珠菌性阴道炎。此药能从阴道少量吸收,在血中很快被破坏,血中浓度很低,无需考虑对胎儿的影响。咪康唑(C)(商品名:达克宁)临床应用较广泛,孕 12 周内慎用。

8.抗厌氧菌、寄生虫药物

甲硝唑(B):对滴虫及厌氧菌感染有良好的治疗效果,很易透过胎盘进入胎儿体内,乳汁也有微量药物泌出,实验研究发现对啮齿类动物有致癌作用,对细菌有致突变作用。一般不主张在早期妊娠应用,但也有报道孕妇早期用药后,并未增加畸胎率,近年来较多文献认为甲硝唑可以在孕期安全使用。孕早期慎用,孕中晚期有确切指征可应用。在我国,甲硝唑说明书中规定孕妇禁用。替硝唑:早孕期间避免使用。奥硝唑:上市时间较短,孕妇无对照,孕期尽量避免使用。替硝唑和奥硝唑均未收入 FDA 妊娠分级表。

(二)降压镇静类

1.硫酸镁(B)

安全,对胎儿无致畸作用。新生儿低钙、肌张力低下、嗜睡、呼吸抑制。胎心监护可出现无应激试验假阴性。

2.甲基多巴(C)

安全,适用于妊娠并原发性高血压或在原发性高血压并发子痫前期的患者。

3.硝苯地平(C)

属钙离子通道阻断剂。动物实验有致畸作用,人类无报道。孕早期慎用。代表药物有拜新平及安氯地平,此类药物起效慢,作用时间长,不能轻易停药。妊娠中晚期的慢高合并妊高征首选。

4.拉贝洛尔(C)

属 α、β 受体阻断剂,口服安全,孕期不用静注,因可降低胎盘血流量。口服不降低胎盘血流量,轻中度高血压首选。

5.硝普钠(D)

为速效、强效,作用短暂的血管扩张剂,可通过胎盘。用量过大可引起胎儿氰化物中毒及颅压增高。仅用于重度妊高征,其他降压药无效而又急需降压者,产前仅能短期(小于72h)内应用。

6.硝酸甘油(D)

应用于重度高血压者,降压同时降低胎盘阻力,改善胎儿宫内情况。

7.卡托普利(D)

对动物有杀胚胎作用,应禁用。

(三)强心剂

洋地黄(B)强心和抗心律失常药常用制剂,一般治疗量,未见对胎儿有不良反应的报道。此类药物可快速通过胎盘进入胎儿;孕妇服用能治疗胎儿心动过速,胎儿充血性心衰;近年来开始用地高辛、利多卡因等治疗胎儿宫内心动过速、心律失常,取得一定疗效。孕妇服用过量,可导致胎儿持续缺氧和死产。

(四)镇静剂

1.吗啡(C/D)

对动物无致畸性,但有强烈成瘾性,可通过胎盘,分娩过程应用对胎儿、新生儿可产生呼吸抑制作用,一旦出现新生儿呼吸抑制,可用纳洛酮对抗。

2.哌替啶(B/D)

分娩过程对新生儿呼吸亦有抑制作用,较吗啡轻。

3.氯丙嗪(C)、异丙嗪(C)

对胎儿无影响。分娩过程应用注意对新生儿呼吸产生抑制作用,新生儿肌张力低下。

4.巴比妥类(D)

动物实验表明有致畸性,但对人类危害较小。本品可透过胎盘,孕妇长期大量应用时,可出现胎儿生长受限,呼吸抑制,即新生儿药物撤退综合征。

(五)解热镇痛药

1.乙酰氨基酚(扑热息痛、百服宁、必理通、泰诺林、斯奈普)(B)

为非那西汀的代谢产物。目前尚未发现有致畸影响,妊娠各期应用是安全的解热镇痛药。

2.阿司匹林(C/D)

易通过胎盘,动物实验表明在妊娠头 3 个月应用可致胎儿畸形,如:脊柱裂,头颅裂,面裂,腿畸形,以及中枢内脏及骨骼发育不全,晚期可致动脉导管过早闭合,引发心衰。妊娠晚期服用阿司匹林可引起过期妊娠、产程延长和产后出血。

3.吲哚美辛(消炎痛)(B/D)

早孕时无致畸,晚孕时,消炎痛有致动脉导管狭窄、坏死性小肠炎及胎儿脑室内出血等作用。

(六)降糖药

1.胰岛素(B)

分子量大,不易通过胎盘,对胎儿影响不大。

2.口服降糖药

磺脲类:可刺激内源性胰岛素生成或释放,孕晚期使用可增加新生儿低血糖的危险。甲苯磺丁脲(格列苯脲,降糖宁,D860)(C)有动物致畸,人类未见异常。自 2000 年起美国将优降糖安全用于孕期,我国尚无应用报道。

(七)抗甲状腺素和碘制剂

1.丙硫氧嘧啶(D)

通过胎盘少如用于孕 4 月以后,可做用于胎儿,阻止甲状腺碘化,使垂体释放大量促甲状腺激素,形成先天性甲状腺肿,出生后可自行消失。胎儿于 4 个月前甲状腺尚无功能,故此期间用药对胎儿应无影响。

2.碘化物(D)

长期应用碘化物可使胎儿甲状腺功能低下或出生后智力低下,孕 4 个月后应避免应用。

(八)糖皮质激素

1.泼尼松、泼尼松龙(C/D)

在啮齿类动物中有致唇裂可能,可致胎盘功能不全,自发性流产,死胎,尚未证明对人类的影响。泼尼松、泼尼松龙(B)动物实验有致畸作用,人类未见有报道。但孕期长期大量应用,要注意对胎儿、新生儿肾上腺皮质功能的影响。

2.地塞米松(C/D)

用于妊娠晚期促胎肺成熟,产前多疗程糖皮质激素治疗对母儿的影响存在争议,国外仍在进行多中心随机对照试验。主要用于有早产危险的孕妇,首次治疗后1周内未分娩,再重复用药应基于7日内有发生早产可能者。推荐地塞米松5mg,肌内注射,每12h1次,共4次;或10mg,单次宫腔内注药。

(九)抗癫痫药

1.苯妥英钠(D)

弱致畸剂,孕期慎用。

2.三甲双酮、丙戊酸钠(抗颠灵)

均属(D)类,均可通过胎盘,有致畸作用。

(十)抗凝药

1.肝素(C)

分子量大,不易通过胎盘,孕期可用。肝素的毒性虽低,但用量较难掌握,过量可引起自发性出血,因此应定期检测。低分子肝素较肝素出血、血小板减少、骨质疏松等副反应少,其半衰期长、作用持久,无需检测凝血指标和血小板,具有更好的安全性,因此逐渐取代肝素。

2.双香豆素(华法令)(X)

能通过胎盘,早孕期应用会导致胎儿畸形的发生,包括眼畸形,鼻发育不良、点彩状软骨钙化、视神经萎缩。早孕期禁用。中晚孕期应用,胎儿有出血倾向。

(十一)妊娠期免疫

常用的免疫方法:类霉素、灭活疫苗、活疫苗和球蛋白。

对可避免的疾病在孕前进行免疫。如准备妊娠者,风疹IgG阴性,可在孕前注射风疹疫苗,注射后1个月以后可怀孕,早孕期应用也未见胎儿畸形。

孕期禁用活疫苗,除非孕妇暴露于该疾病及易感的危害超过了免疫对母、儿的危害,如狂犬疫苗:死病毒疫苗,病死率近100%。破伤风:类毒素(两次)。

(十二)其他类

妊娠期对泻药、利尿剂和刺激性较强的药物比较敏感,可能引起早产或流产,应注意。

第二节 妊娠高血压疾病

妊娠期高血压疾病(hypertensive disorders complicating pregnancy)是一组妊娠期合并或并发的以高血压为主要表现的疾病。包括妊娠期高血压、子痫前期、子痫、慢性高血压并发子痫前期和妊娠合并慢性高血压。其发生率为9.4%,是孕产妇和围生儿病死率和死亡率的主要原因。

一、临床表现及分类

高血压、水肿、蛋白尿是本病的主要临床表现。高血压:妊娠20周后血压升高,140/

90mmHg 以上,重症者血压达 160/110mmHg 以上。水肿分级:(＋)小腿以下凹陷性水肿,经休息后不消退;(＋＋)水肿延及至大腿;(＋＋＋)水肿延及至外阴或腹部;(＋＋＋＋)全身水肿,甚或有胸腹水。蛋白尿:蛋白尿的存在及量的多少反映肾脏损伤的严重程度。正常妊娠尿蛋白定性为阴性,或少于 300mg/24h。尿蛋白半定量＋以上或≥500mg/24h 为异常。重度子痫前期-子痫时尿蛋白＋＋～＋＋＋＋,或≥5g/24h,应取中段尿检查。

根据病情程度,临床表现可有不同类型:

(1)妊娠期高血压,BP≥140/90mmHg,妊娠期首次出现;于产后 12 周恢复正常;尿蛋白(-);患者可伴有上腹部不适或血小板减少;产后方可确诊。

(2)子痫前期(轻度),BP≥140/90mmHg,孕 20 周以后出现;尿蛋白≥300mg/24h 或(＋);可伴有上腹不适、头痛等症状,但往往胎儿生长状态良好。

(3)子痫前期(重度),出现以下任何一种情况均可诊断。收缩压＞160～180mmHg,舒张压＞110mmHg;24h 蛋白＞5g 或随意尿定性＋＋＋;24h 尿量＜500ml;肺水肿;肝破裂;微血管溶血;血小板减少;DIC;肝功能损害;出现终末器官受累和胎儿受累;多普勒超声舒张期脐带血流消失或反向。

(4)子痫,子痫前期孕妇出现抽搐,不能用其他原因解释。

(5)妊娠合并慢性高血压,BP≥140/90mmHg,孕前或 20 周以前或孕 20 周以后首次诊断高血压并持续到产后 12 周后。

(6)慢性高血压并发子痫前期,高血压孕妇妊娠 20 周以前无尿蛋白,若出现尿蛋白≥300mg/24h;高血压孕妇妊娠 20 周前突然出现尿蛋白增加,血压进一步升高或血小板＜100×10^9/L。

二、治疗

(一)治疗原则

在镇静、解痉的基础上,适当降压,必要时利尿,防治子痫及严重并发症的发生,适时终止妊娠。

(二)药物治疗

1.镇静药物的使用

冬眠药物可广泛抑制神经系统,有助于解痉降压,控制子痫抽搐,常用有冬眠Ⅰ号:氯丙嗪 50mg,异丙嗪 50mg,哌替啶 100mg,肌内注射;冬眠Ⅲ号异丙嗪 50mg,哌替啶 100mg,肌内注射。由于氯丙嗪可使血压急剧下降,导致肾脏及子宫胎盘供血减少,致胎儿缺氧,且对肝脏有一定的损害作用,仅用在硫酸镁疗效不佳者。地西泮:具有较强的镇静、抗惊厥、肌肉松弛作用,对胎儿及新生儿的影响较小,常用 5～10mg,口服,一日 3 次,或 10～20mg,肌内注射或静推。容易发生呼吸抑制,24h 总量不超过 100mg。

2.解痉药物的使用

(1)用药指征:控制子痫抽搐及防止再抽搐;预防重度子痫前期发展为子痫;子痫前期临产前用药预防抽搐。

(2)解痉药物-硫酸镁,重度子痫前期-子痫首选药物。有效地预防和控制子痫发作。降低颅内压,解除血管痉挛,改善子宫胎盘血流等作用。降压作用不明显,不可作为降压药使用。作用机制为:①镁离子抑制运动神经末梢释放乙酰胆碱,阻断神经肌肉接头间的信号传导,使骨骼肌松弛。②刺激血管内皮细胞合成前列腺素,抑制内皮素合成,降低机体对血管紧张素Ⅱ的反应,从而缓解血管痉挛状态。③镁离子通过阻断谷氨酸通道阻止钙离子内流,解除血管痉挛、减少血管内皮损伤。④镁离子可提高孕妇和胎儿血红蛋白的亲和力,改善代谢。静脉注射法:25%硫酸镁10~20ml加25%葡萄糖40ml缓慢静推。静脉滴注法:25%硫酸镁40~60ml加于5%葡萄糖500ml静滴,按每小时1~2g速度滴入;肌内注射法:25%硫酸镁20ml加1%普鲁卡因5ml,臀部肌内注射。24h总量25~30g。

（3）使用硫酸镁的注意事项。硫酸镁的治疗浓度与中毒剂量比较接近,正常血Mg^{2+}浓度:0.75~1mmol/L;治疗有效浓度:1.7~3mmol/L;中毒浓度:>3mmol/L;故治疗过程应严密观察,以防过量中毒。①腱反射必须存在。②呼吸不得少于16次/min。③24h尿量不少于600ml,以免蓄积中毒;当出现呼吸抑制,心律紊乱等症状时,即为中毒,立即静推10%葡萄糖酸钙10ml解毒。

3.降压药物的使用

降压治疗的目的是为了延长孕周或改变围产期结局,但降压药可使血压下降,但同时减少重要脏器血流量,特别是子宫胎盘的血流量,对胎儿有一定危害。当经硫酸镁治疗血压仍≥160/110mmHg者,为防止脑血管意外、胎盘早剥等并发症,酌情选择降压药物。使用降压药应不影响心输出量、肾脏及子宫胎盘血流量,血压不宜降的过快过低,避免影响胎儿。

（1）硝苯地平:为钙离子慢通道拮抗剂。使全身血管扩张,血压下降,而且有助于防止先兆早产。剂量:10mg舌下含服,每日3次或每6h1次,24h总量不超过60mg;7日为一疗程,可用3~5个疗程,疗程之间,不必间歇。也可用硝苯地平缓释片,30~60mg,日1次,口服。副反应为心悸、头痛。

（2）拉贝洛尔(柳胺苄心啶):为水杨酸氨衍生物,对α、β肾上腺素能受体有竞争性拮抗作用。优点为降压作用良好,血管阻力降低,肾血流量增加而胎盘血流量无减少,并有促进胎儿胎肺成熟、减少血小板消耗和增加前列环素水平等作用。静脉滴注时,血压可渐下降,但无心悸、潮红、呕吐等不良反应,较肼苯哒嗪更为患者所接受。剂量:50mg或100mg加5%葡萄糖液500ml静脉滴注,每分钟20~40滴,根据血压调整滴速,5日为一疗程。血压稳定后,可改口服100mg,每日3次。副反应为头皮刺痛及呕吐。

（3）肼苯哒嗪可阻断α-受体,使外周血管扩张而血压下降,并能增加心排血量、肾血浆流量及子宫胎盘灌注量。剂量为12.5~25mg加入葡萄糖液250~500ml,静脉滴注,一般为每分钟20~30滴,血压维持在140/90mmHg(18.6/12.0kPa)即需减慢滴速,维持。有心力衰竭者,不宜应用。副反应为头痛、心率加快、潮热等。

（4）甲基多巴可兴奋血管运动中枢的α-受体,抑制外周交感神经而降低血压,妊娠期使用效果较好。用法:250mg,日3次,口服。副作用为嗜睡、便秘、口干、心动过缓。

4.扩容药物的使用

一般不主张用,但合理扩容可改善重要器官的血流灌注,纠正缺氧,改善病情。指征:严重的低蛋白血症和贫血。可使用低分子右旋糖酐、人血清蛋白、血浆、全血等。

5.利尿药物的应用

一般不主张应用,当出现全身性水肿、急性心衰、肺水肿、血容量过多且伴有潜在肺水肿者,可应用利尿剂:呋塞米、甘露醇等。

6.适时终止妊娠

(1)终止妊娠的指证:①子痫前期患者经积极治疗 24～48h 仍无明显好转者。②子痫前期患者孕周≥34 周。③子痫前期患者孕周＜34 周,胎盘功能减退,胎儿已成熟者。④子痫前期患者孕周＜34 周,胎盘功能减退,胎儿尚未成熟者,经促胎肺成熟后。⑤子痫控制后 2h。

(2)终止妊娠的方式:①引产:病情控制后,宫颈成熟者行人工破膜,严密监测产程进展及孕妇血压情况,应行产钳等阴式助产,尽量缩短第二产程,预防产后出血的发生。②剖宫产:有产科指征者,宫颈不成熟,不能短时间结束分娩以及引产失败者。

7.子痫的处理

处理原则:控制抽搐,纠正缺氧和酸中毒,控制血压,抽搐控制后终止妊娠。

(1)控制抽搐:25％硫酸镁 20ml＋25％葡萄糖液静脉推注,＞5min。随后静脉滴注硫酸镁,2g/h,维持血药浓度;地西泮 10mg 静脉注射和(或)哌替啶 100mg,肌内注射;20％甘露醇 250ml 快速静滴以降低颅压。

(2)控制血压:血压大于 160/110mmHg 应使用降压药。

(3)纠正缺氧和酸中毒:面罩间断吸氧,适量碳酸氢钠纠正酸中毒。

(4)终止妊娠:控制抽搐后 2h 可考虑终止妊娠。

参考文献

[1]姜远英.临床药物治疗学.北京:人民卫生出版社,2007.

[2]李俊.临床药理学.北京:人民卫生出版社,2008.

[3]周建平,霍美蓉.现代药剂学研究新进展.中国药科大学学报,2007.

[4]迟家敏,汪耀,周迎生.实用糖尿病学.北京:人民卫生出版社,2009.

[5]郭立新,李玉珍.糖尿病.北京:人民卫生出版社,2011.

[6]张石革.药学监扩临床用药安全指南.北京:北京科学技术出版社,2012.

[7]王学美.血脂异常的中西医结合诊疗.北京:中国医药科技出版社,2010.

[8]钟毅,刘挺榕,刘爱华,等.联合应用降脂药物的研究发展.心血管病学进展,2011,32(2):216－219.

[9]金有豫,高润霖.中国国家处方集.北京:人民军医出版社,2010.